치과개원 자입점

소현수

재주좋은치과의원 대표원장

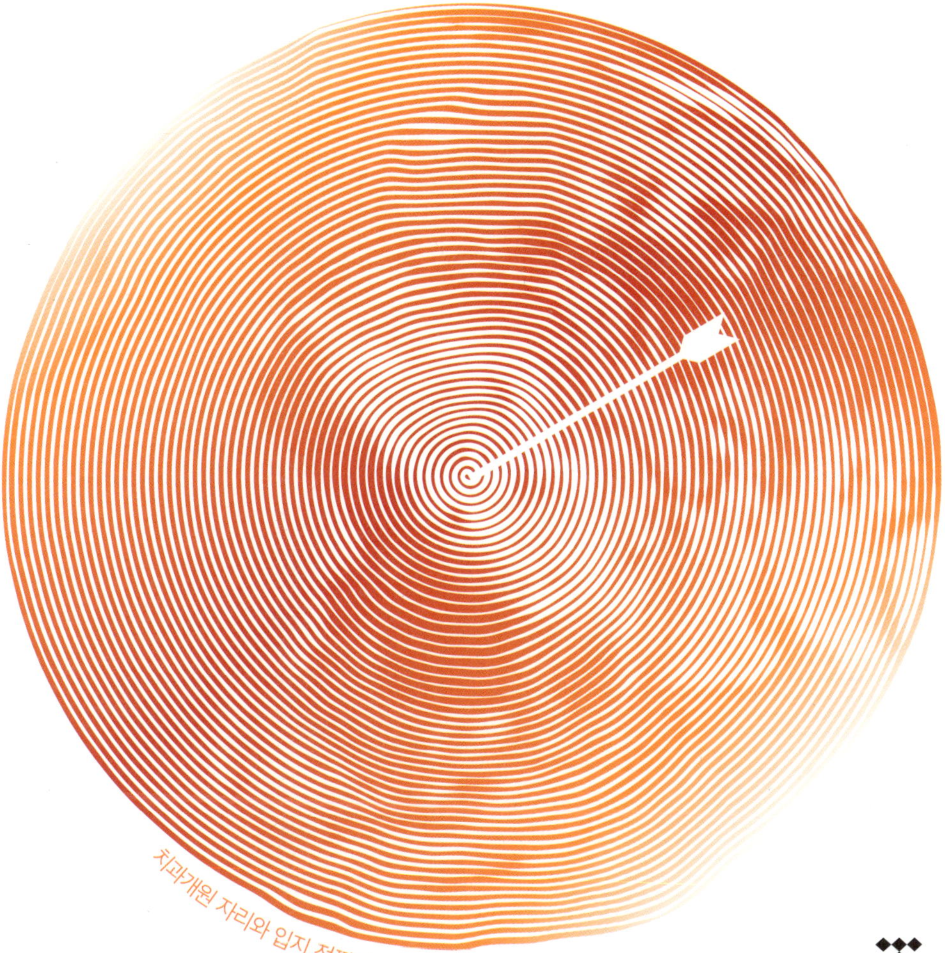

치과개원 자리와 입지 점찍기

KOONJA

치과개원 자입점

첫째판 1쇄 인쇄 2025년 01월 10일
첫째판 1쇄 발행 2025년 02월 05일

지 은 이 소현수
발 행 인 장주연
출판기획 한수인
책임편집 이수빈
디 자 인 신지원
제 작 황인우
발 행 처 군자출판사(주)
등록 제4-139호(1991. 6. 24)
(10881) **파주출판단지** 경기도 파주시 회동길 338(서패동 474-1)
전화 (031) 943-1888 팩스 (031) 943-0209
www.koonja.co.kr

ISBN 979-11-7068-225-7
정가 80,000원

치과개원 자입점

소 현 수

재주좋은치과의원 대표원장

원광대학교 치과대학 졸업

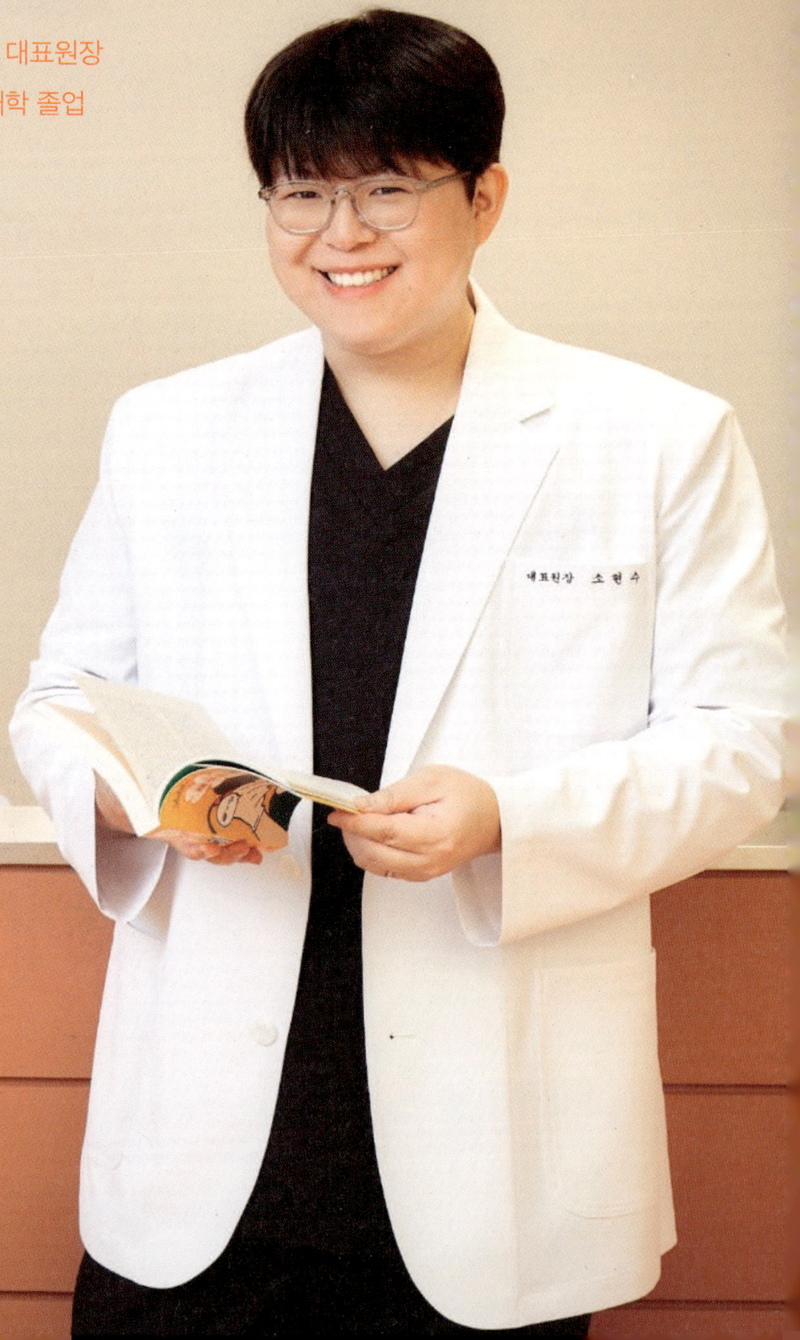

치과 개원에 가장 중요한 건 뭘까요? 당연히 자리, 입지를 점찍는 거겠죠. 그런데 치과 개원 입지를 고르는 데에 참 정보랄 게 별로 없더라고요. 누구나 다 입지가 가장 중요하다고 말하지만, 그걸 어떻게 보는 건지에 대해서 명확히 이야기하는 사람은 별로 없죠. 요즘엔 지방으로 내려가라고 말은 하면서도, 어떤 기준으로 동네를 골라야 하는지에 대해서 말하는 사람도 찾기 힘듭니다. 단순히 '치과당 인구수' 하나만으로 입지를 고르기엔 너무나도 불확실한 것들이 많거든요.

이 책은 바로 그 '입지' 이야기에만 집중한 개원 준비 도서입니다.

개원의에게 1. 매출, 2. 직원, 3. 임상 이 세 가지는 언제나 따라다니는 골칫거리라고 합니다. 개원 입지는 그중에서 우리의 생존과 직결된 '매출'에 관한 이야기이기도 합니다. 적어도 '적자' 걱정을 얼마나 덜 수 있느냐, 이 책은 그 문제에 관한 이야기입니다.

아시는 분들도 계시겠지만, 저는 지금 40평 직원 셋 점빵 치과 원장입니다. 서울시 서초구 서초동, 대한민국 최대 격전지로 꼽히는 강남에 치과를 개원했습니다. 동기들은 처음에 좀 의아하게 생각했던 것 같아요. 저는 원래 시골에다 개원을 하고자 했거든요. 공보의 도간이동 때 비인기 지역이었던 충북 영동군을 일부러 골라서 가기도 했고, 첫 취직도 경상남도 밀양으로 했고요. 시골개원에 필요한 입지분석법을 공부하고 블로그에 올렸던 게 많은 인기를 얻기도 했습니다.

개원에 대해 누가 명확히 가르쳐주지 않는 건, 그 이야기가 '틀릴 수 있기 때문'이라고 생각합니다. 저 또한 제 이야기가 틀릴 수 있다는 점을 잘 알고 있습니다. 그러나 그럼에도 불구하고 시골개원을 진지하게 알아본 수년간 쌓아온 입지분석 데이터, 그리고 실제 개원을 준비하면서 얻은 짧은 지식들, 시골개원을 접고 서울 한복판에 개원하게 된 스토리, 서울에서 살아남기 위해 차별화에 대해 고민했던 흔적들을 모두 이 한 권에 담았습니다. 제 이야기를 다 믿고 그대로 따라 하라고 적은 책이라기보다는, 제 이야기를 듣고 스스로 생각해서 본인만의 결론에 다다르기를 바라는 마음으로 책을 썼습니다.

치과 개원을 준비하는 동료 원장님들의 건투를 빕니다.

재주좋은치과의원 대표원장 소현수

이 환상적인 책은 단순히 치과 개원 입지에 관한 인사이트를 제공하는 책을 넘어, 개원 준비부터 운영까지 포괄적인 전략과 아이디어를 담은 풀패키지 공략본입니다. 실질적인 데이터를 바탕으로 경쟁 상황을 분석하고, 입지 결정에 필요한 핵심 요소들을 상세히 설명하여 진료와 경영의 두 축을 균형 있게 갖추도록 돕습니다.

치과 개원을 앞둔 모든 예비 개원의들에게 이 책은 중요한 이정표가 되어 줄 것입니다. 개원 과정에서 겪게 되는 수많은 선택과 시행착오를 줄일 수 있도록 실무적이고 체계적인 지침을 제공하며, 특히 임플란트 매출 통계를 활용한 입지 분석, 브랜딩과 마케팅 전략, 그리고 시중에 공개되지 않은 실무 노하우를 통해 치과 개원가의 고민을 덜어줄 수 있는 실용적인 조언들로 가득 차 있습니다. 고로 이 책은 책을 사는 사람이 축복인 그런 책입니다.

만약 제가 치과를 개원할 때 이 책을 접할 수 있었다면, 상당한 시간과 비용을 절약할 수 있었을 것입니다. 이제야 나온 것이 다소 원망스러운 이 책은 치과 개원의 길에 첫 발을 내딛는 분들에게 필독서가 될 것이며, 아직 개원 계획이 없는 분들도 이 책을 통해 개원 준비에 필요한 명확한 기준을 설정할 수 있을 것입니다.

서울비디치과 대표원장 문석준

(페이션트 퍼널 외 다수 집필)

개업을 시작하고 유지하는 일이 갈수록 어려워지고 있습니다. 이제는 '어떻게든 되겠지'라는 막연한 기대보다는 철저하게 준비된 '전략'이 필수입니다. 하지만 실제로 개업을 앞둔 분들에게는 어떤 전략을 세워야 할지 막막할 때가 많습니다. 많은 분들이 단순히 빨리 개업해서 임플란트를 저가에 대량으로 시술하려는 생각에 그치고 있는 현실이기도 합니다. 이 책은 그러한 막막함을 느끼는 분들께 전략적인 관점을 제시하는 훌륭한 가이드북이 될 것입니다.

저자인 소현수 원장님은 개업 준비 과정에서 다양한 데이터를 분석하고 깊이 고민한 경험을 바탕으로, 실제 개업 환경에서의 리스크를 줄이고 성공 가능성을 높일 수 있는 새로운 관점을 공유합니다. 이 책은 입지 선정, 마케팅 전략, 고객 분석 등 치과 운영에 필요한 다양한 요소를 데이터 기반으로 분석하여 구체적인 실행 방안을 제시하고 있습니다. 저자의 전략적 접근 방식은 치과 개업을 단순한 도전이 아닌, 체계적으로 계획할 수 있는 하나의 사업으로 바라보게 해줍니다.

심미 보철과 재치료, 고수가는 많은 치과의사가 꿈꾸는 이상적인 개업 형태이지만, 누구나 쉽게 시도할 수 있는 툴은 아닙니다. 그런 점에서 소현수 원장님의 개업 여정은 주목할 만하며, 응원할 가치가 있습니다. 소현수 원장님이 추구했던 개업 전략이 한국 치과 시장에서 새로운 해결책이 될 가능성도 있기 때문입니다.

외대에이블치과 대표원장 최민욱

지인이 개원한다고 하면 다른 어떤 선물보다 가장 주고 싶은 책

젊은 치과의사들 사이에서 '원생마(원장실에서 생을 마감)'라는 자조적인 신조어가 유행처럼 퍼지고 있습니다. 치과의사 과잉 배출, 시장 질서를 무너뜨리는 불법 덤핑치과의 난립, 솟구치는 부대비용과 역행하는 진료 수가 등 개원가 환경은 결코 녹록지 않습니다.

이러한 상황에서 처음 해보는 개원은 두렵고 막막하기만 합니다. 선배나 동기에게 물어볼 수도 있지만 각자 처한 위치나 경험이 다르기 때문에 나에게 맞는 실질적인 도움을 받기란 어렵고, 컨설팅 업자에게 다 맡기자니 뭐라도 알아야 '호구' 잡히지 않을 것 같은데 어디서부터 시작해야 하는지조차 몰라 답답한 것은 당연합니다.

이 단비 같은 저서는 예비 개원의 분들께는 입지 분석 방법에서부터 브랜딩을 통한 차별화 전략까지 폭넓게 재주좋은치과 소현수 원장님이 직접 개원을 준비하며 고민하고 실천했던 생생한 내용을 함께 하나하나 떠먹여 줍니다. 마치 '나'를 진정 아끼는 선배가 "이렇게 이렇게 하면 돼" 하고 1:1 밀착 과외를 해주는 착각마저 듭니다.

저처럼 이미 개원하신 분들도 '다른 잘하는 치과는 어떻게 하고 있을까?' 궁금하고 배우고 싶지만 현실적으로 어려운 부분이 있는데, '이런 내용까지 다 알려줘도 되나?' 싶을 정도로 주옥같은 내용들이 가득 담겨 있어 분명 많은 인사이트를 얻으실 수 있으리라 생각합니다.

압구정 김준엽치과의원 대표원장 김준엽

소현수 원장님께 '치과개원 자입점' 원고를 받고 찬찬히 읽어보면서, 참 많은 생각이 들었습니다. 개원을 결심한 그 순간부터 설레임 반 걱정 반으로 매일 밤잠 못 이루는 시기가 참으로 행복하기도 했지만 단순한 치과 이름의 선택부터, 입지 선정, 진료 철학, 브랜딩, 심지어는 아주 조그마한 진료 기구의 선택까지 매 순간에 수많은 선택이 앞으로 어떠한 영향으로 돌아올지 전혀 알지 못한 채, 더듬더듬 짚어나가야 하기에 힘든 고뇌의 시간이었던 것 같기도 합니다.

실제로 개원을 준비해 가면서 가장 먼저 고민하는 것이 입지와 위치일 것입니다. 저 역시 당연히 아무것도 모르는 백지상태이니 임플란트 영업사원과 부동산 업자에게 이끌려 여기저기 발품을 팔고 그 순간의 느낌과 촉만으로 미래를 결정 내려야 했습니다. 돌이켜보면 '아 그곳에서 개원했으면 얼마나 힘들었을까?' 싶은 위치도 몇 군데 떠오릅니다. 문제는, 그 당시에는 전혀 그러한 객관적 판단을 하지 못했다는 것에 있습니다. 그 자리의 장점만 보이며 눈에 콩깍지가 씌는 시기였기 때문이겠지요.

실제로 인테리어와 관련하여 주변 동료, 선배님들에게 조언을 구하는 시점에는 정말 무수하게 많은 정보와 각종 팁들이 넘쳐 들어오기에 우리 치과의 컨셉과 개인적인 선호에 따라 다양한 선택지가 존재하게 됩니다. 돌이켜보면 후회되는 부분도 있고, 개원하고 나서 한참 후에야 수정한 부분도 있지만 어찌 되었든 그 모든 것들은 제가 언제든 수정할 수 있는 '가역적인' 상태인 반면에 나의 치과의 입지와 위치, 치과명, 진료철학을 녹인 브랜딩은 처음 개원을 결정하고 준비하는 시점에 확실히 정립되지 않는다면 앞으로 나아갈 수도, 되돌아갈 수도 없는 '비가역적'인 선택이 될 가능성이 높습니다.

그러한 의미에서 이번 소현수 원장님의 '치과개원 자입점'은 개원을 앞두고 계신 여러 원장님들에게 정말 중요하고 큰 한 걸음을 내딛게 해줄 필독 도서임에 틀림없다고 생각합니다. 제가 그 당시로 돌아갈 수만 있다면 반드시 정독하고 더 고민했을 내용들이 무수하게 많이 담겨있는 것을 보고 감탄할 수밖에 없었습니다. 이러한 입지, 상권, 매출과 관련된 데이터와 분석 내용은 어떠한 개원 마케팅 업체에서도 쉽게 제공해 주지 못할 귀한 정보라고 생각합니다.

그와 더불어, 원장님 개개인의 특색과 장점을 어필해 줄 브랜딩 관련한 소현수 원장님의 인사이트를 반드시 참고하시고 고민해 보신다면 원장님의 꿈을 펼칠 수 있는 치과로 개원하시는 데 큰 도움이 되실 것이라 확신합니다. 아무쪼록 개원을 준비하시는 원장님들께서는 반드시 '치과개원 자입점'을 필독하시어 어려운 개원 환경에서의 첫 디딤돌이자 돌파구로 활용하시길 적극 권장드리는 바입니다!!

부산 레진치과의원 대표원장 조영지

어디에 개원할 것인가?

시골개원	도시개원
Case 1. 임플란트, 보험매출 통계로 개원하고 싶은 동네 확실히 추리기	Case 1. 임플란트, 보험매출 통계 참고하기
	Case 2. 치과 20개는 되는 동네 매출 참고하기
Case 3. 손품, 발품 팔며 부동산에 매물 문의 넣기	Case 3. 손품 팔며 개원하고 싶은 동네 확실히 추리기
경쟁 치과 현황 조사하기	**경쟁 치과 현황 조사하기** / Case 5. 임상 입지 결정하기 네이버 검색량 비교 활용하기
Case 3. 손품, 발품 계속 팔며 부동산에 매물 문의 적극적으로 넣기	Case 3. 발품 팔며 좋은 물건 찾기 / Case 6. 온라인 입지 다지기 브랜딩 준비하기
Case 4. 재주좋은치과 개원 비용 참고하기	Case 4. 재주좋은치과 개원과정 엿보며 내 치과 콘셉트 그려보기
Case 5-6. 임상입지, 온라인입지 참고하기	

그래서, 어디에 개원할 것인가?

1 Case

치과개원
자리와 입지 점찍기

전국 어디든 갈 수 있다!

Case 1

전국 어디든 갈 수 있다!

요즘 개원 준비할 때 다들 관심은 가지면서도 막상 알아보려고 하면 뭐부터 봐야 하는지 모르겠는 것이 하나 있죠. 바로 '시골개원'에 대한 정보입니다. 내가 가려는 곳이 진짜 돈이 되는 곳인가? 소멸해 없어지는 곳은 아닌가? 그런 리스크를 지기가 어려운 거죠. 상황이 이렇다 보니 남들 잘된다는 곳에 한자리 더 비집고 들어가는 전략이 번지고 있습니다. 그렇게 하기 싫은 분들은 시골개원에 대한 정보 부족으로 결국 중소도시, 혹은 대도시에 자리를 알아보게 되시죠.

임플란트 많이 심는 곳에 개원하는 전략

일반적으로 다른 의료기관은 시골 동네에 신규개원하는 것을 굉장히 꺼립니다. 아시다시피 그만한 파이가 없기 때문입니다. 그러나 치과는 다릅니다. 65세 이상 임플란트가 보험진료에 포함되면서 상황이 달라졌기 때문이죠. 시골개원이 이렇게 매력적인 선택지가 된 것은 '임플란트 급여화' 단 한 가지 덕분입니다. 그전에는 이런 개원 트렌드 자체가 없었습니다. 현재로서 사업체의 성공적인 운영을 위해 시골로 가는 전문직은 치과 말고는 없죠? 저는 그래서 시골개원을 고려할 때는, 그 동네에 '보험 임플란트 파이가 얼마나 있는지'를 따져보는 게 가장 중요하다고 생각합니다.

보험 임플란트 파이를 확인하기 위해서는 실제로 해당 지역에 이미 개원해 있는 치과들이 보험 임플란트를 얼마나 하고 있는지 확인해 보아야 합니다. 건강보험심사평가원에 데이터를 구체적으로 요청하면 소정의 데이터 처리비용을 납입한 후에 보험진료 통계 자료를 받을 수 있는데요. 대부분 그런 데이터를 받아볼 수 있다는 것조차 모르기 때문에 개원 대상지 선정을 아무래도 '감'에 의존하게 되는 것 같습니다.

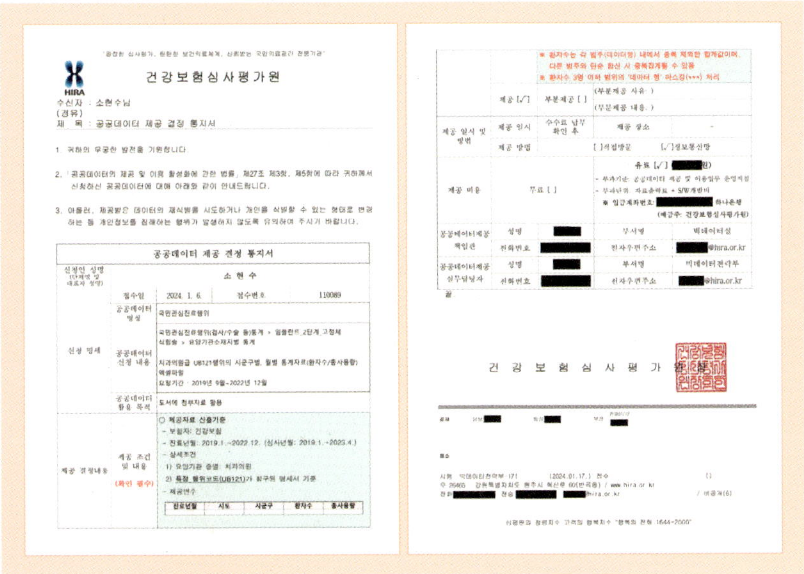

'공정한 심사평가, 탄탄한 보건의료체계, 신뢰받는 국민의료관리 전문기관'

HIRA

건강보험심사평가원

수신자 : 소현수님
(경유)
제 목 : 공공데이터 제공 결정 통지서

1. 귀하의 무궁한 발전을 기원합니다.

2. 「공공데이터의 제공 및 이용 활성화에 관한 법률」 제27조 제3항, 제5항에 따라 귀하께서 신청하신 공공데이터에 대해 아래와 같이 안내드립니다.

3. 아울러, 제공받은 데이터의 재식별을 시도하거나 개인을 식별할 수 있는 형태로 변경하는 등 개인정보를 침해하는 행위가 발생하지 않도록 유의하여 주시기 바랍니다.

공공데이터 제공 결정 통지서

신청인 성명 (단체명 및 대표자 성명)	소 현 수			
신청 명세	접수일	2024. 1. 6.	접수번호	110089
	공공데이터 명칭	국민관심진료행위		
	공공데이터 신청 내용	국민관심진료행위(검사/수술 등)통계 > 임플란트_2단계_고정체 식립술 > 요양기관소재지별 통계 치과의원급 UB121행위의 시군구별, 월별 통계자료(환자수/총사용량) 엑셀파일 요청기간 : 2019년 9월~2022년 12월		
	공공데이터 활용 목적	도서에 첨부자료 활용		
제공 결정내용	제공 조건 및 내용 (확인 필수)	○ 제공자료 산출기준 - 보험자: 건강보험 - 진료년월: 2019.1.~2022.12. (심사년월: 2019.1.~2023.4.) - 상세조건 1) 요양기관 종별: 치과의원 2) 특정 행위코드(UB121)가 청구된 명세서 기준 - 제공변수 진료년월 / 시도 / 시군구 / 환자수 / 총사용량		

※ 환자수는 각 범주(데이터행) 내에서 중복 제외한 합계값이며, 다른 범주와 단순 합산 시 중복집계될 수 있음
※ 환자수 3명 이하 범위의 '데이터 행' 마스킹(***) 처리

	제공 [√]	부분제공 [ ]	(부분제공 사유:) (부분제공 내용:)	
제공 일시 및 방법	제공 일시	수수료 납부 확인 후	제공 장소	-
	제공 방법		[ ]직접방문	[√]정보통신망
제공 비용	무료 [ ]		유료 [√] ([redacted]원) - 부과기준: 공공데이터 제공 및 이용업무 운영지침 - 부과단위: 자료출력료 + S/W개발비 ※ 입금계좌번호: [redacted] 하나은행 (예금주: 건강보험심사평가원)	
공공데이터제공 책임관	성명	[redacted]	부서명	빅데이터실
	전화번호	[redacted]	전자우편주소	[redacted]@hira.or.kr
공공데이터제공 실무담당자	성명	[redacted]	부서명	빅데이터전략부
	전화번호	[redacted]	전자우편주소	[redacted]@hira.or.kr

끝.

건 강 보 험 심 사 평 가 원 장

실제로 제가 심평원에 데이터를 요청해 받은 '공공데이터 제공 결정 통지서'입니다. 데이터 출처가 명확해야 여러분이 이 책을 읽는 의미가 있지 않을까 해서 첨부하는데요. 심평원에서 돈을 받고 데이터를 '판다'는 것에 사기를 당한 게 아니냐고 생각하시는 분들도 간혹 있으시죠. 실제로 여러 사업체에서 공공 빅데이터를 이용하실 때 이렇게 비용을 내고 데이터를 사 오고 계시니 데이터 출처는 걱정하지 않으셔도 될 것 같습니다. 사실 이런 데이터가 있는지를 모르는 게 문제지, 있다면 요청해서 받아오면 됩니다. 이제 앞으로 여러분도 심평원에 요청하시면 됩니다만, 어차피 제가 계속 요청해서 받을 거니 괜히 돈 들이지 마시

고 <재주좋은치과의사> 블로그에서 받아 가세요. 전년도 12월까지의 심사자료는 다음 해 7월 이후에 업데이트됩니다.

아무튼, 이렇게 해서 받은 2019년 1월부터 2022년 12월까지 4년간 전국 '시군구별'로 작성된 보험코드 UB121(보험 임플란트 2단계 고정체 식립)의 '치과의원급' 청구 건수 통계를 첨부합니다. '행정동별' 데이터는 요청해도 제공되지 않습니다. 정부의 의료데이터 사업과 연계된 단체에 한해 대중적인 공개가 제한되도록 협약하여 제공되는 것 같습니다. 첨부한 통계는 '의료행위가 이루어진 시점' 기준입니다(심평원 심사 시점을 기준으로 데이터를 요청할 수도 있는데, 의료행위가 실제로 이루어진 시점을 데이터로 보는 것이 좀 더 정확하다고 생각했습니다).
'치과의원급'에 한한 통계라는 것도 반드시 참고하셔야 합니다. 치과병원에는 대학병원과 초대형 치과가 포함되어 통계상 의미 없는 노이즈가 낀다고 생각해 제외하였습니다. 치과병원급 정보가 궁금하신 분들은 제가 어떻게 이 데이터 얻었는지 알려드렸으니, 심평원에 데이터 요청해서 보시면 됩니다. 그러나 치과병원급 데이터만 요청하시면 데이터가 너무 특정되기 때문에 심평원에서 제공 거절되거나 거의 모든 정보가 마스킹(***) 처리되어 제공될 수도 있습니다. 그래서 치과의원급 및 치과병원급 UB121 청구데이터를 먼저 받으시고 거기서 치과의원급 데이터를 차감하여 역산하시는 방법을 사용하셔야 합니다.

그럼, 이제 본격적으로 통계 이야기를 해보겠습니다.

2022년 기준, 치과 한 곳당 평균 임플란트 식립 개수가 가장 많은 시군구는 경상북도 울릉군으로 치과 1개가 있고 2022년에 보험 임플란트를 월평균 12.9개 식립하였습니다.
그러나 울릉군을 신규 개원으로 고민하시는 분은 아마 없을 거라고 생각합니다. 꼭 울릉군이 아니더라도 이렇게 치과 개수가 적은 곳에 추가 진입하는 경우 오히려 리스크가 크다고 생각하는데요. 애초에 치과 진료 파이가 적은지, 아니면 인접 중소/대도시로 환자가 유출되고 있는 건지 지금 이 데이터로는 판단할 수 없기 때문입니다.

울릉군 다음으로 보험 임플란트를 가장 많이 심은 곳은 전남 강진군입니다. 강진군에는 2022년 4/4분기에 치과 7개가 있었고 보험 임플란트를 월평균 12.6개 식립하였습니다.

이렇게만 보고도 당장 전남 강진으로 달려가고 싶은 원장님들이 혹시 계신가요? 그러나 강진군의 치과당 월평균 보험 임플란트 식립 개수는 2019년 19.8개에서 2020년 16.2개, 2021년 13.3개, 2022년 12.6개로 지속적으로 하락하는 중입니다. 치과 개수는 2021년에 +1, 2023년에 +1 추가 진입하여 현재는 8곳이 운영 중이고요. 따라서 치과당 보험 임플란트 식립 개수는 2023년 통계에서 또 하락할 것으로 예상이 됩니다. 여전히 많기는 하지만, 어쨌든 최근 통계만 보아서는 안 되고 과거로부터의 추이와 추가 진입한 치과의원의 개수, 해당 지역의 인구학적 특징도 함께 살펴보아야겠죠? 아직도 내가 가져갈 파이가 충분하다고 생각하시는 분들은 진입을 진지하게 고려해 보셔도 좋겠습니다만, 전남 강진까지 가서 몇 년을 운영할 수 있을지 반드시 출구전략도 함께 생각해 보셔야 합니다. 언제쯤 폐업하고 빠질 것인지, 혹은 언제 누구에게 양도하실 계획인지(과연 양도는 될까요?), 계속 운영하실 생각이라면 과연 그 동네가 계속 치과 운영이 될 만큼 인구 유입이 있는지, 혹은 신환 공급이 마땅치 않아진 이후에는 어떤 전략으로 운영해 나가실지에 대한 계획이 서 있어야 합니다. 그래서 치과 개수가 너무 적은 곳은 조금 더 면밀히 살펴보셔야 합니다.

전남 강진군의 인구는 2014년 39,861명에서 2019년 35,286명, 2023년 12월 32,722명으로 계속해서 감소하고 있습니다. 65세 이상 인구는 12,505명으로 38% 비중을 차지하고 있네요. 한 달 전에는 12,474명이었는데 한 달 사이에 31명의 노인 인구가 전출(이사) 혹은 사망한 것으로 보입니다.

전남 강진군의 2022년 기준 인구구조 피라미드는 아래와 같은데,

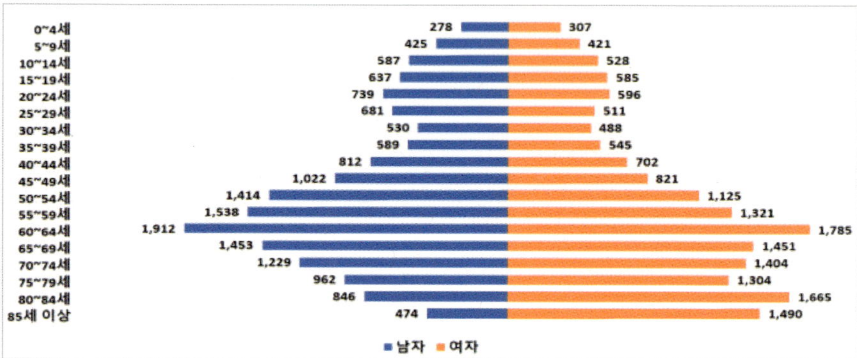

앞으로 1~2년간 보험 임플란트 수요 증가가 피크이고(2022년 당시 60~64세 인구 중 이미 2년 치 인구가 65세가 되었을 것이기 때문에) 그 후로 새로 65세가 되는 인구가 지속적으로 감소할 것으로 예상됩니다. 저는 이렇게 인구구조를 실제로 뜯어보니 강진군 추가진입은 리스크가 너무 크다는 생각이 들었습니다. 보험 임플란트 신환 공급이 앞으로 쭉 줄어들 거라고 생각하니까요. 제 개인적인 생각이지만 저라면 강진군은 후보에서 제외하겠습니다. 물론 아직 남은 파이를 내가 다 먹고 빠르게 치고 빠지겠다는 생각을 하는 용기 있는 원장님들이 계실 수 있습니다. 그러면 지금 당장 가셔야겠죠. 60세 이상 인구는 1만 6천명에 근접합니다.

출판되는 서적을 통해 이렇게 공개적으로 어느 지역에 추가진입을 추천하거나 비추천한다고 하면 어떤 쪽이든 욕을 먹을 게 뻔하지만, 저는 그래도 신규 개원하시는 동료 여러분의 고민거리를 덜어주고 싶은 마음이 더 큽니다. 사실 굳이 제가 말 안 해도 누군가는 들어갈 겁니다. 또 제가 말씀드리더라도 안 갈 사람은 안 갑니다. 저는 그렇게 생각합니다. 이 책은 제가 실제로 한 생각을 '가감 없이' 모두 다 적고 거기서 원장님들만의 인사이트를 얻어가기를 바라는 마음으로 적은 것입니다. 서두에서 밝혔듯이, 비판하고 싶은 지점이 생기신다면 그

내용을 반드시 기록해 두시고 본인 개원 사업에 활용하시기 바랍니다!

계속해서 설명해 드리자면, 해당 통계(보험 임플란트 식립 개수)의 2022년 전국 평균은 4.8개입니다. 따라서 시골인데도 월평균 보험 임플란트 식립 개수가 4.8개보다 적을 경우, 저라면 개원 고려 대상에서 제외할 것 같습니다. 경북 청송군(2.1), 충남 계룡시(2.2), 경북 봉화군(2.3), 전북 완주군(3.0), 강원 화천군(3.2), 강원 양구군(3.6), 강원 평창군(3.8), 경남 고성군(4.1), 강원 고성군(4.2), 전북 장수군(4.4), 전남 영암군(4.4), 전남 신안군(4.5), 전남 무안군(4.5) 경남 하동군(4.6), 경남 함안군(4.7) 등입니다. 그러나 해당 지역 신규 개원이 완전히 메리트가 없냐고 물어본다면 그것은 또 다른 문제일 수 있는데요. 저수가(상대적)의 대형-신규 치과로 신규 개원한다면 유출되던 임플란트 수요를 독점할 수 있는 가능성도 분명 있기 때문입니다. 해당 부분에 대해서는 '실제로 임플란트 수요가 없어서 그런 것인지(만약 그렇다면 절대로 진입하면 안 됨), 아니면 수요는 있는데 어디로 얼마나 유출되고 있는 건지, 내가 깔끔하게 신규개원하면 얼마나 트래픽을 독점할 수 있는지' 시간을 내어 생각해 보세요.
해당 의문을 해소하려면 '환자의 주민등록지별 임플란트 식립 개수'와 같은 데이터가 있으면 좋겠지만, 아쉽게도 저는 그런 자료는 갖고 있지 않고요. 직접 해당 시군구를 방문해서 시장도 들러보고, 치과도 가보고 부동산도 들러보고 발품을 팔아서 파악해야 할 문제라고 생각합니다.
또 알고 계시듯이 '수요'는 실제로 해당 재화나 서비스를 구매할 의사와 능력이 있을 때만 '수요량'으로 발현되어 의미가 있으므로, 해당 동네 주민들이 보험 임플란트 외에 전체 치료계획에 동의가 가능한 경제적 여유가 있는지도 함께 따져보시면 좋겠습니다. 참고로 전남 강진군은 2021년, 원천징수지 기준 1인당 근로소득 연말정산 평균 신고액이 33,218,218원으로 전국 229개 시군구 중 145위였습니다.

이제 본격적으로 시군구별 보험 임플란트 식립 개수를 알아봅시다. 이 자료는 심평원에서 제공하는 통계자료를 기반으로 작성되었고 표 자체에 제 개인적인 주관은 들어가 있지 않습니다. 하지만 표를 읽는 방식이나 해석하는 방향에는 제 주관이 들어갈 수밖에 없으니 이 점 참고해서 읽어주세요. 제가 제 주관으로 원장님을 설득해 보겠습니다.

강원특별자치도

시군구	2019		2020		2021		2022	
	치과수	한달평균 식립수	치과수	한달평균 식립수	치과수	한달평균 식립수	치과수	한달평균 식립수
강릉시	56	5.7	58	5.8	61	5.9	60	6.4
고성군	5	1.6	5	3.1	5	3.3	5	4.2
동해시	26	4.0	27	4.1	28	3.8	26	4.2
삼척시	12	7.8	12	8.3	12	7.5	12	7.5
속초시	30	3.9	32	4.2	32	4.3	35	4.3
양구군	5	4.4	5	4.1	5	4.3	5	3.6
양양군	4	4.4	4	5.0	4	5.6	4	6.2
영월군	6	8.4	6	8.6	6	8.6	6	9.5
원주시	94	4.5	100	4.2	105	4.5	108	4.9
인제군	6	4.9	5	5.8	7	5.0	7	4.9
정선군	5	5.4	5	6.3	5	7.1	5	5.9
철원군	8	7.1	9	7.8	9	8.0	8	7.5
춘천시	81	5.5	84	5.0	88	4.9	87	5.7
태백시	9	8.4	9	9.2	9	9.1	9	9.1
평창군	13	2.1	12	3.2	12	3.4	12	3.8
홍천군	16	5.2	16	5.0	16	5.7	18	5.5
화천군	5	3.3	5	2.5	4	2.4	5	3.2
횡성군	7	7.6	7	7.6	8	6.6	8	7.9

제가 이 표를 처음 볼 때 주목한 것은, <치과 개수의 변화에 따라 치과당 한 달 평균 보험 임플란트 식립 개수에 변화가 있는지>였습니다. 보시다시피 치과 개수 변화에 그렇게 큰 영향을 받지 않고 있습니다. 또한 치과가 늘어나면서 오히려 치과당 식립 개수가 늘어나는 양상을 보이는 곳도 많습니다. 평균 식립 개수가 일정하게 유지되는 건 신규개원한 치과가 좀 더 공격적으로 진단하고 진료

하기 때문일 수도 있지만, 그 지역이 가진 인구학적인 특성, 경제적인 여건 같은 외부 조건이 그 지역의 수진율을 대부분 결정하기 때문이라고 생각할 수도 있습니다.
또 작은 동네에 신규 치과가 진입할 때 당연히 기존 치과에 타격이 있을 수밖에 없겠죠. 치과 개원이란 신규 치과 원장님이 기존 원장님들의 파이를 빼앗아 먹는 제로섬 게임의 성격도 물론 갖고 있지만, 그 지역 전체 파이를 늘리는 효과도 있다고 생각해 볼 수 있습니다. 물론 그 늘어난 파이도 신규치과가 독식할 가능성이 크다고는 생각합니다. 그러나 이것은 새로 들어갈 지역의 기존 원장님들 시장지배력이 얼마나 큰가에 달린 문제라 함부로 말할 수는 없습니다. 내가 치고 들어갔을 때 갑자기 수가를 함께 낮춘다던가 마케팅이나 진단 방식을 변화시킬 만큼 유연한 원장님이 계신다면 신규치과가 반드시 경쟁 우위를 가져갈 것이라고 기대하기는 어렵습니다. 이 점은 꼭 실제 개원 입지에 방문해서 알아보셔야 할 문제라고 생각합니다.
만약에 '내가 이 동네 들어가서 덤핑치면 다 먹을 수 있겠구만'이라는 단순한 생각으로 시골 입지에 들어갔다가, 주변에 고수가 받고 계시던 대형 원장님도 수가를 함께 낮춰버리면 오히려 내가 경쟁에서 밀려날 수도 있습니다. 터줏대감 원장님에게는 신규치과 원장님에게는 없는 '구환'이라는 무시무시한 무기가 있으니까요.

또 한편으로는, 해당 시군구의 '총 식립 개수'도 중요한 지표라고 볼 수 있습니다. 해당 지역이 가진 capacity (캐파)를 확인할 수 있는 지표라고 생각하거든요. 물론 여러분이 개원할 때 목표가 어디인지에 따라 더 중요한 지표가 달라진다고 할 수 있겠습니다. 무조건 지역 1등을 노리는 분들은 해당 시군구의 총캐파가 훨씬 중요하시겠죠. 그러나 상대적으로 개원 난이도가 적은 곳을 보고 싶으신 거라면 캐파도 캐파지만 평균 식립 개수 자체가 많은 곳을 먼저 보시는 것이 좋다고 생각합니다.

대부분 원장님들은 '치과당 보험 임플란트 식립 개수'가 많은 곳에 개원하기를 원하실 것 같아 여기서는 그 부분을 주로 보여드리고, 전체 캐파가 큰 곳은 뒤에서 따로 다뤄보겠습니다.

경기도

시군구	2019		2020		2021		2022	
	치과수	한달평균 식립수	치과수	한달평균 식립수	치과수	한달평균 식립수	치과수	한달평균 식립수
가평군	20	4.7	19	4.0	20	5.0	19	5.2
고양시 덕양구	116	3.4	122	3.1	124	3.5	134	3.6
고양시 일산동구	96	3.0	96	2.9	98	3.0	98	3.1
고양시 일산서구	93	2.6	94	2.4	96	2.4	97	2.8
과천시	17	2.4	19	2.6	20	2.2	22	2.5
광명시	114	3.5	115	3.3	116	3.5	121	3.4
광주시	74	3.3	79	3.5	82	3.7	87	4.0
구리시	93	3.2	96	2.9	99	3.0	99	3.0
군포시	97	2.4	95	2.4	97	2.4	97	2.7
김포시	131	2.9	143	2.7	153	2.9	159	3.2
남양주시	194	3.0	197	3.0	208	3.3	216	3.5
동두천시	26	5.1	27	5.0	26	5.4	26	6.3
부천시	282	3.0	289	2.9	293	3.3	296	3.6
성남시 분당구	261	2.4	265	2.1	262	2.3	262	2.3
성남시 수정구	116	3.6	118	3.4	129	3.3	132	3.6
성남시 중원구	84	3.8	88	3.4	86	3.5	83	3.6
수원시 권선구	99	2.3	99	2.6	107	2.6	109	3.0
수원시 영통구	144	1.5	149	1.4	147	1.7	147	1.7

시군구	2019		2020		2021		2022	
	치과수	한달평균 식립수	치과수	한달평균 식립수	치과수	한달평균 식립수	치과수	한달평균 식립수
수원시 장안구	97	3.0	97	3.2	101	3.1	101	3.4
수원시 팔달구	104	3.2	105	3.1	109	3.6	117	3.6
시흥시	131	2.3	135	2.4	141	2.5	154	2.9
안산시 단원구	108	2.6	110	2.8	111	2.9	115	3.2
안산시 상록구	79	2.8	81	2.9	84	2.7	85	3.2
안성시	47	4.0	50	3.9	50	4.0	54	4.2
안양시 동안구	164	2.2	163	2.2	168	2.3	173	2.4
안양시 만안구	88	3.7	89	3.5	88	3.9	90	4.0
양주시	47	3.4	52	3.3	54	3.7	54	3.9
양평군	29	5.4	29	6.0	29	5.8	31	6.3
여주시	33	3.8	33	3.8	32	4.4	33	4.9
연천군	11	6.8	12	5.8	12	6.4	12	6.3
오산시	70	2.7	74	2.8	75	2.7	74	3.3
용인시 기흥구	129	2.4	134	2.3	137	2.4	141	2.5
용인시 수지구	121	2.6	123	2.4	128	2.5	128	2.5
용인시 처인구	69	2.8	72	3.0	75	3.3	77	3.6
의왕시	44	2.5	46	2.5	49	2.6	50	2.8
의정부시	143	3.9	151	3.6	157	2.8	161	4.1
이천시	55	4.6	57	4.4	61	4.6	61	4.2
파주시	114	3.4	119	3.1	121	3.3	128	3.6
평택시	148	2.9	154	2.8	163	3.0	171	3.1
포천시	36	4.1	36	4.5	39	4.4	39	5.0
하남시	76	2.8	83	2.7	95	2.6	99	2.9
화성시	204	2.1	216	2.2	239	2.2	246	2.6

경기도는 언제나 인기 있는 개원 후보지인데, 경기도도 경기도 나름의 전략이 갈리는 부분이 있다고 생각합니다. 화성 같은 경우에는 행정구역이 굉장히 넓기 때문에 그 안에 동탄 같은 대단히 큰 대도시이자 신도시도 있고 남양이나 향남 같은 중소도시, 또 정말 작은 시골 동네까지 굉장히 다양합니다.
경기도는 대도시개원을 생각하시는지, 혹은 중소도시, 아니면 그래도 시골개원을 생각하시는지에 따라 전략이 매우 갈릴 수 있다고 생각합니다. 그리고 그래서 경기도에서 이 통계를 사용하기에는 사실 시골개원을 원하시는 분들은 인사이트를 얻기 쉽지 않을 거라고 생각해요. 아무래도 인구가 많은 곳에서 통계 결과를 하드캐리해 가기 때문입니다. 작은 동네의 통계는 묵사발 내고 masking 해버리는 효과가 나기 때문에 '시군구'별 통계로 세부 입지를 찾기에 좀 난감한 면이 있습니다. '행정동별' 데이터가 있으면 참 좋겠네요.

그러나 만약 경기도 중에서도 행정구역이 넓지 않은 동네를 찾고 계신다면 이 통계자료를 주의 깊게 잘 살펴보시기 바랍니다.

부산광역시, 경상남도

시군구	2019		2020		2021		2022	
	치과수	한달평균 식립수	치과수	한달평균 식립수	치과수	한달평균 식립수	치과수	한달평균 식립수
부산시 강서구	27	1.7	27	2.0	29	2.0	29	2.2
부산시 금정구	96	3.0	95	3.2	97	3.3	95	3.3
부산시 기장군	40	4.5	41	4.2	44	4.2	48	4.1
부산시 남구	99	4.1	103	3.8	107	4.0	107	3.9
부산시 동구	34	4.6	35	4.2	35	4.1	34	4.3
부산시 동래구	130	3.4	134	3.2	136	3.3	142	3.3
부산시 북구	88	3.4	89	3.5	90	3.9	93	4.0
부산시 사상구	58	3.4	57	3.8	57	3.9	58	4.5
부산시 사하구	100	3.7	101	3.6	103	4.1	102	4.6
부산시 서구	34	4.0	34	4.1	34	4.3	36	4.7
부산시 수영구	78	3.1	80	3.2	81	3.5	83	3.5
부산시 연제구	89	4.1	90	4.0	91	4.1	96	4.1
부산시 영도구	31	5.0	30	5.8	29	5.8	29	6.6
부산시 중구	39	5.6	40	5.6	39	5.5	38	6.9
부산시 부산진구	170	4.0	173	3.8	171	4.0	172	4.1
부산시 해운대구	160	3.3	163	3.1	163	3.4	165	3.6
거제시	55	3.0	54	3.2	55	3.4	59	3.8
거창군	16	6.5	16	6.0	17	6.0	18	6.1
고성군	11	4.1	11	4.8	11	4.2	12	4.1
김해시	130	3.3	133	3.3	138	3.4	137	3.6
남해군	9	7.1	9	7.2	9	6.6	9	6.3
밀양시	26	5.7	25	5.6	26	6.6	26	7.3
사천시	35	3.8	35	4.0	35	4.1	34	4.6
산청군	6	8.1	6	9.0	6	7.6	6	6.9

시군구	2019		2020		2021		2022	
	치과수	한달평균 식립수	치과수	한달평균 식립수	치과수	한달평균 식립수	치과수	한달평균 식립수
양산시	83	3.4	83	3.6	86	3.9	88	4.1
의령군	5	9.8	5	9.8	5	8.2	5	8.5
진주시	107	4.7	109	4.5	114	4.8	118	5.2
창녕군	13	5.5	13	5.6	13	5.9	12	6.3
창원시 마산합포구	63	4.8	62	5.2	61	5.6	59	5.9
창원시 마산회원구	55	4.1	55	4.0	56	4.1	57	4.5
창원시 성산구	91	2.1	93	2.2	99	2.4	98	2.8
창원시 의창구	64	2.6	70	2.6	68	2.8	68	3.2
창원시 진해구	49	3.3	49	3.5	49	3.6	50	3.9
통영시	34	5.5	33	5.6	33	6.1	33	6.2
하동군	12	4.9	12	4.6	12	5.9	12	4.6
함안군	13	4.8	13	4.9	14	4.5	15	4.7
함양군	9	6.6	10	5.2	10	7.0	10	6.6
합천군	10	5.2	11	5.4	11	5.4	11	5.1

경상남도, 그중에서도 창원은 왠지 모르게 굉장히 '노다지'처럼 느껴지는 곳입니다. 창원 원장님들이 들으시면 발끈하실 수도 있겠지만요. 굉장히 큰 대도시인데 부산처럼 도시가 막 흩어져 있는 것도 아니고 한 덩어리가 산으로 둘러싸여 있어 외부 유출을 막아주는 데다 주민들도 부유한 편이고 소비력도 좋죠.

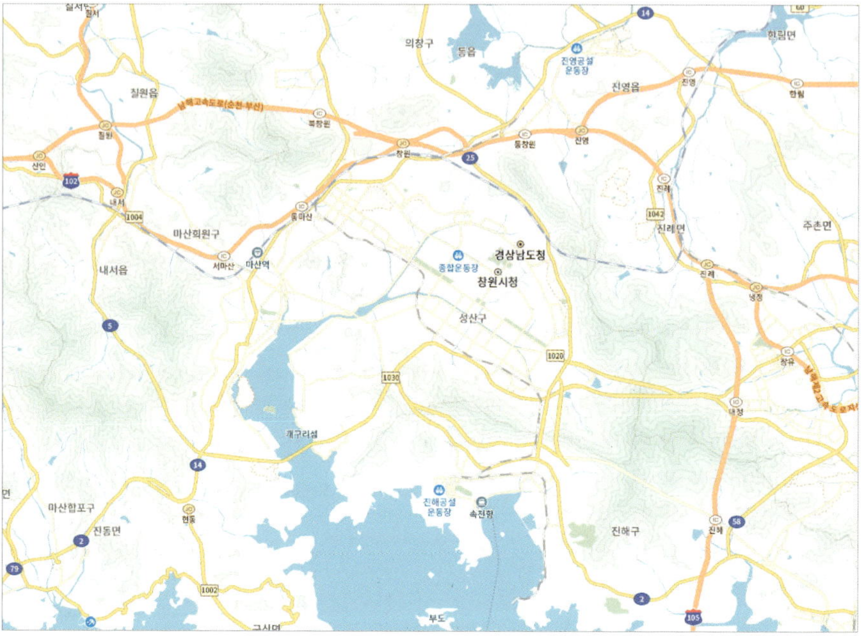

제가 밀양에서 봉직의 할 때 한 번씩 운전해서 창원으로 들어가려 치면 정말로 산이 거대한 성벽처럼 창원을 둘러싸고 있다는 느낌이 들었습니다. 지도를 보면 실제로도 그래서 창원 주민들이 바깥으로 빠져나가는 걸 차단하는 동시에, 도시의 중력이 강하기 때문에 오히려 주변 소도시에서 유입되는 수요가 있죠.

창원 마산합포구의 2022년 보험 임플란트 총사용량은 4,158개였습니다. 이 수치는 진주 > 김해 > 포항북구 > 구미 > 양산에 이어 경상권 6등이었어요. '구' 하나가 말입니다. 창원시의 마창진 행정구역 전체 모두를 합쳐 2022년 보험 임플란트 총사용량을 계산하면 무려 15,486개로 강남(15,508개)과 거의 유사합니다. 창원에서 전체 1등 하면 강남 1등보다 어떤 면에선 나을 수도 있지 않을까요? 강남에 535개 치과가 있는데 창원 전체에는 322개 치과가 있거든요. 강남은 전국에서 비급여 수요까지 몽땅 빨아들이고 있으니 강남 1등보다는 못 하더라도 그 언저리는 될 거라고 생각합니다. 그런 점에서 제가 좋다고 생각한 겁니다. 다른 지방 도시에서 1등 하는 것보다 파급력이 훨씬 클 것으로 보입니다.

물론 제가 창원에서 1등을 할 수 있다고는 생각하지 않습니다만, 자금력이나 환자동원능력 등 여러 가지 능력 있으신 원장님들은 분명히 좋은 성과를 내실 수 있으리라고 생각해요. 이런 목표를 세우시는 분들한테는 아무래도 '평균'보다는 'capacity'를 보는 게 좋죠. 그래서 캐파 이야기를 하는 것입니다. 1등 전략에는 해당 지역의 잠재력을 반드시 참고하셔야 합니다. 이 부분은 '임플란트'에만 국한되는 이야기는 아니지만(해당 지역 주민들의 치과 의료비 지출 규모 자체가 중요), 또 임플란트 만큼 중요한 것도 별로 없겠죠.

물론 창원에 개원한다고 모두가 다 대박 날 것이라고 말씀드리는 건 아닙니다. 창원도 경쟁이 매우 치열한 동네인 건 부정할 수 없어요. 그러나 동네 자체의 캐파는 분명 다른 지역에 비해 우월하다고 생각합니다. 그러니 작고 강하게 운영하실 원장님들은 창원도 다른 도시만큼이나 입지분석을 힘들게 해서 들어가셔야 할 것이고, 자본력과 강력한 마케팅으로 지역 1등을 하고 싶으신 원장님이라면 그만큼 준비를 많이 하고 가셔야 할 겁니다.

경상권은 봉직의 급여가 높기로 유명한 편입니다. 봉직의 수요는 있는데 그만한 지원자가 없다는 문제도 있지만, 애초에 치과가 잘되는 것도 어느 정도 반영됐다고 생각해요.

아시다시피, 통계 자료는 어떻게 가공하고 어떤 시각으로 보는지에 따라 해석의 여지가 굉장히 다양해서 각자가 얻을 수 있는 인사이트도 서로 차이가 날 수 있다고 생각합니다. 이런 자료를 볼 때는 그래서 누군가가 해석한 것을 두고 비판적으로 수용하면서 자기 자신만의 생각을 정립해 나가는 게 중요하다고 생각해요.
그래서 제 생각에 동의하는 부분도 있으실 것이고, 아닌 부분도 있으시겠지만 그게 무엇이 되었든 간에 꼭 메모하시면서 자기 생각을 기록해 두시기 바랍니다. 제가 지금 적고 있는 것들은 모두 제가 직접 개원 과정에서 고민했던 것들이고, 제 생각이기 때문에 틀린 부분이 있을 수 있습니다. 그럼에도 불구하고 이렇게 책으로 엮어내는 이유는, 독자 원장님들 여러분이 제가 한 생각을 일종의 가이드 삼아 여기서부터 원장님들만의 인사이트가 생겨날 수 있다고 믿기 때문입니다.

대구광역시, 울산광역시, 경상북도

시군구	2019		2020		2021		2022	
	치과수	한달평균 식립수	치과수	한달평균 식립수	치과수	한달평균 식립수	치과수	한달평균 식립수
대구시 남구	56	6.6	57	6.0	59	5.8	61	5.7
대구시 달서구	195	3.4	197	3.1	204	3.4	207	3.6
대구시 달성군	60	2.7	61	2.9	61	3.0	64	3.0
대구시 동구	103	3.8	106	3.6	104	3.7	105	3.8
대구시 북구	141	3.2	144	3.0	148	3.2	146	3.5
대구시 서구	53	3.6	51	3.4	52	3.5	55	3.6
대구시 수성구	166	3.6	163	3.5	170	3.6	173	3.5
대구시 중구	109	3.8	107	3.7	105	3.9	103	4.2
울신시 남구	179	2.7	180	2.9	177	3.2	176	3.3
울산시 동구	45	3.0	46	3.2	46	3.5	46	3.7
울산시 북구	48	1.9	51	2.1	52	2.3	54	2.5
울산시 울주군	44	2.3	46	2.3	46	2.6	46	2.9
울산시 중구	67	3.2	66	3.4	67	3.7	66	3.8
경산시	74	4.1	73	4.0	74	4.3	78	4.2
경주시	58	4.9	58	5.1	58	5.3	58	5.3
고령군	8	5.5	8	5.8	9	6.1	9	6.8

시군구	2019		2020		2021		2022	
	치과수	한달평균 식립수	치과수	한달평균 식립수	치과수	한달평균 식립수	치과수	한달평균 식립수
구미시	104	3.1	104	3.1	105	3.4	108	3.8
군위군	4	5.5	4	10.5	4	8.8	4	7.4
김천시	33	5.6	33	5.7	32	5.8	32	6.1
문경시	19	5.7	19	5.2	21	5.4	22	5.1
봉화군	4	2.2	4	2.2	4	3.1	4	2.3
상주시	25	8.0	25	7.5	26	7.4	25	7.8
성주군	9	8.3	9	7.0	9	6.9	9	6.4
안동시	43	6.2	44	5.8	43	6.1	41	6.6
영덕군	9	7.2	9	7.3	9	7.6	9	8.4
영양군	3	10.1	3	7.5	3	8.8	3	7.5
영주시	28	6.5	28	6.3	28	6.4	28	6.9
영천시	19	7.2	20	5.9	21	6.4	22	6.8
예천군	13	5.6	12	5.7	13	6.0	13	6.1
울릉군	1	16.3	1	15.5	1	13.9	1	12.9
울진군	10	7.4	9	8.3	10	7.2	10	7.1
의성군	7	8.2	8	8.1	8	9.2	8	9.2
청도군	9	5.9	10	5.6	10	6.0	11	5.1
청송군	5	1.8	5	1.4	5	1.7	5	2.1
칠곡군	23	4.2	22	4.5	23	4.5	23	4.7
포항시 남구	72	2.7	70	2.9	69	3.3	69	3.5
포항시 북구	90	4.3	95	4.2	93	4.8	95	5.1

대구경북 통계에서 가장 주목할 만한 경북 군위군(현재 대구광역시 군위군) 같은 경우를 봅시다. 치과가 4개밖에 없어서 평균이 널뛰기를 합니다. 한 달 평균 10.5개를 심은 달이 있는데 그 뒤로 급격히 개수가 떨어지죠. 제가 이제 이런

걸 보면 신규치과-혹은 인수개원의 향기가 납니다. 2019년 하반기나 2020년에 신규개원한 치과가 있지 않을까? 하는 생각이 바로 드는데 실제로 가서 볼까요? 2019년 12월 23일에 개업한 치과가 있죠. 기가 막히지 않습니까? 2019년 통계에선 일주일 밖에 영업을 안했으니(그럼 실제론 아예 진료를 안 했을 가능성도 있죠) 통계에 반영이 안 됐다가, 2020년에 갑자기 반영된 것이죠.

치과 3개 있을 때 매달 총 16.5개를 심다가 2019년 연말 개원한 치과가 더해져 치과 4개가 매달 총 42개를 심었다고 하면, 가장 최근에 개원한 치과가 매달 26개 이상을 혼자 더 심었다고 보는 게 더 타당하다고 봅니다(보험 임플란트 한정).

그런데 매년 평균 10.5개를 계속 심으면 좋겠지만, 그렇지 않고 개수가 계속해서 줄고 있죠. 이게 제가 '절대적인 치과 개수가 너무 적은 동네를 피하려고 한 이유'입니다. 전체 파이 자체가 작은 상황에 해당하죠. 개원 초반의 대호황이 몇 년이나 갈지, 알 수가 없다는 겁니다. 더 오래가면 참 좋겠지만, 또 반등하면 참 좋겠지만 예측이 틀리면 어떻게 하실 건가요? 엑시트(양도 후 빠져나올) 가능성은 얼마나 되나요?

군위군의 2023년 말 인구 구성은 아래와 같습니다.

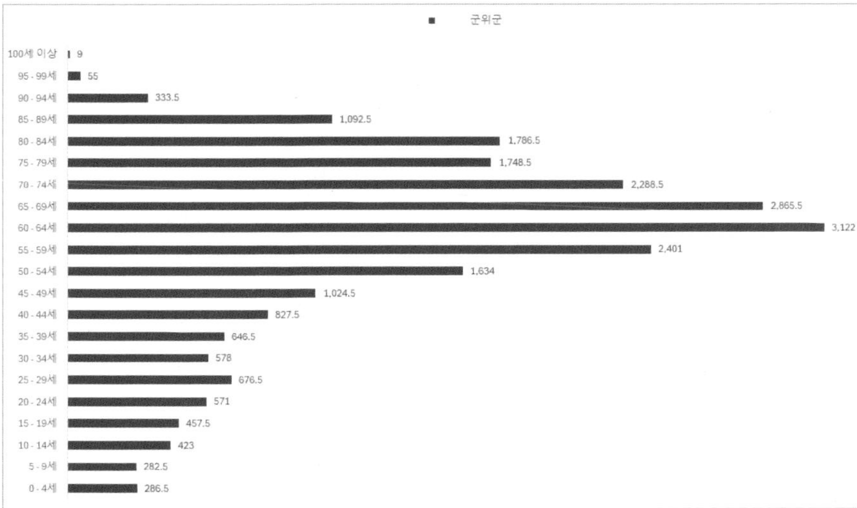

(출처_통계청, 주민등록연앙인구 통계 https://kosis.kr/statHtml/statHtml.do?orgId=101&tblId=DT_1B040M5)

전체 인구수는 물론이고 피크 인구수(60~64세)도 강진군에 못 미치네요. 60세 이상 인구수는 1만 3천 명이 넘지만 강진군과 마찬가지로 제 개인적인 기준에, 군위군도 개업할 거면 지금 얼른 가야 한다는 생각입니다. 저도 시골개원을 진지하게 알아보았지만 결국에 마음을 접게 된 게, 이렇게 유통기한이 짧으니 얼른 치고 빠지는 전략을 써야 하는데 제가 그런 게 잘 안되는 사람이라는 걸 알게 된 거죠. 저는 행동이 느린 편이고, 너무 신중한 편이라 재빠른 의사결정과는 맞지 않는 쪽입니다. 그래서 저와 반대 성향이신 원장님들께서는 아무리 유통기한이 짧더라도 빨리 먹고 빠지는 쪽을 선호하신다면 얼마든지 알아볼 수 있는 입지라고도 생각합니다.

광주광역시, 전북특별자치도, 전라남도

시군구	2019		2020		2021		2022	
	치과수	한달평균 식립수	치과수	한달평균 식립수	치과수	한달평균 식립수	치과수	한달평균 식립수
광주시 광산구	139	2.8	143	2.5	147	2.4	149	2.5
광주시 남구	103	3.7	102	3.4	104	3.4	104	3.3
광주시 동구	56	6.0	55	5.6	57	5.4	60	5.1
광주시 북구	183	3.2	182	3.0	182	3.0	183	3.1
광주시 서구	144	2.9	147	2.9	145	2.8	147	2.9
고창군	13	7.4	12	7.4	13	6.8	13	7.6
군산시	77	7.2	76	6.8	76	6.8	77	6.8
김제시	19	8.9	19	8.6	19	7.9	19	7.7
남원시	21	7.9	22	7.0	21	7.7	21	7.5
무주군	5	4.9	5	5.6	5	5.5	5	5.5
부안군	15	8.0	15	7.1	15	7.0	15	7.0
순창군	6	8.4	6	7.6	6	6.9	6	7.7
완주군	18	3.4	18	3.2	19	3.0	18	3.0
익산시	95	5.3	95	4.8	93	5.4	90	5.3
임실군	6	6.3	6	7.1	6	7.8	6	7.7
장수군	5	6.1	5	7.7	5	7.5	5	4.4
전주시 덕진구	115	4.2	117	4.1	119	4.1	123	3.9
전주시 완산구	155	4.3	158	4.1	157	4.1	159	4.2
정읍시	34	6.0	34	5.8	34	5.5	34	5.2
진안군	4	14.6	4	13.9	4	12.3	4	10.6
강진군	6	19.8	6	16.2	7	13.3	7	12.6
고흥군	12	4.2	12	5.0	11	6.1	12	6.7
곡성군	9	7.8	9	6.5	10	5.5	10	6.6
광양시	40	3.3	40	3.7	40	3.6	40	3.6

시군구	2019		2020		2021		2022	
	치과수	한달평균 식립수	치과수	한달평균 식립수	치과수	한달평균 식립수	치과수	한달평균 식립수
구례군	5	10.3	5	8.8	5	8.5	5	6.2
나주시	34	4.9	34	4.8	35	4.7	34	4.9
담양군	12	6.4	12	6.2	13	6.1	13	5.8
목포시	63	6.9	66	6.5	65	7.1	67	7.3
무안군	17	5.9	18	5.3	18	5.5	20	4.5
보성군	9	8.4	9	8.6	9	8.5	9	8.3
순천시	89	5.3	93	5.0	92	5.3	96	5.3
신안군	5	6.1	4	6.4	4	5.0	4	4.5
여수시	79	5.2	79	5.2	84	4.9	86	5.2
영광군	15	8.2	17	6.9	17	6.9	17	6.8
영암군	13	3.8	13	4.3	13	4.1	12	4.4
완도군	10	9.7	10	9.8	11	7.9	11	8.1
장성군	9	5.2	9	5.0	9	4.8	9	5.5
장흥군	8	4.8	8	7.0	8	8.1	9	6.4
진도군	7	7.6	7	7.0	7	6.5	7	6.3
함평군	8	7.2	8	6.5	7	6.1	7	6.8
해남군	16	9.6	17	8.1	16	9.0	16	8.5
화순군	16	5.5	17	5.8	17	5.5	17	5.2

처음에 말씀드린 강진군이 나왔네요. 정말 압도적인 수치입니다. 근데 저는 이렇게 치과 개수가 절대적으로 적은 동네는 좀 배제하고 보았습니다. 앞에서 이야기했죠? 제가 얼마나 오래 해당 지역에서 치과를 할 수 있을지 걱정이 됐거든요. 이런 동네에서 개원한다는 것은 데이터의 영역이 아니라 예측과 믿음의 영역에 더 가깝다고 보았습니다. 예측은 언제나 빗나갈 여지가 크니 거기다 제 인생을 베팅하지 않기로 한 거죠.

또 한 곳, 압도적인 보험 임플란트 식립 개수를 보여주는 진안군에는 2023년에 신규개원한 치과가 있습니다.

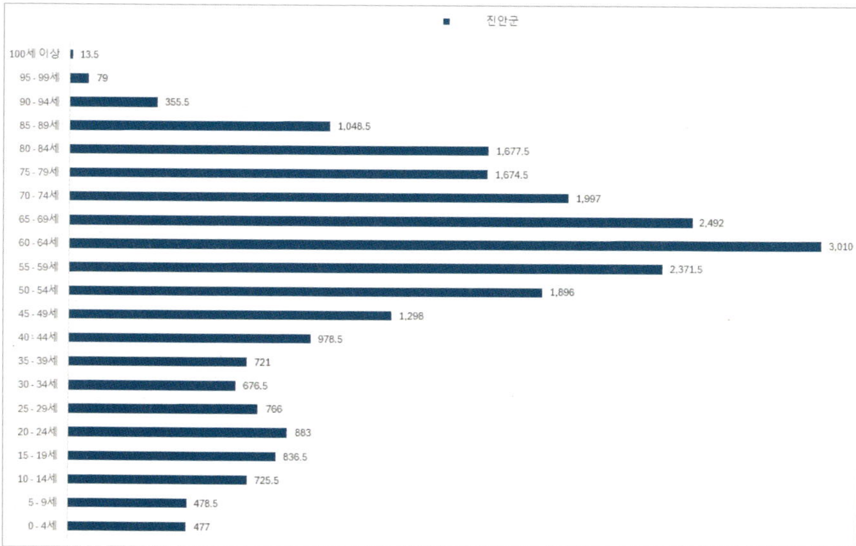

앞으로 어떻게 될까요? 60세 이상 인구는 약 1만 2천 명입니다. 앞으로가 어떨지는 저는 솔직히 모르겠습니다. 진안군에 거주하시는 분들의 특성이 결정지어 주지 않을까 합니다.

대전광역시, 세종특별자치시, 충청남도, 충청북도

시군구	2019		2020		2021		2022	
	치과수	한달평균 식립수	치과수	한달평균 식립수	치과수	한달평균 식립수	치과수	한달평균 식립수
대전시 대덕구	47	3.8	50	3.7	51	3.7	51	4.2
대전시 동구	74	5.5	75	5.0	75	5.0	76	5.3
대전시 서구	222	3.5	224	3.4	227	3.4	230	3.6
대전시 유성구	102	2.7	104	2.7	107	2.8	105	2.9
대전시 중구	85	4.0	86	3.8	87	4.1	87	4.1
세종특별자치시	85	2.4	91	2.4	96	2.7	98	2.9
계룡시	13	1.9	14	2.0	14	2.5	14	2.2
공주시	25	5.4	25	5.3	25	4.7	27	5.4
금산군	13	5.3	12	5.4	11	5.5	11	6.3
논산시	32	8.0	32	7.7	30	8.2	32	8.2
당진시	44	5.5	42	5.3	43	5.3	44	5.2
보령시	24	7.1	24	8.0	25	7.5	26	7.7
부여군	16	13.5	16	12.9	19	10.5	18	10.5
서산시	48	5.4	48	4.9	51	4.7	52	5.3
서천군	12	8.6	12	8.6	12	8.3	13	8.1
아산시	83	3.2	83	3.2	83	3.3	87	3.4
예산군	21	6.6	23	5.8	22	6.4	23	6.3
천안시 동남구	68	2.9	69	2.8	70	2.8	72	3.0
천안시 서북구	116	2.4	120	2.3	124	2.6	124	2.7
청양군	6	11.9	6	9.8	7	9.7	7	9.5
태안군	13	10.7	13	10.5	14	10.0	13	9.9
홍성군	26	6.3	26	5.6	26	6.4	28	6.3
괴산군	5	6.4	5	6.5	5	5.4	6	5.3
단양군	6	5.6	6	5.5	6	6.8	6	5.6

시군구	2019		2020		2021		2022	
	치과수	한달평균 식립수	치과수	한달평균 식립수	치과수	한달평균 식립수	치과수	한달평균 식립수
보은군	6	6.6	6	7.3	6	6.8	7	7.4
영동군	10	6.2	11	6.8	11	6.6	11	7.1
옥천군	11	4.4	10	4.6	12	3.8	12	4.9
음성군	26	4.9	26	4.5	26	4.9	27	5.8
제천시	39	5.4	42	5.3	44	5.6	45	5.8
증평군	8	4.9	9	5.6	10	5.6	10	5.6
진천군	21	4.9	23	4.6	22	5.0	23	5.4
청주시 상당구	58	5.6	60	5.4	67	5.6	69	5.8
청주시 서원구	50	3.4	50	3.4	52	3.7	53	4.0
청주시 청원구	53	2.2	55	2.2	54	2.2	54	2.5
청주시 흥덕구	89	3.1	91	3.1	92	3.3	95	3.4
충주시	49	4.6	48	5.0	51	5.5	52	6.0

한동안 제가 가장 유력한 개원지로 생각했던 대전 충청권입니다. 왜냐하면 저희 부모님이 천안에 살고 계시거든요. 그래서 그 근처에다 개원하는 게 좋겠다고 생각했죠. 대전, 세종이나 천안이 살기 좋다고 생각해 거기다 집을 얻고 출퇴근으로 갈만한 동네를 위주로 알아보았습니다. 그래서 서천 같은 가장 먼 곳은 애초에 관심이 없었고요, 일부러 충북 영동에서 공보의를 해봤기 때문에 영동을 관심 있게 주시하고 있었습니다. 대전에서 금방이거든요.

실제로 개원을 준비하면서도 충청북도에서는 영동이 가장 통계적으로 좋아 보였습니다. 영동 이야기는 나중에도 나오지만, 역시 좋은 데는 다른 사람들도 알아보는지 금방 개원 자리가 차더라고요. 책을 쓰는 동안에도 치과 한 곳이 개원했고, 또 개원을 준비하고 있다고 합니다.

이렇게 괜찮은 동네가 하나씩 사라지고 있다는 점을 유의해야 합니다. 개원 전략에도 분명 유통기한이 있다고 생각합니다. 시골개원, 그 유통기한이 결코 길게 남지 않았습니다.

서울특별시, 인천광역시, 제주특별자치도

시군구	2019		2020		2021		2022	
	치과수	한달평균 식립수	치과수	한달평균 식립수	치과수	한달평균 식립수	치과수	한달평균 식립수
서울시 강남구	566	2.4	559	2.1	545	2.3	535	2.4
서울시 강동구	218	3.2	225	3.0	235	3.1	235	3.1
서울시 강북구	124	4.2	127	4.1	131	4.2	130	4.5
서울시 강서구	219	2.9	225	2.9	232	3.0	237	3.2
서울시 관악구	204	3.5	201	3.1	205	3.1	206	3.2
서울시 광진구	154	2.8	153	2.7	152	2.9	151	3.0
서울시 구로구	166	3.5	170	3.3	174	3.4	177	3.6
서울시 금천구	106	3.9	106	3.5	105	3.9	108	3.9
서울시 노원구	195	3.5	199	3.2	202	3.4	203	3.4
서울시 도봉구	103	3.6	105	3.4	102	3.8	104	4.0
서울시 동대문구	157	4.3	149	4.1	154	4.1	158	3.8
서울시 동작구	172	3.0	173	2.8	175	2.8	173	2.8
서울시 마포구	200	2.4	204	2.3	204	2.2	201	2.5
서울시 서대문구	125	3.4	125	3.2	124	3.4	130	3.3
서울시 서초구	315	2.7	313	2.5	313	2.7	312	2.7
서울시 성동구	127	3.0	129	2.7	125	2.8	123	3.0
서울시 성북구	149	4.4	147	4.0	148	4.0	151	4.0
서울시 송파구	318	2.7	327	2.5	329	2.6	336	2.6
서울시 양천구	177	3.2	183	3.0	191	3.0	188	3.1
서울시 영등포구	238	3.2	242	4.0	243	3.7	236	3.8

시군구	2019		2020		2021		2022	
	치과수	한달평균 식립수	치과수	한달평균 식립수	치과수	한달평균 식립수	치과수	한달평균 식립수
서울시 용산구	106	2.5	05	2.3	105	2.5	103	2.5
서울시 은평구	175	4.0	183	3.8	187	3.9	190	3.8
서울시 종로구	163	3.2	159	4.3	153	5.4	151	3.8
서울시 중구	211	3.4	213	3.3	209	2.9	207	2.9
서울시 중랑구	148	3.5	157	3.5	159	3.5	159	3.6
인천시 강화군	14	6.2	15	6.6	15	7.2	15	7.8
인천시 계양구	105	2.6	106	2.5	105	3.1	107	3.2
인천시 남동구	189	3.7	189	3.5	195	3.7	195	3.9
인천시 동구	25	5.1	26	4.4	27	4.4	26	4.3
인천시 미추홀구	124	3.4	129	3.3	129	3.6	130	4.2
인천시 부평구	170	3.2	167	3.3	173	3.4	176	3.7
인천시 서구	144	2.6	149	2.6	152	3.0	167	3.0
인천시 연수구	101	2.3	112	2.1	119	2.2	125	2.2
인천시 중구	36	3.0	37	3.1	38	3.3	37	4.1
서귀포시	55	4.5	53	4.3	58	3.8	59	4.1
제주시	163	3.6	166	3.5	171	3.2	185	3.4

제가 개원한 서초구는 이 통계만 보아서는 절대 개원해서는 안 되는 동네였습니다. 한 달 평균 보험임플 2.7개면 전국 하위 10%거든요. 제가 왜 이런 곳에 개원했는지는 뒤에서 이야기해 드리겠지만, 제가 '임플란트'를 주력 진료로 보고 개원한 게 아니어서 그렇습니다. 잘한 일인지는 차차 증명해 나가야겠지만, 지금 봐도 정말 처참한 성적표이기는 하네요.

제가 만약 임플란트를 보고 서울에 개원한다고 한다면 보험 임플란트 개수대로 줄을 세워 보고, 동네별 인구 특성이나 치과 수, 경쟁 치과 현황 등을 종합적으로 보았을 것 같습니다. 제가 그렇게 보았을 때 괜찮다고 생각했던 곳은 은평구

3호선 라인, 강북구 4호선 라인, 강서구 5호선과 9호선 라인이었는데요. 서울 수도권에서 동네별로 돌아다니며 상권 분석했던 이야기도 뒤에서 다루니 찬찬히 읽어봐 주시면 좋겠습니다.

아무튼 이 통계를 기준으로 봤을 때, 2022~2019년도 보험 임플란트 식립 순위를 매겨본다면 아래와 같습니다.

순위	시도	시군구	2022년
1	경상북도	울릉군	12.9
2	전라남도	강진군	12.6
3	전라북도	진안군	10.6
4	충청남도	부여군	10.5
5	충청남도	태안군	9.9
6	충청남도	청양군	9.5
7	강원도	영월군	9.5
8	경상북도	의성군	9.2
9	강원도	태백시	9.1
10	경상남도	의령군	8.5
11	전라남도	해남군	8.5
12	경상북도	영덕군	8.4
13	전라남도	보성군	8.3
14	충청남도	논산시	8.2
15	충청남도	서천군	8.1
16	전라남도	완도군	8.1
17	강원도	횡성군	7.9
18	경상북도	상주시	7.8
19	인천광역시	강화군	7.8
20	전라북도	김제시	7.7
21	충청남도	보령시	7.7
22	전라북도	순창군	7.7
23	전라북도	임실군	7.6
24	전라북도	고창군	7.6
25	경상북도	영양군	7.5

순위	시도	시군구	2021년
1	경상북도	울릉군	13.9
2	전라남도	강진군	13.3
3	전라북도	진안군	12.3
4	충청남도	부여군	10.5
5	충청남도	태안군	10.0
6	충청남도	청양군	9.7
7	경상북도	의성군	9.2
8	강원도	태백시	9.1
9	전라남도	해남군	9.0
10	경상북도	영양군	8.8
11	경상북도	군위군	8.8
12	강원도	영월군	8.6
13	전라남도	보성군	8.5
14	전라남도	구례군	8.5
15	충청남도	서천군	8.3
16	경상남도	의령군	8.2
17	충청남도	논산시	8.2
18	전라남도	장흥군	8.1
19	강원도	철원군	8.0
20	전라남도	완도군	7.9
21	전라북도	김제시	7.9
22	전라북도	임실군	7.8
23	전라북도	남원시	7.7
24	경상남도	산청군	7.6
25	경상북도	영덕군	7.6

순위	시도	시군구	2020년
1	전라남도	강진군	16.2
2	경상북도	울릉군	15.5
3	전라북도	진안군	13.9
4	충청남도	부여군	12.9
5	충청남도	태안군	10.5
6	경상북도	군위군	10.5
7	전라남도	완도군	9.8
8	충청남도	청양군	9.8
9	경상남도	의령군	9.8
10	강원도	태백시	9.2
11	경상남도	산청군	9.0
12	전라남도	구례군	8.8
13	강원도	영월군	8.6
14	전라북도	김제시	8.6
15	전라남도	보성군	8.6
16	충청남도	서천군	8.6
17	경상북도	울진군	8.3
18	강원도	삼척시	8.3
19	전라남도	해남군	8.1
20	경상북도	의성군	8.1
21	충청남도	보령시	8.0
22	강원도	철원군	7.8
23	전라북도	장수군	7.7
24	충청남도	논산시	7.7
25	전라북도	순창군	7.6

순위	시도	시군구	2019년
1	전라남도	강진군	19.8
2	경상북도	울릉군	16.3
3	전라북도	진안군	14.6
4	충청남도	부여군	13.5
5	충청남도	청양군	11.9
6	충청남도	태안군	10.7
7	전라남도	구례군	10.3
8	경상북도	영양군	10.1
9	경상남도	의령군	9.8
10	전라남도	완도군	9.7
11	전라남도	해남군	9.6
12	전라북도	김제시	8.9
13	충청남도	서천군	8.6
14	강원도	태백시	8.4
15	강원도	영월군	8.4
16	전라북도	순창군	8.4
17	전라남도	보성군	8.4
18	경상북도	성주군	8.3
19	전라남도	영광군	8.2
20	경상북도	의성군	8.2
21	경상남도	산청군	8.1
22	경상북도	상주시	8.0
23	전라북도	부안군	8.0
24	충청남도	논산시	8.0
25	전라북도	남원시	7.9

*전체 데이터 엑셀 파일은 네이버 <재주좋은치과의사> 블로그를 통해 배포합니다. 잘 활용하시기 바랍니다.

물론 보험 임플란트 식립 개수가 적다고 해서 비급여 임플란트 식립 개수까지 적은 것은 아닙니다. 그러나 지금 이야기하는 '전국 개원'에서 가장 관심 있어

하실 '시골'에 한하여 보면, 보험 임플란트 식립 개수가 적은데 비급여 임플란트 식립 개수가 뜬금없이 많아질 이유도 없죠. 물론 예외는 있겠지만요. 그러니 이 표가 당연히 정답은 아니지만, 많은 것을 시사해 준다는 것도 부정할 수는 없을 겁니다. 정말 전국 어디든 달려가실 수 있는 원장님들이라면 4년 연속 상위권에 있는 동네를 위주로 개원을 우선 고려해 보는 것도 좋다고 생각합니다.

보험 임플란트 상위권 지역명(22년-21년-20년-19년도 순위)

경북 울릉(1-1-2-2)	강원 태백(9-8-10-14)
전남 강진(2-2-1-1)	경남 의령(10-16-9-9)
전북 진안(3-3-3-3)	전남 해남(11-9-19-11)
충남 부여(4-4-4-4)	전남 보성(13-13-15-17)
충남 태안(5-5-5-6)	충남 논산(14-17-24-24)
충남 청양(6-6-8-5)	충남 서천(15-15-16-13)
강원 영월(7-12-13-15)	전남 완도(16-20-7-10)
경북 의성(8-7-20-20)	전북 김제(20-21-14-12)

지금 개원해서 임플란트를 많이 심기 위해서는 당장 65세 이상 인구의 보험 임플란트 수요를 빨리 챙기는 것도 중요하지만, 보험 임플란트 잠재 수요자인 55~64세 인구를 미리 구환으로 확보해 두는 것도 중요하다고 생각합니다. 65세를 목전에 앞두고서는 임플란트를 하지 않으려는 경향이 있으니까요. 이 점에 대해서는 다들 공감하시리라 생각합니다.

보험 임플란트 수요는 어쨌든 환자가 65세가 넘어야만 발생하는 것이기 때문에, 향후 수십 년간 대한민국 인구구조상 보험 임플란트 대상자는 계속해서 늘어나리라 예상이 되고 있습니다.

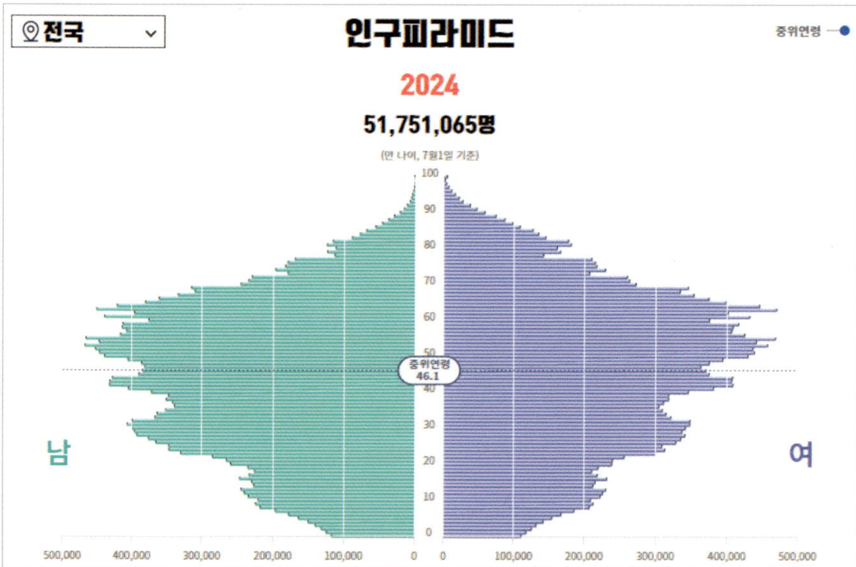

(출처_통계청 https://kosis.kr/visual/populationKorea/PopulationDashBoardMain.do)

현재 대한민국에서 가장 인구가 많은 나이대가 40~60세 구간이니까요. 2024년 65세 인구는 779,652명인데요, 통계청에서 인구추계를 한 결과를 바탕으로 매년 새로 65세가 되는 사람 수는 2025년 862,498명, 2026년 910,844명, 2027년 785,037명, 2028년 853,734명, 2029년 734,209명, 2030년 809,346명입니다. 이처럼 새로 공급되는 보험 임플란트 수요자는 향후 몇 년간 보장(?)되어 있습니다. 다만 지역별로는 차이가 있겠으나, 그것을 또 여기서 모두 말씀드릴 수는 없고 매력적인 시골 도시의 인구구성을 직접 확인해 보는 것이 좋겠습니다.

그런데 한가지 유념하셔야 할 것이, 대도시도 마찬가지지만 시골개원은 더더욱 내가 어느 동네에 개원을 하고 싶다고 해서 언제든 마음대로 할 수 있는 게 아니라는 것, 알고 계시죠? 해당 읍내에 신축건물이 항상 있는 게 아니거든요.
그러니 어느 한 동네만 쭉 지켜보실 것이 아니라 여러 동네를 동시에 관찰하시면서 건물이 나오면 얼른 가서 잡으셔야 합니다. 동네 부동산 사장님께 혹시 건물 리모델링이나 새로 짓는 상가 소식 있으면 바로 연락 달라고 연락처를 남겨 놓는 것도 좋은 방법이겠죠.
아무튼 내가 개원할 수 있을 만큼 멀리 떨어진 시골 중에 가장 괜찮은 곳을 순위별로 꼽아 놓으시고, 공보의/군의관 때 근무지 고르듯이 빠르게 결정하시는 게 좋습니다.

그러면 반대로 아까 말씀드린 대로 시군구별 보험 임플란트 식립의 캐파가 가장 큰 순서대로 나열하면 어떻게 나올까요? 2022년 한 해 동안의 보험 임플란트 식립 총사용량(개수) 통계로 알아봅시다.

서울 강남구 15,508개 > 경기 부천시 12,738개 > 서울 영등포구 10,884개 > 서울 송파구 10,685개 > 서울 서초구 10,266개 > 대전 서구 10,044개로 당연히 대도시가 먼저 나옵니다. 여기서 조금 더 의미 있는 인사이트를 얻고자 하신다면, 내가 후보로 둔 개원지 여러 군데 중에 가장 캐파가 큰 곳을 알아보시는 게 좋겠죠. 예를 들어 경상권에서는 진주시가 7,312개로 압도적인 1위를 차지하고 있습니다. 경상권에서 '시'를 제외한 '군'단위 시골에서는 1위가 거창군 1,311개로 가장 많았네요. 제가 봉직의 생활했던 밀양시는 2,280개였습니다.
이렇게 하기 위해서는 PC에서 엑셀 필터를 아주 조금만 다루실 수 있으면 되는데요. 엑셀 파일은 제가 〈재주좋은치과의사〉 블로그를 통해 배포해 드리겠습니다.

보험 매출 평균이 높은 곳에 개원하는 전략

그런데 보험 임플란트 통계 이거 하나만 가지고 개원 입지 고르기는 조금 섣부르다는 생각도 드실 거라고 생각합니다. 맞습니다. '보험 임플란트'가 모든 것을 다 설명해 주지는 않죠. 그래서 이제 임플란트뿐만 아니라 '모든 보험진료'를 다 포함한 총청구액을 기준으로 하는 입지분석을 할 겁니다. 보험진료 청구액수가 어느 정도 받쳐주는 동네에 개원한다면 비교적 '안정적인' 운영이 가능하다고 생각합니다. 보험진료비 순위는 매년 변화하기는 하지만, 항상 상위권에 랭크되는 지역들이 분명히 있습니다.

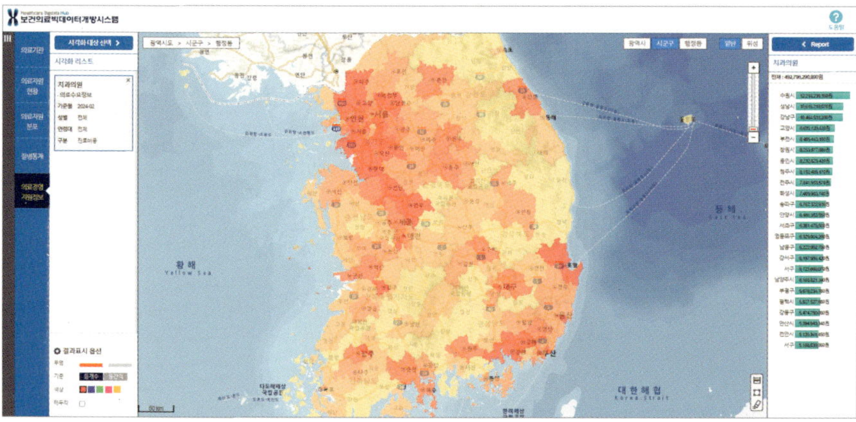

이 자료도 역시 건강보험심사평가원에서 얻어볼 수 있는데요. 건강보험심사평가원의 <보건의료빅데이터개방시스템>, 인터넷 주소로는 http://gisopendata.hira.or.kr/map.do에 들어가면 됩니다. 그러면 지도가 뜨는데, 왼쪽에 <의료경영지원정보> 탭을 누르시고, <의료수요정보>에서 <치과의원>을 선택하신 뒤에, <완료>를 누르시고 분석조건변경을 클릭하신 뒤에 '진료건수'를 '진료비용'으로 설정하고 지도 오른쪽 위에 <시군구> 탭을 클릭하세요. 그리고 화면 가장 오른쪽 위에 <Report>를 클릭해 열면 시군구별로 기준월 치과의원급의 총 보험청구액을 알 수 있습니다. 이걸 치과 개수로 나누면 치과당 보험매출이 나오는 거죠. 귀찮으시죠? 네 제가 다 해놨습니다. 함께 보시죠.

2023년 치과 한 곳당 한 달 평균 청구액은 25,799,212원입니다.
2022년에는 24,970,283원이었네요.
2021년은 24,646,354원이었고요.
2020년엔 24,058,960원이었습니다.
이 수치를 기준으로 삼아서 아래 표를 살펴보겠습니다.

강원특별자치도

시군구	2020	2021	2022	2023
강릉시	27,917,423	27,730,970	29,441,661	29,332,037
고성군	18,897,910	18,661,779	19,279,155	20,591,916
동해시	21,656,529	21,086,989	23,522,335	24,242,974
삼척시	37,235,199	33,545,553	36,299,013	34,275,834
속초시	19,072,779	19,031,396	18,950,183	19,980,909
양구군	19,095,893	18,253,787	15,861,156	16,419,398
양양군	31,149,091	34,275,566	33,151,944	34,836,886
영월군	29,471,354	28,367,227	32,009,373	38,257,920
원주시	26,461,806	27,002,413	27,568,980	29,663,138
인제군	30,484,769	22,383,513	21,193,035	22,662,125
정선군	27,373,367	27,350,952	27,790,754	24,870,005
철원군	30,394,748	35,355,873	32,682,697	36,900,425
춘천시	26,909,361	27,762,340	29,317,719	31,827,668
태백시	32,335,741	29,971,005	32,346,456	27,881,133
평창군	15,288,373	16,442,753	16,763,084	17,482,369
홍천군	26,519,100	27,178,065	25,950,546	27,556,163
화천군	22,450,611	23,228,783	15,335,417	16,814,965
횡성군	33,270,240	33,545,715	36,487,224	39,944,725

추이를 보자면, 아주 큰 변동 없이 같은 동네는 계속해서 고만고만한 평균 매출을 보여준다는 것을 알 수 있습니다. 등락은 있겠지만 아주 큰 변동은 없어 보이죠. 그중에서 눈에 띄게 청구액이 늘어나는 곳이 몇 군데 있을 수 있습니다. 예를 들면 강원도 영월군 같은 곳이죠. 시군구별 전체 치과 보험청구액을 치과 개수로 나눈 평균값이기 때문에, 월평균 청구액이 2021년에 비해 2022년부터 갑자기 계속해서 튀어 올라간다는 거는 어떤 이벤트가 있었다고 생각할 수 있겠습니다. 예를 들면 인구의 대규모 유입(신도시 등)이 있겠고요, 그게 아니라면 최근에 신규 개원한 치과가 공격적으로 진료했을 가능성이 있다는 거죠. 또는 원래 있던 치과가 폐업했거나요. 치과 개수가 적을수록 폐업 효과가 크겠죠. 그러니까 시골인데도 불구하고 계속 청구액이 올라가니까 좋은 동네다? 꼭 그렇지는 않을 수도 있습니다. 강력한 경쟁자가 있을 수도 있거든요. 특히 절대적인 치과 개수가 적은 동네는 더더욱 조심해서 보아야 합니다. 그러니 '인구의 유입' 외에 별다른 이벤트가 없는데 보험 청구액이 늘어나는 현상은 주의 깊게 살펴보셔야 합니다. 개원 후보지로는 오히려 보험청구액이 정체된 곳이 좋을 수 있습니다. 새로 개원한 공격적인 치과가 없는 곳일 가능성이 높고, 그런 곳에 내가 가서 공격적으로 하면 얼마나 매출이 따라올지 그다음에 점쳐보는 거죠.

인구의 유입은 물론 아까 말씀드린 신도시 건설 및 입주도 있겠지만, 일자리 증가도 영향을 줄 수 있다고 생각합니다. 거주인구가 늘지 않더라도 상주인구는 늘어나는 효과가 있으니까요.

제가 이 자료를 볼 때는 그래서 일단은 청구액이 '꾸준히' 많이 나오는 동네를 위주로 찾아보았습니다. 아까 말씀드렸듯이 2023년 치과 한 곳당 평균 보험매출은 2,580만 원 정도였는데, 그보다 적으면 시골로 내려갈 이유가 없다고 생각한 거죠.

전국 개원이란 그렇게 꾸준히 매출이 나오는 동네를 먼저 선별해 놓고, 내가 가서 공격적으로 운영하면 먹힐만한 동네를 다시 추려가며 물색하는 방식입니다. 앞에 영월에서 보셨듯이 그런 곳에 개원하면 평균 매출을 내가 혼자 끌어올리는 Outlier (통계상 극단 이상치)가 될 수 있거든요. 그런 동네가 하나씩 사라지고 있습니다. 당장 개원하실 생각이 없다고 하더라도 통계와 지도, 실제 개·폐업 현황을 항상 눈여겨보시기 바랍니다.

경기도

시군구	2020	2021	2022	2023
가평군	18,506,391	20,782,081	23,061,344	25,340,450
고양시	20,074,677	21,549,688	22,479,038	23,422,922
과천시	14,839,933	16,406,781	15,963,612	17,393,391
광명시	20,999,385	22,355,355	21,589,010	24,039,406
광주시	23,760,512	25,000,533	25,997,874	28,644,972
구리시	17,402,496	18,221,122	19,129,557	20,831,084
군포시	18,070,872	18,633,191	19,419,119	20,896,078
김포시	21,788,485	23,442,667	24,239,376	26,210,373
남양주시	21,732,271	23,087,403	23,706,758	25,767,743
동두천시	27,417,701	30,931,027	32,251,617	35,942,634
부천시	17,623,549	23,166,405	19,927,868	25,783,069
성남시	18,966,756	18,605,406	21,489,497	20,819,806
수원시	21,121,540	20,533,554	23,290,458	23,059,289
시흥시	21,113,051	22,654,963	22,839,059	25,031,155
안산시	21,858,131	21,845,171	23,430,344	24,825,447
안성시	18,742,970	23,423,736	20,419,287	24,265,794
안양시	20,892,700	19,974,697	25,535,076	21,963,198
양주시	20,892,700	25,143,562	25,527,654	25,985,759
양평군	25,745,824	26,327,877	22,013,290	30,746,878
여주시	20,954,526	22,135,354	29,092,240	23,327,253
연천군	27,111,351	28,868,239	24,766,711	32,184,481
오산시	21,504,844	23,798,380	20,067,936	25,905,113
용인시	18,574,593	19,582,512	20,985,108	20,761,360
의왕시	19,442,411	20,095,028	24,006,287	21,772,683
의정부시	22,202,195	22,663,375	26,368,756	25,282,817
이천시	25,924,770	25,809,229	26,368,756	28,606,696
파주시	23,539,568	25,708,416	25,958,292	26,874,115
평택시	22,766,954	24,962,237	26,734,930	28,959,813
포천시	24,574,491	24,264,844	26,616,486	26,433,257
하남시	21,901,139	22,110,214	24,480,789	25,267,302
화성시	21,801,825	23,089,037	25,799,659	26,346,838

경기도에서는 동두천시가 괄목할 만한 성장을 보여주고 있습니다. 2020년 대비 2023년에는 무려 월평균 800만 원 이상이 증가했으니까요. 그런데 역시나 동두천시도 인구가 계속해서 감소하는 도시입니다. 인구가 감소하는데 월평균 청구액이 증가하고 있다는 것은 폐업한 치과가 있거나 공격적인 진료 경쟁이 시작됐거나, 둘 다거나. 물론 직접 가서 더 자세히 알아보아야겠지만 그럴 수 있지 않을까요? 궁금하니까 한 번 인터넷으로나마 알아보겠습니다.

2020년 3월 말 바닥면적 약 102평 상가에 개원한(브랜드본담 웨어히어 참조) 치과가 있습니다. 네이버에 검색해 보니 네이버 플레이스 검색에서 1등 하고 있는 치과인데, 이것만으로도 굉장히 운영이 잘 되고 있을 것으로 미루어 짐작할 수 있겠죠. 그리고 또 그 바로 맞은편에 2023년 신규개원한 치과가 있네요. 아마 동두천에서 가장 먼저 성공한 치과는 2015년에 개원한 치과일 겁니다. 매출로는 지금도 1등인 것으로 보이고요. 이렇게 공격적으로 운영하는 치과가 점차 늘어날수록 당연히 총 파이가 증가하는 경향도 있을 수밖에 없다고 생각합니다. 기존 원장님들께서는 놓치고 계시던 파이라고 볼 수도 있죠. 그게 어떤 의미인지는 각자 생각하는 바가 다를 거라고 생각합니다.

그러나 파이 증가도 치과 개수가 한없이 늘어나다 보면 한계에 다다를 수밖에 없습니다. 완만한 로그곡선 형태를 보이겠죠. 아무리 외부로 유출되는 수요를 막더라도 분명한 경제적 한계점은 있으니까요.

한편, 최근 3년간 동두천에서 빠져나간 전출자의 64.56%가 양주시로 이주했는데요(출처_호갱노노), 양주에 옥정신도시가 들어선 효과인 것 같고 신도시는 아무래도 개원러시도 동반되니 양주시의 최근 월평균 청구액은 성장하지 않고 정체되어 있지만 '총청구액'은 계속해서 늘어나는 추세로 볼 수 있습니다. 뇌피셜이지만 인구 증가로 인한 청구액 증가와 유인 수요로 인한 청구액 증가가 평형을 이뤄 월평균 청구액이 변화하지 않고 정체된 것으로 보입니다. 딱 적당하게 개원하고 있는 거죠. 실제로 양주시는 보험매출만 보면 전국 평균 언저리와 비슷합니다.

부산광역시, 경상남도

시군구	2020	2021	2022	2023
부산시 강서구	21,576,069	23,329,729	23,941,150	25,656,790
부산시 금정구	17,067,215	17,796,494	18,215,193	19,248,673
부산시 기장군	22,498,489	24,118,970	22,988,759	23,739,259
부산시 남구	21,165,225	21,913,293	22,677,543	24,333,671
부산시 동구	21,071,696	21,539,474	23,387,932	23,794,525
부산시 동래구	17,671,971	18,461,571	18,486,298	19,877,518
부산시 부산진구	20,813,236	22,861,883	23,030,021	25,187,838
부산시 북구	20,728,077	21,814,066	22,330,674	23,869,500
부산시 사상구	20,570,218	21,821,342	22,879,620	25,394,166
부산시 사하구	20,790,945	22,473,384	23,986,808	25,307,625
부산시 서구	22,631,981	23,692,007	23,679,522	25,468,981
부산시 수영구	17,389,014	19,298,086	19,831,064	21,355,923
부산시 연제구	21,149,473	21,479,518	20,810,382	22,821,978
부산시 영도구	25,965,457	27,697,798	28,455,936	29,883,349
부산시 중구	19,902,000	22,536,485	24,680,816	27,443,009
부산시 해운대구	20,251,444	21,484,450	21,993,559	23,543,184
거제시	24,215,855	25,230,662	26,687,404	26,425,947
거창군	27,514,706	27,307,192	27,019,545	29,296,598
고성군	21,801,280	22,538,381	21,355,794	24,551,483
김해시	21,596,612	22,658,804	24,103,234	24,501,078
남해군	29,218,864	27,359,163	26,817,426	26,156,650
밀양시	27,256,882	28,668,688	31,812,222	33,296,137
사천시	22,353,908	24,272,940	26,244,744	26,047,987
산청군	32,987,923	33,875,242	30,690,639	28,507,685
양산시	24,169,041	25,624,240	26,589,943	29,754,595
의령군	37,610,450	37,504,532	38,716,783	38,786,993
진주시	24,032,873	24,704,052	25,995,849	26,616,853
창녕군	28,584,298	27,027,897	30,857,238	30,987,821
창원시	20,075,647	21,384,643	22,431,438	23,233,916
통영시	30,386,332	31,026,046	31,180,630	31,107,007

시군구	2020	2021	2022	2023
하동군	21,760,992	22,630,698	22,344,471	22,774,488
함안군	22,116,471	20,501,873	19,933,609	21,940,824
함양군	32,945,252	35,178,147	32,604,878	33,525,018
합천군	23,843,180	25,628,465	24,626,356	25,995,749

경남에서는 의령군이 굉장히 높은 보험매출을 보여주네요. 아시다시피 알아주는 오지입니다. 근데 의령과 거의 바로 붙어있는 함안은 보험매출액 평균이 굉장히 낮죠. 이게 왜 그런지는 저도 정확히는 모르겠습니다만, 유추해 보기로 함안 인구 분포가 산발적이라 동네마다 치과가 너무 많은 데다 65세 인구 구성비까지 낮은 게 정답이 아닐까 생각합니다. 의령은 전체 인구의 40%가 65세 이상 인구인 반면, 함안은 65세 이상 인구가 29%밖에 안 되는 비교적 젊은 도시입니다. 전체 인구는 함안이 의령보다 2.35배 이상 많지만, 노인인구는 1.7배에 그치죠. 반면 치과는 의령에 5개, 함안에 15개가 있습니다. 3배나 많은 치과, 게다가 함안은 마산과 가까워 마산으로 유출되는 수요도 훨씬 많겠죠.

대구광역시, 울산광역시, 경상북도

시군구	2020	2021	2022	2023
대구시 군위군	32,887,520	33,644,166	32,537,644	32,624,154*
대구시 남구	23,938,480	24,092,764	23,337,863	25,413,337
대구시 달서구	20,739,060	22,196,107	22,454,696	23,724,516
대구시 달성군	22,864,984	25,166,958	24,393,624	25,967,891
대구시 동구	21,473,611	22,503,934	23,141,013	24,579,092
대구시 북구	19,358,970	20,728,792	21,277,743	21,814,377
대구시 서구	18,063,258	18,868,585	18,162,755	19,015,445
대구시 수성구	19,842,348	20,915,005	21,001,414	21,590,029
대구시 중구	17,361,727	18,583,522	19,316,964	19,874,798
울산시 남구	17,631,661	19,324,911	19,909,012	21,448,003
울산시 동구	18,860,265	20,483,052	20,724,191	22,567,125
울산시 북구	20,028,979	21,924,419	21,597,729	22,380,688
울산시 울주군	19,113,857	20,749,239	21,689,375	22,197,579
울산시 중구	20,215,059	20,999,749	22,425,532	22,167,057
경산시	23,792,499	24,686,902	25,464,599	26,082,134
경주시	25,539,828	26,900,304	26,615,185	27,664,283
고령군	23,763,070	22,751,471	25,553,770	24,747,980
구미시	22,391,558	23,503,845	24,214,381	26,265,260
김천시	25,832,127	28,360,644	27,708,796	27,960,491
문경시	23,326,467	23,900,297	22,629,807	22,718,405
봉화군	23,618,172	26,619,669	25,127,847	26,560,567
상주시	32,093,844	30,791,259	30,439,129	31,249,586
성주군	29,118,053	29,404,019	28,466,396	27,206,121
안동시	25,524,784	28,348,114	28,993,674	28,945,379
영덕군	29,805,925	29,912,287	30,668,444	30,069,054
영양군	31,419,657	30,618,543	31,618,839	34,037,347
영주시	31,744,179	34,173,321	33,176,373	33,223,340
영천시	30,703,681	31,136,724	30,209,521	30,013,875
예천군	29,324,491	29,493,523	30,224,415	29,525,764
울릉군	30,001,148	31,173,065	31,137,025	36,246,054

시군구	2020	2021	2022	2023
울진군	28,368,575	27,357,054	26,604,020	28,724,444
의성군	41,213,063	44,266,035	44,302,168	43,742,316
청도군	25,267,512	26,035,052	23,713,792	26,806,429
청송군	19,639,822	18,045,672	18,752,737	21,080,377
칠곡군	25,329,036	25,303,856	26,545,977	25,315,907
포항시	20,477,262	22,071,748	22,426,061	24,126,049

*군위군은 대구광역시 편입으로 2023년 7월 이후 보험진료비 통계가 작성되지 않은 상태라 1~6월 자료만을 이용하여 평균을 구한 값입니다. 참고하시기 바랍니다. 아까 임플란트 통계에서도 한번 살펴본 곳이죠? 특별히 2019년 이전의 보험청구데이터도 한번 가져와 볼까요?

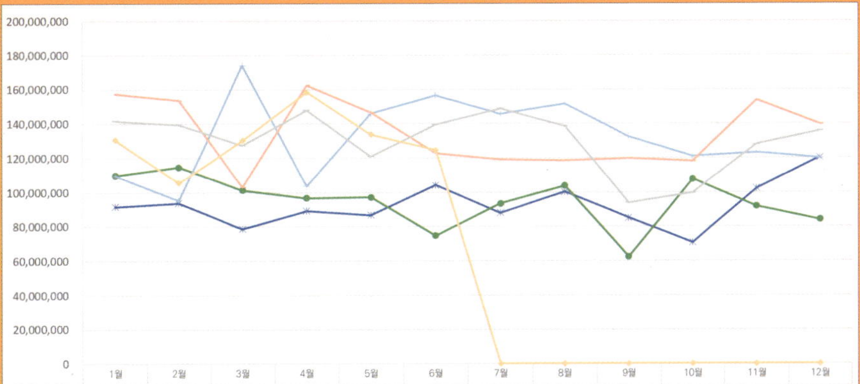

	1월	2월	3월	4월	5월	6월	7월	8월	9월	10월	11월	12월
2018년	91,606,520	93,740,150	78,609,470	89,242,010	86,682,420	104,157,790	87,950,900	100,092,600	85,039,370	70,582,300	102,214,530	120,231,680
2019년	109,912,500	114,697,960	101,160,290	96,629,510	97,124,940	74,681,620	93,397,290	103,649,680	62,247,290	107,517,190	91,628,210	83,901,000
2020년	109,802,240	95,329,870	173,997,980	103,641,840	145,839,970	156,538,840	145,613,110	151,493,930	132,483,270	120,947,700	122,958,450	119,953,750
2021년	157,460,280	153,676,280	103,158,710	162,500,860	146,495,090	122,863,100	119,139,710	118,421,510	119,810,760	118,096,450	153,636,820	139,660,400
2022년	141,705,650	139,411,460	127,521,090	147,958,580	121,044,230	139,521,370	148,863,730	138,715,860	93,783,350	99,576,080	127,909,550	135,795,940
2023년	130,582,960	105,620,620	130,225,530	158,308,880	133,680,390	124,561,320	0	0	0	0	0	0

2018년과 2019년에 비해 2020년부터 총청구액이 눈에 띄게 늘어난 것을 확인할 수 있습니다. 2018~2019년에 비해 2020~2022년의 총청구액이 4억 원 이

상 증가했는데요. 이 4억 원을 치과 4곳이 골고루 나눠 가졌을까요? 아니면 새로 생긴 치과 한 개가 독식했을까요? 기존 원장님들이 올리던 매출은 줄었을까요? 그대로일까요? 타격을 줬다면 몇 %나 줬을까요?

이렇게 설명해 드리면 제가 이 통계 자료를 왜 보고 있고 어떤 방식으로 보는 건지 감이 오실 것 같아요. 도움이 되셨으면 좋겠습니다.

사실 군위군은 임플란트 식립 개수에서 눈에 띄는 변동이 있었기 때문에 살펴본 것이지만, 경상북도에서는 의성군이 굉장히 괄목할 만한 성과를 보여주고 있습니다. 2023년 평균 보험매출 1등 〈경북 의성〉은 의성역과 의성 시외버스 터미널이 있는 의성 읍내를 가장 번화가로 생각할 수 있는데요. 해당 지역에 치과 8개가 다 모여있는 것이 아니라 그곳에는 치과 5개가 있고 나머지 2+1곳은 다른 곳에 포진되어 있습니다.

경북 의성 읍내 치과 5곳은 평균적으로 약 50평 규모로 보이네요.

아무튼 월평균 4,000만 원대는 정말 흔치 않죠. 2023년에는 전국에 딱 두 곳뿐이었거든요(의성 4,374만 원, 영동 4,263만 원). 이 두 지역 이야기는 곧이어 뒤에서 다뤄보겠습니다.

광주광역시, 전북특별자치도, 전라남도

시군구	2020	2021	2022	2023
광주시 광산구	21,494,876	22,498,094	23,521,739	25,162,132
광주시 남구	19,110,130	19,837,221	20,240,173	21,509,833
광주시 동구	21,594,295	21,196,384	20,998,728	21,750,497
광주시 북구	18,329,421	19,264,568	19,330,116	20,659,933
광주시 서구	17,005,758	18,094,295	17,987,361	19,405,943
고창군	28,092,958	27,545,217	29,014,554	31,027,371
군산시	32,320,635	33,517,038	33,759,562	35,140,774
김제시	28,560,023	27,872,145	27,258,676	29,079,185
남원시	32,879,633	34,723,186	34,802,753	32,702,702
무주군	29,813,736	28,173,173	27,273,389	28,435,455
부안군	29,468,200	28,376,846	27,310,256	25,797,750
순창군	31,020,556	31,570,996	31,528,015	30,819,550
완주군	23,311,754	21,816,814	22,776,350	20,417,840
익산시	24,437,687	26,280,643	27,353,229	27,522,892
임실군	29,196,721	31,227,042	26,008,418	31,100,662
장수군	28,602,348	27,096,937	27,569,616	27,221,135
전주시	22,258,984	23,745,822	24,035,071	24,886,362
정읍시	24,402,062	24,929,949	24,746,662	24,813,908
진안군	40,383,038	37,217,706	31,089,983	30,737,547
강진군	51,745,007	43,170,736	43,182,844	34,989,397
고흥군	27,584,006	33,064,489	30,843,863	31,685,535
곡성군	30,944,400	23,968,499	27,557,359	30,766,246
광양시	23,299,044	23,539,454	24,060,196	25,086,856
구례군	34,781,657	26,600,886	32,552,309	31,632,892
나주시	24,048,297	24,686,717	26,240,481	27,248,735
담양군	24,132,466	22,556,473	22,917,353	24,347,556
목포시	27,412,146	30,234,387	30,761,479	32,076,048
무안군	26,936,691	28,608,093	25,630,889	25,366,433
보성군	33,365,951	35,147,293	31,559,658	31,013,540
순천시	24,279,917	25,485,862	25,638,813	26,246,351

시군구	2020	2021	2022	2023
여수시	24,460,492	23,761,794	23,953,714	24,952,483
영광군	26,625,745	25,684,327	24,790,112	25,012,958
영암군	21,356,179	23,875,374	25,135,259	23,159,771
완도군	31,078,673	27,403,130	25,823,293	27,956,404
장성군	23,543,528	22,618,631	24,046,819	24,762,041
장흥군	26,798,226	29,414,220	25,963,113	24,218,991
진도군	22,538,210	22,006,704	22,266,158	22,227,063
함평군	26,750,679	28,691,332	27,909,773	28,118,597
해남군	26,634,485	29,203,990	28,012,971	26,710,001
화순군	26,693,983	25,579,713	28,605,886	28,015,258

보험 임플란트 식립 개수 최강자인 강진군을 봅시다. 강진군은 2020년 월평균 보험매출이 무려 5,100만 원을 넘었는데요. 당시에 치과가 6개가 있었고 해를 거듭하며 점차 위축되어 2023년에는 3,500만 원에 조금 못 미치는 매출을 보여주고 있습니다. 치과당 월평균 보험 임플란트 식립 개수가 줄어들고 있는 것과 무관하지 않겠죠. 2023년 9월에 약 129평 규모로 개원한 치과가 있어 현재 치과 개수는 8개고요. 2024년에는 어떻게 될지 지켜보셔야겠죠.

대전광역시, 세종특별자치시, 충청남도, 충청북도

시군구	2020	2021	2022	2023
대전시 대덕구	22,672,553	22,762,239	22,618,467	23,126,410
대전시 동구	23,422,183	24,215,389	23,793,129	26,330,517
대전시 서구	20,850,784	20,952,999	21,497,264	22,592,205
대전시 유성구	21,491,644	21,138,571	21,641,297	22,998,298
대전시 중구	21,474,569	22,603,656	21,971,325	24,002,961
세종특별자치시	23,133,911	24,347,662	25,804,612	27,300,744
계룡시	15,466,213	17,848,712	17,816,688	19,973,014
공주시	23,103,127	22,655,513	21,921,471	22,982,468
금산군	25,579,792	27,469,987	27,625,034	29,040,452
논산시	31,622,369	33,988,954	33,051,621	32,786,508
당진시	26,410,363	26,875,898	26,885,833	32,094,717
보령시	28,542,282	30,099,823	29,400,993	30.237,820
부여군	38,224,350	34,851,173	34,179,288	36,056,260
서산시	26.803,711	26,169,850	28,045,028	29,401,514
서천군	31,953,901	29,437,958	27,944,031	33,739,435
아산시	24,454,898	25,609,618	25,052,194	26,584,186
예산군	24,741,934	24,989,543	25,039,765	24,668,280
천안시	20,133,560	21,132,644	21,698,379	23,549,527
청양군	30,978,799	26,963,990	29,096,200	34,931,824
태안군	34,313,629	33,741,324	36,541,885	32,503,058
홍성군	30,081,113	31,028,165	30,198,840	30,355,207
괴산군	22,401,455	23,737,085	20,398,275	19,938,714
단양군	23,924,185	25,227,358	25,038,214	24,701,809
보은군	35,234,385	31,889,336	32,618,539	33,532,297
영동군	31,614,303	30,782,728	34,161,846	42,633,032
옥천군	29,824,724	25,686,242	27,515,065	27,447,509
음성군	29,933,773	28,588,004	31,786,855	34,662,440
제천시	25,400,564	25,280,920	26,012,879	28,126,091
증평군	25,559,449	24,858,299	23,697,369	22,694,673
진천군	27,216,476	31,328,277	30,092,179	35,016,033

시군구	2020	2021	2022	2023
청주시	23,967,593	24,899,316	25,434,637	26,756,981
충주시	30,915,556	30,710,067	32,304,239	34,938,856

표에서 가장 두드러지는 곳은 충청북도 영동군입니다. 2020년 3,161만 원에서 2023년 4,263만 원으로 1,100만 원이 뛰어올랐으니까요. 인구가 지속적으로 감소하는 시골에서 거의 불가능에 가까운 상승이라고 생각합니다. 제가 아까 '하드캐리'라고 말씀드린 사례가 바로 이런 곳이죠. 진짜 새로 개원한 치과가 하드캐리한 것으로 봅니다. 억눌려있던 수요, 대전으로 유출되던 수요를 신규 치과가 적극적으로 발굴, 유인해 독식했다고 생각하는 겁니다.
여기서 영동까지 나왔으니 아까 말씀드린 대로 경북 의성이랑 충북 영동 이야기를 해볼까요?

충청북도 영동군 분석

제가 공중보건의사로 2년간 있었던 <충북 영동>은 영동 읍내에 전통시장 입구와 로터리 주변이 가장 번화가로 그 주변에 치과가 모여있었습니다. 지금(2024년 초)은 그곳에'만' 치과 9개가 모두 모여있는데요. 가장 최근에 개원한 치과는 2023년 1월에 실평수 70평대 공급면적 100평 규모로 개원한 치과인데 영동은 원래 2022년 말까지만 해도 치과 11곳이 있었습니다. 대형 치과가 신규 진입한 2023년 한 해 동안에만 치과 3곳이 폐업한 건데요. 황간면에 2곳(2월 폐업), 영동 읍내에 1곳(9월 폐업) 원장님께서 폐업하셨습니다. 시골에 개원한다면 이런 현상이 분명 나타날 수 있습니다. 잔인한 말이지만 새로 개원하는 사람으로서는 호재라고 볼 수도 있겠죠.

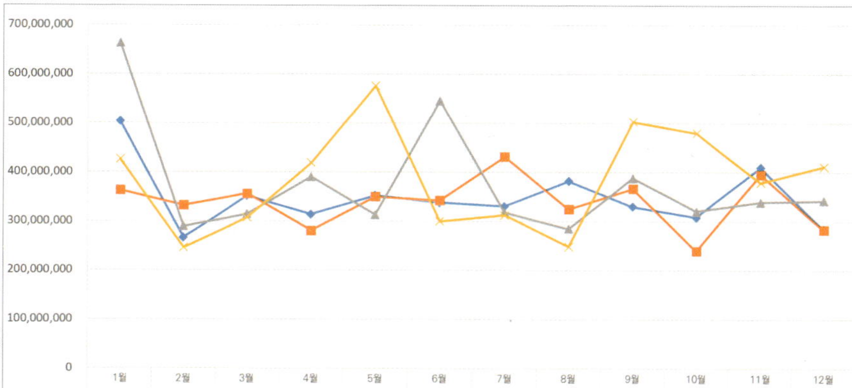

	1월	2월	3월	4월	5월	6월	7월	8월	9월	10월	11월	12월
2020년	503,927,330	266,929,890	351,772,460	314,085,290	352,499,230	337,978,110	330,767,990	382,002,000	330,084,110	308,403,780	410,152,160	284,485,610
2021년	362,853,250	332,274,410	355,864,260	280,709,380	349,862,740	342,412,050	431,063,300	324,501,130	366,603,860	239,204,130	394,908,760	283,062,790
2022년	663,187,170	289,576,870	314,708,220	390,127,860	312,961,930	545,501,650	318,388,540	284,829,100	388,081,170	320,526,100	339,224,930	342,250,120
2023년	425,809,530	245,980,410	307,233,970	418,110,260	575,571,490	299,465,580	312,211,270	248,416,640	502,773,990	479,341,580	378,194,730	411,258,030

치과 개수는 줄어들었지만, 총 보험진료비는 크게 변화하지 않거나 오히려 늘면서(5월, 9월, 10월) 평균 진료비가 끌어올려진 것으로 보이는데, 실제로는 신규 개원 치과가 대부분 독식했을 가능성도 있습니다. 각종 이벤트를 열었거나 오프라인 마케팅을 한 달이 있다면 바로 반영되었을 수도 있겠죠.

2023년 5월에는 평년보다 총 보험진료비가 약 2억 5,000만 원이나 튀어 올랐는데 이 차액을 모두가 골고루 나눠 가져갔을 것이라는 생각은 잘 안 듭니다. 동감하시죠? 보험진료비만 저 정돈데 비보험은 얼마나 했을지 궁금하긴 하지만, 심평원 통계 자료로는 알 수 없는 부분이라 아쉽습니다.

이렇게 영동처럼 최근에 이미 누가 진입한 동네는 저는 일단 배제하고 다른 동네를 찾아보았는데요. 그렇게 경쟁할 거면 시골에 왜 갈까 하는 생각 때문이었습니다. 실제로 최근에 시장 앞 가장 유동인구가 많은 길목에 있던 모텔을 헐고 신협에서 대형 상가 건물을 새로 올렸는데요. '100% 저기 치과 들어가겠다' 싶었는데 정말로 바로 개원하셨더라고요. 영동은 이제 신규개원하기는 조금 힘들지 않을까 합니다. 이처럼 통계 자료는 언제나 몇 박자 늦은 과거의 자료이므로 반드시 현황을 체크하시고 입지를 분석하셔야 합니다.

이렇게 시골도 신축건물 올라간다고 하면 철거단계에서부터 부동산 컨택해서 미리 선점하는 경우가 많습니다. 철거 단계에서는 건축주와 연락하기 힘들 수도 있으나 건물 올라가고 임대문의 현수막 걸 때쯤엔 이미 치과는 계약된 경우가 많아요. 시골이든 도시든 마찬가지입니다. 그러니 개원 언제 하고 싶다고 해서 그때 마음대로 할 수 있는 것도 아니에요. 진작에 미리 계약해 놓으시고 건물 올라가는 동안 봉직의 하시면서 임상적으로나 여러 가지로 준비하시는 것도 좋은 방법입니다.

경상북도 의성군 분석

그런데 왜 영동 이야길 꺼냈느냐면, 충청북도 영동군의 사례와 경상북도 의성군의 현재 상황을 서로 비교해서 보기 위해섭니다. 의성 읍내에 대형 신규 치과가 신규진입했을 때 영동과 비슷한 현상(줄폐업)이 벌어질 수도 있지 않을까? 하고 생각하실 수도 있잖아요? 제가 봐도 상황이 비슷해 보입니다. 영동군 인구는 현재 44,195명이고 의성군 인구는 50,086명으로 의성군 인구가 더 많기도 하고요. 그러나 아까 말씀드린 대로 의성에는 의성 읍내 말고 안계면에도 치과 2곳이 있는데요. 2022년의 영동군 황간면과 상황이 비슷해 보이지만 제가 봤을 때는 거기 위치한 치과가 현재 파이를 일정 부분 비중 있게 나눠 가져가고 있지 않을까 생각이 듭니다. 안계하고 의성 읍내하고 거리가 꽤 되거든요(황간-영동 읍내 거리의 2배). 이런 부분까지 함께 생각해 본다면, 꼭 의성군 읍내에 치과 새로 차린다고 엄청 엄청 잘 되리란 보장이 있나? 다시 생각해 볼 여지도 있기는 합니다. 그 부분은 직접 가보시고 따져보시면 되겠습니다. 지도 보면서 어느 동네 사람들이 안계로 가고, 어느 동네 사람들은 읍내로 갈지 예상도 해보시고, 직접 가서 확인도 해보시고 하시면 좋겠습니다. 데이터가 만능은 아니라는 것, 다들 아시죠?!

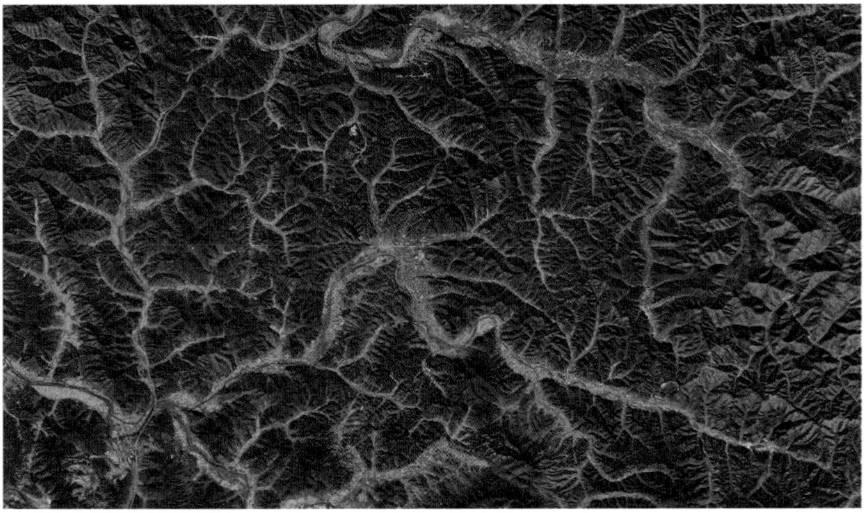

지도를 펴놓고 보면, 의성은 정말로 '오지'라고 해도 무방할 정도로 주변에 대도시가 없는 모습을 보입니다. 이런 곳은 사실 외부로 환자 유출이 안 되니 또 좋은 면이 있지만, 나도 퇴근하고 갈 데가 없다는 점에서 알면서도 못 가는 동네죠. 저는 집에만 있으니 상관없지만, 인싸 원장님들은 아니시잖아요.

만약 의성에 개원할 생각이 있으시다면, 아까 강진군 인구구조를 분석해 보았듯이 의성군의 인구구조를 꼭 참고해 보아야 합니다. 2024년 1월 말 의성군의 인구를 살펴보자고요.

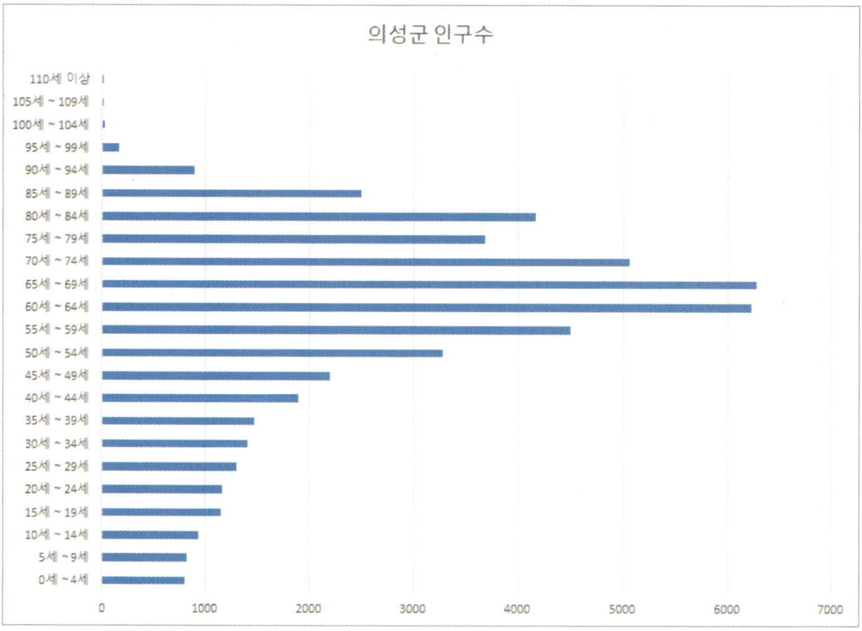

의성군 역시 위태롭기는 마찬가지입니다. 추후 '새롭게' 65세가 되는 인구는 지속적으로 감소할 겁니다. 보험 임플란트의 새로운 수요자도 매우 급속하게 감소하겠죠.

60~64세 인구 6,230명 / 55~59세 인구 4,498명 / 50~54세 인구 3,279명 / 45~49세 인구 2,197명.

'시골개원'의 유통기한이 아주 짧게 남아있다는 생각이 드는 이유입니다. 가려면 지금 당장 가야 합니다. 지금이 '피크'니까요.

서울특별시, 인천광역시, 제주특별자치도

시군구	2020	2021	2022	2023
서울시 강남구	15,067,137	16,635,550	17,679,542	19,306,528
서울시 강동구	17,746,408	18,635,503	19,284,135	21,125,729
서울시 강북구	21,366,555	22,762,759	23,643,360	26,038,481
서울시 강서구	18,815,881	20,084,854	21,312,317	22,936,725
서울시 관악구	19,446,929	19,679,712	19,777,759	21,237,186
서울시 광진구	16,791,551	18,260,621	18,535,219	19,946,797
서울시 구로구	19,349,032	20,457,789	21,234,717	23,275,369
서울시 금천구	19,374,111	21,429,901	21,457,493	23,184,744
서울시 노원구	18,958,552	19,720,128	20,661,041	22,238,240
서울시 도봉구	18,977,407	20,419,295	20,444,661	21,751,701
서울시 동대문구	20,049,250	20,642,545	20,564,484	22,127,600
서울시 동작구	17,175,270	17,656,877	17,733,734	18,987,099
서울시 마포구	17,292,113	18,466,840	19,890,982	20,707,886
서울시 서대문구	19,462,025	20,687,367	20,526,109	21,956,351
서울시 서초구	16,507,286	18,319,106	19,147,839	20,524,692
서울시 성동구	16,366,449	17,849,460	18,734,378	20,095,780
서울시 성북구	21,774,040	22,729,408	22,754,404	23,886,329
서울시 송파구	15,498,092	16,797,189	17,686,126	19,746,555
서울시 양천구	18,473,306	19,079,547	19,821,986	20,585,437
서울시 영등포구	20,307,522	20,735,004	21,890,269	22,964,271
서울시 용산구	14,925,578	15,920,759	16,824,457	17,117,460
서울시 은평구	20,739,881	21,776,758	22,942,927	23,262,464
서울시종로구	19,662,546	24,100,377	21,311,010	21,415,951
서울시 중구	17,483,056	17,444,096	17,907,321	18,963,486
서울시 중랑구	19,866,628	21,092,534	22,145,172	23,252,998
인천시 강화군	24,596,340	27,536,567	29,390,866	33,528,145
인천시 계양구	18,313,527	19,986,794	20,356,852	21,917,095
인천시 남동구	24,797,307	25,591,992	26,857,976	27,539,422
인천시 동구	24,803,382	23,314,649	24,746,894	27,456,376
인천시 미추홀구	21,443,331	22,694,020	24,282,894	25,847,789

시군구	2020	2021	2022	2023
인천시 부평구	22,737,339	23,751,171	24,282,736	26,698,155
인천시 서구	23,181,590	24,403,081	25,523,096	26,132,115
인천시 연수구	20,376,643	21,488,711	21,468,073	23,496,751
인천시 옹진군	5,946,722	5,865,905	4,862,096	5,404,519
인천시 중구	23,184,590	24,096,092	27,351,293	30,061,843
서귀포시	20,630,568	19,328,069	21,204,509	21,287,803
제주시	21,322,870	20,928,608	20,017,389	21,300,641

서울에서 2023년 전국 평균인 2,580만 원을 넘는 자치구는 강북구 하나뿐이군요. 그것도 2,604만 원으로 간신히 넘었습니다. 용산구가 4년간 항상 강남구보다 보험매출 평균이 적다는 것도 참 놀라운 일이고요. 하지만 점차 좋아지겠죠, 언제가 되었든 말입니다.

이 자료를 보고 나서 서울에서 보험매출을 노리고 개업하는 건, 글쎄요 '안정적인' 개원방법은 아니지 않나 하는 생각이 듭니다. 보험매출을 노리려면 서울을 벗어나야 합니다.

일단 raw data를 보여드렸습니다만 이 상태로는 감을 잡기 힘드시죠? 제가 다시 '보험 진료액이 높은 순으로' 정렬해 보여드리겠습니다.

순위	시도	시군구	2023년
1	경상북도	의성군	4,374만 원
2	충청북도	영동군	4,263만 원
3	강원도	횡성군	3,994만 원
4	경상남도	의령군	3,879만 원
5	강원도	영월군	3,826만 원
6	강원도	철원군	3,690만 원
7	경상북도	울릉군	3,625만 원
8	충청남도	부여군	3,606만 원
9	전라북도	군산시	3,514만 원
10	충청북도	진천군	3,502만 원
11	전라남도	강진군	3,499만 원
12	충청북도	충주시	3,494만 원
13	충청남도	청양군	3,493만 원
14	강원도	양양군	3,484만 원
15	충청북도	음성군	3,466만 원
16	강원도	삼척시	3,428만 원
17	경상북도	영양군	3,404만 원
18	충청남도	서천군	3,374만 원
19	충청북도	보은군	3,353만 원
20	인천시	강화군	3,353만 원
21	경상남도	함양군	3,353만 원
22	경상남도	밀양시	3,330만 원
23	경상북도	영주시	3,322만 원
24	경기도	동두천시	3,294만 원
25	충청남도	논산시	3,279만 원

순위	시도	시군구	2022년
1	경상북도	의성군	4,430만 원
2	전라남도	강진군	4,318만 원
3	경상남도	의령군	3,872만 원
4	충청남도	태안군	3,654만 원
5	강원도	횡성군	3,649만 원
6	강원도	삼척시	3,630만 원
7	전라북도	남원시	3,480만 원
8	충청남도	부여군	3,418만 원
9	충청북도	영동군	3,416만 원
10	전라북도	군산시	3,376만 원
11	경상북도	영주시	3,318만 원
12	강원도	양양군	3,315만 원
13	충청남도	논산시	3,305만 원
14	강원도	철원군	3,268만 원
15	충청북도	보은군	3,262만 원
16	경상남도	함양군	3,260만 원
17	전라남도	구례군	3,255만 원
18	경상북도	군위군	3,254만 원
19	강원도	태백시	3,235만 원
20	충청북도	충주시	3,230만 원
21	경기도	동두천시	3,225만 원
22	강원도	영월군	3,201만 원
23	경상남도	밀양시	3,181만 원
24	충청북도	음성군	3,179만 원
25	경상북도	영양군	3,162만 원

순위	시도	시군구	2021년
1	경상북도	의성군	4,427만 원
2	전라남도	강진군	4,317만 원
3	경상남도	의령군	3,750만 원
4	전라북도	진안군	3,722만 원
5	강원도	철원군	3,536만 원
6	경상남도	함양군	3,518만 원
7	전라남도	보성군	3,515만 원
8	충청남도	부여군	3,485만 원
9	전라북도	남원시	3,472만 원
10	강원도	양양군	3,428만 원
11	경상북도	영주시	3,417만 원
12	충청남도	논산시	3,399만 원
13	경상남도	산청군	3,388만 원
14	충청남도	태안군	3,374만 원
15	대구시	군위군	3,364만 원
16	강원도	횡성군	3,355만 원
17	강원도	삼척시	3,355만 원
18	전라북도	군산시	3,352만 원
19	전라남도	고흥군	3,306만 원
20	충청북도	보은군	3,189만 원
21	전라북도	순창군	3,157만 원
22	충청북도	진천군	3,133만 원
23	전라북도	임실군	3,123만 원
24	경상북도	울릉군	3,117만 원
25	경상북도	영천시	3,114만 원

순위	시도	시군구	2020년
1	전라남도	강진군	5,175만 원
2	경상북도	의성군	4,121만 원
3	전라북도	진안군	4,038만 원
4	충청남도	부여군	3,822만 원
5	경상남도	의령군	3,761만 원
6	강원도	삼척시	3,724만 원
7	충청북도	보은군	3,523만 원
8	전라남도	구례군	3,478만 원
9	충청남도	태안군	3,431만 원
10	전라남도	보성군	3,337만 원
11	강원도	횡성군	3,327만 원
12	경상남도	산청군	3,299만 원
13	경상남도	함양군	3,295만 원
14	경상북도	군위군	3,289만 원
15	전라북도	남원시	3,288만 원
16	강원도	태백시	3,234만 원
17	전라북도	군산시	3,232만 원
18	경상북도	상주시	3,209만 원
19	충청남도	서천군	3,195만 원
20	경상북도	영주시	3,174만 원
21	충청남도	논산시	3,162만 원
22	충청북도	영동군	3,161만 원
23	경상북도	영양군	3,142만 원
24	강원도	양양군	3,115만 원
25	전라남도	완도군	3,108만 원

* 전체 데이터 엑셀 파일은 네이버 〈재주좋은 치과의사〉 블로그를 통해 배포합니다. 잘 활용하시기 바랍니다.

자 다시, 임플란트 식립 개수가 4년 연속 상위권이었던 동네들 목록을 한번 살펴봅시다.

보험 임플란트 상위권 지역명(22년-21년-20년-19년도 순위)

경북 울릉(1-1-2-2)	강원 태백(9-8-10-14)
전남 강진(2-2-1-1)	경남 의령(10-16-9-9)
전북 진안(3-3-3-3)	전남 해남(11-9-19-11)
충남 부여(4-4-4-4)	전남 보성(13-13-15-17)
충남 태안(5-5-5-6)	충남 논산(14-17-24-24)
충남 청양(6-6-8-5)	충남 서천(15-15-16-13)
강원 영월(7-12-13-15)	전남 완도(16-20-7-10)
경북 의성(8-7-20-20)	전북 김제(20-21-14-12)

그리고 이제 2023년도에 월평균 보험 청구액이 상위권이었던 동네들이 과거에는 어땠는지 살펴볼까요? 23년도에 상위권이라면 그 이전 연도에 25위 바깥이었던 전력도 모두 끌어와 말씀드리겠습니다.

2023 보험 청구액 상위권 지역명(23년-22년-21년-20년도 순위)

경북 의성(1-1-1-2)	강원 영월(5-22-50-42)
충북 영동(2-9-32-22)	강원 철원(6-14-5-34)
강원 횡성(3-5-16-11)	경북 울릉(7-31-26-37)
경남 의령(4-3-3-5)	충남 부여(8-8-8-4)
전북 군산(9-10-18-17)	충남 서천(18-54-38-19)
충북 진천(10-40-22-59)	충북 보은(19-15-20-7)
전남 강진(11-2-2-1)	인천 강화(20-43-57-86)
충북 충주(12-20-33-31)	경남 함양(21-16-6-13)
충남 청양(13-45-68-27)	경남 밀양(22-23-44-58)
강원 양양(14-12-10-24)	경북 영주(23-11-11-20)
충북 음성(15-24-46-36)	경기 동두천(24-21-28-55)
강원 삼척(16-6-17-6)	충남 논산(25-13-12-21)
경북 영양(17-25-32-23)	

4년간 계속해서 25위 이내 상위권을 차지한 시군구가 보시다시피 12곳이나 있네요. 이 지역 중에 보험 임플란트 역시 4년 연속 25위 이내 상위권을 차지한 곳은 경북 의성, 경남 의령, 충남 부여, 전남 강진, 충남 논산 이렇게 5곳입니다.

2024년 1월 현재 해당 지역들의 치과 개수는 아래와 같은데요.

경북 의성 8개
경남 의령 5개
충남 부여 18개
전남 강진 8개
충남 논산 33개

이때 치과 개수가 너무 적은 곳은 사실 리스크가 좀 있다고 생각합니다. 임플란트 수요를 직접 창출하실 수 있으시다면 문제가 없지만(제 주변에 실제로 그런 경우가 있고 여러분 주변에도 분명 있을 거라고 생각합니다), 파이가 같다고 가정하면 분모가 갑자기 너무 커져 각자 나눠 가지는 파이의 양이 확 줄어들 수도 있기 때문입니다. 특히 개원하려고 하는 지역에 이미 진입해 있는 치과의원의 규모가 소규모인 경우, 내가 개원하는 치과의 규모가 해당 치과 몇 개를 합친 규모인지에 따라 실제 분모는 더더욱 크게 늘어날 수 있습니다.

특히 '보험 매출'만 계산되어 있다는 것에 유념할 필요가 있는데, 시골로 갈수록 '비보험 비중'이 줄어드는 경향이 있기 때문입니다. 대도시, 중심상권으로 갈수록 당연히 비보험 매출이 총매출에서 차지하는 비중이 커지겠죠? 시골은 보험 매출 비중이 크기 때문에, 단순히 '보험 이만큼 했으니까 비보험도 이만큼 나오겠지? 1:1 비율은 되겠지?'라고 생각하시면 안 됩니다. 바로 이 지점이 심평원 통계로는 확인할 수 없는 가장 큰 약점이라고 볼 수 있습니다. 물론 의성군의 경우 보험 매출만 해도 서울 치과들 비보험 포함했을 때의 평균 매출 정도는 되겠네요.

데이터 분석 주의 사항

노파심에 다시 말씀드리자면, '어디를 개원 후보지에서 제외하고말고'의 기준은 100% 제 취향의 영역이라 이게 꼭 맞는 기준이라고 말씀드리는 건 절대 아닙니다. 계속 반복해서 말씀드리지만, 보험 임플란트 식립 개수가 현재로선 평균에 미달이더라도 진짜 깔끔하게 대형 신규 치과로 진입하면 갑자기 식립 개수가 늘어나기도 합니다! 제 주변에도 그런 사례가 있고, 여러분 주변에도 분명 사례가 있을 겁니다.
다만 저는 모험보다는 적당히 안정을 추구하는 성향이라 이런 데이터를 찾아보게 된 것이고, 이런 데이터를 보면서 제가 생각했던 사고과정과 결론을 여러분께 들려드림으로써 '여러분 각자가 제 생각을 부분적으로 비판/수용하시면서 스스로의 결론에 다다를 수 있도록' 도와드리고 싶을 뿐입니다. 데이터는 이미 세상에 나와 있는 과거의 결과값이고, 그 결과값을 해석하는 건 각자의 몫이니까요.

무작정 끄덕끄덕하면서 따라오셨다면 한 번 다시 읽으면서 비판할 지점을 찾아보시고, 비판만 하셨다면 수용할 부분도 찾아보시면서 거시적인 개원 입지분석을 해나가셨으면 좋겠습니다. 지역별 통계에서 각 순위별 25위까지만 찾아본 것도 가장 우선순위만 일단 제시해 드린 것이지, 전국 50위, 100위라고 해서 나쁜 것이 아닙니다. 매년 50위 안에 들면 대단한 것이죠. 본인이 생각하는 마지노선은 본인이 정해서 생각해 보시면 되겠습니다.

1. 연도별, 시군구별 보험 임플란트 식립 개수
2. 연도별, 시군구별 평균 보험진료비
3. 연도별, 시군구별 치과 개수
4. 연도별, 시군구별 인구 변화 및 연령 구성
5. 연도별, 시군구별 근로소득
6. 관심 있는 지역의 연도별, 월별 '총 보험진료비'(그래프)
7. 관심 있는 지역의 중심상권, 치과 개수, 개 · 폐업 현황
8. 개원 후보지의 경쟁 치과 개업일, 건물세부 입지, 평수, 수가

데이터도 이렇게 볼 수 있는 게 많습니다. 같은 raw 데이터를 어떻게 가공하느냐에 따라서 좋은 정보가 되기도 하고요. 제가 모르는 것들도 더 있을 거라고 생각합니다. 이런 데이터를 먼저 찾아본 이후에 경쟁 치과의 간판, 평판, 마케팅 수단 등은 이제 온/오프라인에서 직접 발품을 팔아야겠죠. 네이버, 구글, 다음 등을 통해서 여러 가지 검색도 해보고, 지도에 등록된 것도 보고, 리뷰도 보고, 부동산도 가보고, 당근마켓도 보고 할 수 있는 건 다 해보시면 되겠습니다. 봉직의를 뽑고 있는지도 한번 보시고요.

이 책에 제가 첨부해 드린 엑셀 파일 받는 법은 뒤에서 알려드릴 테니 직접 컴퓨터로 그래프도 그려보시고 여러 가지로 분석을 해보시기 바랍니다. 언제 어떤 치과가 개업했고 규모는 몇 평인지, 의사는 몇 명이나 근무하는지 등의 정보는 이제 〈브랜드 본담〉의 '웨어히어' 서비스(http://bondam.co.kr/app)를 사용하시면 됩니다. 예전에는 제가 일일이 심평원 의료정보 다 떼보고 건축물대장 떼보고 했는데 세상 좋아졌네요.

데이터로 나타나지 않는 것 중에 하나 주의하실 점은 지역별로 어떤 특색이 있을지도 모른다는 것입니다. 전해 듣기로 어느 지역은 이른바 지역 '사무장', 즉

해당 지역에 인맥이 넓은 환자 소개 브로커를 통하지 않고서는 임플란트 환자를 모으기 어렵다거나, 또는 특정 친목 단체에 줄을 서야 하며(협약 형태로) 여러 단체 중 한 단체와 관계를 맺기로 일단 결정하고 나면 남은 단체와 연관된 환자들은 찾아오지 않는다는 등의 특징이 있는 동네가 있었습니다. 기존 선배 원장님들의 텃세와 협박에 시달리는 원장님도 계십니다. 또 제가 모르는 특이한 형태의 속사정이 있는 동네도 있겠죠. 그냥저냥 아무렇게나 들어가도 되는 동네도 물론 어딘가엔 있을 수 있겠지만, 시골개원이라고 해서 무작정 쉽게 볼 것만은 아닐 겁니다.

Case 2

치과개원
자리와 입지 점찍기

치과 20개는 되는 동네

Case 2

치과 20개는 되는 동네

너무 시골까지 내려가 살기는 좀 마음이 내키지 않으신다거나, 그래도 치과가 20개는 있어야 좀 장기적으로도 안정되게 치과가 굴러가지 않을까? 하고 생각하실 수도 있습니다.

또는 너무 좁은 사회에 개원했을 때 치이는 인간관계가 걱정되는 분들도 계실 것이고요. 작은 동네에 개원하면 분명 도시에서는 안 해도 되는 일들이 많이 생길 겁니다. 생각지도 못한 문제에 부딪힐 수 있죠. 그것이 기존 원장님들의 텃세이든, 주민들의 텃세이든, 지역 행사 참여 압박이든 뭐든 간에 말입니다. 공보의 때 생각해 보면, 이장님도 보고 면사무소장님도 보고 군수님도 보고 뭐 그러지 않았습니까?

그런 생각이 들 때 찾아볼 수 있는 통계 자료가 또 있는데요. 이번에는 심평원이 아니라 국세청으로 갑니다. 종합소득세 신고자료를 토대로 제공되는 통계인데요. 치과가 20개 이상인 동네들에 한해서 20분위, 즉 5% 구간별로 매출 통계를 제공해 주고 있습니다. 이번에는 '보험' 및 '비보험'을 모두 포함한 '총매출'입니다. 어떤 분들은 이 자료가 훨씬 가치 있다고 생각하실 수도 있겠네요.

예를 들어서 우리가 그렇게 '성공 기준'으로 삼는(?) 월 1억 매출을 올리는 치과의 비율이 몇 퍼센트나 되는지 시군구별로 알려줍니다. 아쉬운 것은 2021년 귀속 종합소득세 신고액을 기준으로 하기 때문에, 시차가 2년이나 난다는 것이 좀 그렇네요. 그래도 어느 정도는 현재 상황까지 유추가 될 것으로 생각합니다. 치과가 20개나 있으니까요. 대단한 변동은 없겠죠.

Capacity가 있는 동네에 개원하는 전략

2021년 기준, 전국에서 월 1억 매출을 올리는 치과는 약 15% 정도 됐다고 합니다. 강남구는 20% 정도 됐고요. 월 1억 치과 비중이 가장 큰 동네는 충청북도 진천군으로 무려 30%가 월 1억 치과였다고 하네요. 이렇게 잘되는 치과가 많은 지역에 들어가는 전략도 타당한 면이 있습니다. 물론 주의해야 하는 점도 있고요. 잘되는 치과가 있다고 해서 꼭 내가 가도 잘 된다는 보장은 어디에도 없습니다. 잘 아시듯이 그 치과와 내 치과는 '독립시행'이니까요. 그렇지만 아까 보셨듯이, 치과 개수가 어느 정도 되면 지역별로 치과의 증감과 임플란트 식립 건수 및 보험매출액 사이에는 큰 변동이 없습니다. 그냥 그 지역의 특성에 맞게 거대한 해류에 작은 돛단배가 되듯 흘러가는 것이죠. 그러니 잘되는 동네에 가면 잘 될 확률이 더 있는 것이 맞기는 하죠. 경향성과 예외 사이에서 줄타기를 잘해야 합니다. 잘되는 데에 개원해서 나만 안될 수도 있잖아요?

정렬 기준은 '월 1억' 치과 비율이 높은 순서로 배열했습니다. (−)표시는 치과 개수가 20개 미만이라 통계에서 제외된 시군구입니다.

충북 진천(치과 23개)은 앞에서 살펴본 보험 매출 지표에서도 상위권(10위−40위−22위−59위)에 랭크되어 있었습니다. 2021년 월평균 보험매출은 3,133만 원이었어요. 그리고 95%의 치과가 연 매출 3억 6,000만 원(비보험 포함)을 넘겼다고 합니다. 이 동네의 보험매출 평균보다 월매출이 낮은 치과가 1곳 밖에 없다는 이야기죠. 연초부터 있던 게 아니라 중간에 개원했을 수도 있고요. 왜 보험매출이 높으면 비교적 안정적인 운영이 가능하다고 했는지 아시겠죠! 이렇게 심평원의 보험매출 순위, 보험 임플란트 식립 순위와 함께 위 국세청 매출 통계 자료를 비교하며 살펴보신다면 그림이 좀 잡혀갈 거라고 생각합니다.

특히 이번 자료는 '서울, 수도권'도 포함되어 있는 만큼, 서울/수도권 및 대도시 개원을 생각하고 계시는 원장님들도 대부분 도움을 받을 수 있는 자료라고 생각합니다.

서울시 2021년 귀속 매출 상위 %

시군구	월 3억	월 2억	월 1.5억	월 1억	월 8천	월 6천	월 5천	월 4천
강남구	5	10	15	20	25	35	45	55
서초구	5	10	10	15	20	35	45	55
강북구	5	5	5	15	20	40	50	60
강서구	5	5	5	15	20	30	35	55
노원구	5	5	5	15	20	30	40	60
마포구	5	5	5	15	20	25	35	45
종로구	5	5	5	15	20	25	35	45
금천구	0	5	5	15	20	30	40	60
서대문구	0	5	5	15	15	25	35	55
성북구	0	5	5	15	20	30	40	50
은평구	0	5	5	15	20	35	40	50
중랑구	0	5	5	15	20	30	45	60
관악구	5	5	5	10	15	30	40	55
광진구	5	5	5	10	15	20	35	45
구로구	5	5	5	10	15	30	40	55
도봉구	5	5	5	10	15	25	35	55
송파구	5	5	5	10	15	25	35	50
양천구	5	5	5	10	15	30	35	50
영등포구	5	5	5	10	15	25	35	45
중구	5	5	5	10	15	25	35	50
강동구	0	5	5	10	15	25	35	50
동대문구	0	5	5	10	15	30	40	50
동작구	0	5	5	10	15	25	30	45
용산구	0	5	5	10	15	25	35	50
성동구	0	0	5	5	10	20	40	55

본인의 성향이 호전적이고 승부욕이 있는 성격이라면 이 통계를 볼 때 앞의 '월 3억' 쪽부터 보실 것이고요, 안정지향 주의에 가깝다면 아무래도 '월 4천'에 가까운 쪽을 보는 시간이 좀 더 많으실 겁니다.

이미 개원에 성공하셨고 이전 개원을 생각하고 계신 분들이나 서울 진출을 원하시는 분들도 월 1억 이상 치과 비율을 확인하고 싶은 마음이 드시겠죠. 그때 확인하기 좋은 통계자료입니다. 이 통계 역시 '치과의원'급만을 대상으로 했기 때문에 치과병원은 제외된 통계고요.

서울에서 월 3억 이상 하는 치과가 2021년에도 이렇게나 많았다는 게 놀랍죠. 특히 강남구와 서초구에는 월 2억 이상 하는 치과가 무려 10%에 달했다고 합니다. 당시 강남구 치과 556개, 서초구 치과 312개 중에 각각 약 55곳, 31곳이 월 2억 이상 매출을 올린 것이죠.

실제로 이런 매출을 올린 치과들이 어디에 있는지는 저는 사실 잘 모릅니다. 다만 잘 되는 치과일수록 확실히 네이버 플레이스에서 상위권을 하는 경우가 많으니 그중에 있겠다 싶기는 한데, 물론 꼭 그런 건 아닙니다. 또 간혹가다가 중소기업 정보 조회에서 매출이 조회되는 경우가 있는 거 알고 계시죠? 저도 한군데씩 찾아보곤 합니다. 구체적으로 입지를 좁혀나갈 땐 그 자료가 훨씬 정확하고 도움이 됩니다. 일단 거시적인 입지를 추려보시고, 내가 추린 입지에 진짜 잘되는 치과가 있는지를 그 자료로 확인해 보시는 게 좋겠습니다.

서울, 그것도 강남구에서 소위 잘나가는 치과들은 과연 얼마만큼의 매출을 올리고 있을까요? 강남구 OOOO 치과병원의 2022년 연 매출은 505억 8,800만 원에 달했고, OO 치과의원은 2022년 매출액이 215억 7,800만 원, OOO 치과병원은 2022년 매출액이 136억 4,600만 원이었다고 합니다.

강남구	2022년	2021년	2020년	2019년
OOOO치과병원	505억 8,800만	562억 4,400만	502억 6,300만	407억 7,600만
OO치과의원	458억 8,800만	70억 4,600만	14억 4,800만	17억 7,600만
OOO치과의원	215억 7,800만	224억 5,200만	219억 2,200만	195억 1,700만
OOO치과병원	136억 4,600만	135억 3,300만	139억 1,500만	134억 7,200만

강남은 확실히 시장 지배자가 올릴 수 있는 매출의 캐파가 타의 추종을 불허할 겁니다. 전국에서 환자를 끌어올릴 수 있는 위치니까요. 대신 그만큼 치열하고 바닥이 없는 아슬아슬한 경쟁에 내몰리게 되겠죠. 저 같은 피라미가 강남에서 1등에 도전하기엔 버겁습니다. 그러나 그만한 재력과 브랜드파워와 마케팅 능력이 있는 원장님들도 계시죠. 의료법을 위반한 사업구조와 환자유인, 의료광고 등은 분명 지양해야겠지만 세상엔 언제나 내가 모르는 세계가 있으니 '이런 곳이 있구나' 하는 생각으로 적어둡니다.

위에서 적어드린 것처럼 실제 신고 매출을 알아볼 수 있는 경로는 몇 가지가 있는데, 그중에 추천해 드리는 것은 〈크레탑세일즈 SMART 기업검색〉 어플리케이션입니다. 이 어플리케이션을 다운받아 1개월 구독하시고 원하는 치과의원의 상호명을 검색하시면 실제 국세청에 신고한 매출액을 알아보실 수 있습니다. 1개월 구독하시면 200군데인가 기업 정보를 조회할 수 있는데요. 이렇게 안 하고 치과 하나하나마다 몇천 원에 구매하실 수도 있고 무료로 볼 수 있는 사이트도 있어요. 근데 무료사이트는 조작이 불편해서 보다 보면 스트레스가 생깁니다. 개원 준비할 때 몇만 원 아끼지 마시고 반드시 구독하셔서 시장조사에 활용하시기 바랍니다.

경기도 2021년 귀속 매출 상위 %

시군구	월 3억	월 2억	월 1.5억	월 1억	월 8천	월 6천	월 5천	월 4천
이천시	5	10	15	25	30	45	55	70
동두천시	0	5	15	25	35	45	55	80
오산시	5	5	10	25	35	45	55	65
안산시	5	5	10	20	30	45	50	65
평택시	5	5	10	20	30	45	55	70
부천시	5	5	10	15	25	35	45	60
남양주시	5	5	10	15	20	35	45	55
광주시	5	5	10	15	30	40	50	65
양주시	5	5	10	15	25	50	60	80
김포시	0	5	10	15	25	40	50	70
시흥시	0	5	10	15	30	45	55	65
파주시	0	5	10	15	25	50	65	75
수원시	5	5	5	15	20	35	50	65
고양시	5	5	5	15	20	35	45	60
화성시	5	5	5	15	25	45	60	70
포천시	5	5	5	15	15	25	50	65
의정부시	0	5	5	15	25	40	50	60
광명시	0	5	5	15	25	45	50	60
양평군	0	5	5	15	25	40	55	65
하남시	0	0	5	15	25	35	50	60
안성시	0	0	0	15	25	40	50	60
성남시	5	5	5	10	15	30	35	50
용인시	5	5	5	10	20	30	40	55
안양시	0	5	5	10	20	35	45	60
군포시	0	5	5	10	15	30	40	50
구리시	0	5	5	10	15	30	40	55
의왕시	5	5	5	5	15	30	40	55
여주시	0	0	0	5	5	25	60	80
과천시	0	0	0	5	15	20	35	45
가평군	–	–	–	–	–	–	–	–
연천군	–	–	–	–	–	–	–	–

월 4천 쪽을 보면서 서울하고 비교해 보면, 확실히 월 4천 이상 치과 비율이 높아졌어요. 무려 80%에 달하는 시군구도 있습니다. 본인이 확실한 안정주의적 성향이라면 서울보다는 경기도로 가는 게 낫겠죠? 물론 사람의 성향이라는 것이 꼭 매출과만 관계된 것은 아니고 출퇴근이나 삶의 질 전체에 영향을 미치는 가치관이니 꼭 경기도로 가야 한다는 것은 아니긴 합니다. 여러 가지 생각해 보시되, 근데 또 개원에 있어 매출만큼 중요한 게 없기도 하잖아요. 아무리 다른 가치관이 중요하다고 하더라도 개원을 하기로 한 이상 예상 매출이라는 것도 절대 쉽게 넘어갈 수 없는 문제라고 생각합니다.

평택은 삼성 반도체 공장이 지어진(그리고 더 짓고 있는) 고덕신도시가 노다지라는 걸 누구나 다 알게 되어서 오히려 경쟁이 또 치열해진 면이 있지만, 계속해서 성장하는 도시이기 때문에 굳이 말씀드릴 필요도 없죠. 경기도로 쳐주지도 않던 평택이 이렇게 큰 건 다 이유가 있습니다. 삼성에서 돈을 쏟아내는데요. 그거 안 받아먹고 배깁니까? 2021년 통계에서도 원래 좋았는데 2022년, 2023년엔 어땠을까요? 참 궁금해집니다. 아직 먹을 게 남았다고 생각합니다.

그런데 저는 사실 동두천을 좋아합니다. 동두천 이야기는 앞에 보험매출 이야기할 때도 한번 나왔으니 왜 그런지는 아시겠죠, 이천도 마찬가지고요. 통계에서 상위권인 데다 경기도인데 교통이 막 좋은 동네는 또 아니거든요. 물론 실제로 개원을 하려면 2021년 이후로 개원한 치과 현황도 조사하고 수가 조사와 상권분석을 철저히 해야 합니다. 경쟁이 없다고는 말씀 안 드렸어요. 진짜 깡시골 아닌 이상에야 어디든 경쟁은 치열하다고 봐야 합니다.

동두천	2022년	2021년	2020년	2019년
OO치과의원	29억 8,500만	-	-	-
OOOOO치과의원	-	21억 4,400만	10억 8,700만	-
OOOO치과의원	-	8억 2,200만	-	-

실제로 동두천 중심가에 개원해 있는 치과를 조사하고 나면, '아 역시 호락호락 하지 않겠구나' 하는 생각이 다시 듭니다. 진짜 개원할 거면 마음 굳게 먹고 들어가야겠다고요. 여러분 성향을 한번 고민해 보세요. 내가 이런 곳에 가서 상위권에 갈 에너지가 있는 사람인지, 아니면 주거단지로 둘러싸인 비교적 한산한 곳에서 조용하게 운영하고 싶은 사람인지요. 중심지에 들어가서 조용하게 운영하면 초반에 좀 힘드실 겁니다. 제가 해봐서 알아요.

이제 막 '개원해 볼까?' 하는 생각 정도만 하고 계신 분들은 제 이야기를 자연스럽게 따라오셔도 되지만, 진짜 개원을 본격적으로 해보기로 마음먹으셨다면 책에서 제시해 드리는 통계자료를 무작정 따라오지 마시고 진지하게 한번 고민을 해보셔야 합니다.

시골개원 vs 도시개원
중소도시개원 vs 대도시개원
중심상권 개원 vs 동네상권 개원
오피스 개원 vs 주거지 개원

어느 쪽이 본인 성향에 부합하나요? 계속 고민해 봅시다. 갈팡질팡 이랬다저랬다 하는 건 사람 마음이 원래 그런 거니까요. 그러면서 점점 선택지를 좁히는 방향으로 나아가는 거죠.

인천시 2021년 귀속 매출 상위 %

시군구	월 3억	월 2억	월 1.5억	월 1억	월 8천	월 6천	월 5천	월 4천
남동구	5	5	10	20	30	40	50	60
부평구	5	5	10	15	25	40	50	65
서구	0	5	10	15	25	40	50	65
연수구	5	5	5	15	20	40	50	65
중구	0	0	5	15	25	50	60	70
계양구	5	5	5	10	20	30	40	55
미추홀구	0	5	5	10	20	40	50	60
동구	0	0	5	10	20	45	55	65
강화군	-	-	-	-	-	-	-	-

인천 남동구 하면 인천 논현역 인근과 석천사거리역-모래내시장역, 구월동 로데오거리, 만수3지구 부근 이렇게 네 곳 상권이 있다고 보았습니다. 그중에서 구월동 로데오거리가 아무래도 메인이겠죠. 그 앞에 인천종합터미널과 롯데백화점 인천점이 있거든요.

구월동로데오	2022년	2021년	2020년	2019년
A 치과의원	-	38억 4,500만	32억 6,900만	35억 7,000만
B 치과의원	-	37억 5,700만	36억 5,900만	-
C 치과의원	-	34억 1,000만	30억 8,000만	30억 7,000만
D 치과의원	16억 300만	16억 6,800만	14억 5,300만	13억 5,500만

확실히 사람이 모이는 곳에는 그만한 파이가 있다고 생각합니다. 그 파이를 먹겠다고 모여든 사람들을 비집고 들어가 얼마나 떼어먹을 수 있는지 자기 객관화가 잘 되어있고 그만한 경쟁력을 가진 원장님들은 확실히 이런 곳에 개원하시는 것이 더 좋다고 생각합니다.

인천은 구도심 중에서 부평구가 핫한 것으로 알고 있는데, 저도 부평시장 근처 물건을 보러 간 적이 있습니다. 근데 거기 굉장히 유명한 특정 네트워크 치과가 있더라고요. 제가 지금은 심미치과로 브랜딩을 하고 있기는 하지만, 그때 당시만 해도 저도 '임플란트 많이 심는 치과'를 하고 싶을 때였기 때문에 쉽게 마음을 접을 수 있었죠. 솔직히 제가 수도권에 대형 치과 열만큼 배짱이 있지는 않거든요.

대전/세종시 2021년 귀속 매출 상위 %

시군구	월 3억	월 2억	월 1.5억	월 1억	월 8천	월 6천	월 5천	월 4천
서구	5	5	10	15	20	30	40	60
세종시	5	5	10	15	25	40	55	65
대덕구	5	5	5	15	20	30	40	50
동구	5	5	10	10	15	30	40	50
유성구	5	5	5	10	15	25	35	50
중구	0	0	0	5	15	30	45	55

대전은 서구 둔산동이, 세종시는 나성동이 최대 상권이지요. 대전 대덕구에는 신탄진이라는 동네가 있습니다.

대전은 계획도시로 지어진 서구 둔산동 정부 청사 일대와 유성구 도안신도시, 노은동, 연구개발단지, 테크노밸리 동네 외에는 빌라촌이 굉장히 넓게 분포하고 있는데요. 해당 빌라촌이 재개발로 아파트가 되는 경우가 많아 주의 깊게 살펴보시는 것을 추천해 드립니다. 재개발 일정에 대해 잘 알아두셨다가 해당 아파트 단지내상가, 또는 주변 상가 개발 소식이 들리면 먼저 발 빠르게 선점하시는 것이 좋겠죠. 솔직히 대전에 마지막 남은 빈 땅인 도안신도시 3단계는 지금 치대생들 개업할 때까지 개발되는 것을 못 볼 수도 있다는 생각도 듭니다. 거기는 그냥 빼놓고 생각하는 게 좋지 않을까요? 대전교도소 이전 문제, (구) 충남방적 공장부지 매각 문제, 지역 개발에 탄력이 붙네, 속도가 붙네, 이야기한 것만 지금 10년은 된 것 같아요. 대전교도소 이전 사업은 얼마 전 예비타당성 조사에서도 사업성 부족 평가 뚜드려 맞았죠.

세종시는 소비력이 큰 도시는 아닙니다만, 주민들 평균소득이 높다고는 합니다. 전국에서 가장 젊은 도시이기도 하고요. 치과를 연다면 주민들과 함께 늙어가는 치과가 되겠네요. 조치원을 제외하고 행정중심복합도시에만 한정해서 말하자면, 100% 계획도시라서 아파트 단지마다 항아리 상권이 무조건 형성되게 되어있습니다. 대부분 아파트 단지로만 이루어져 있어서 인구 당 치과 수를 계산하기에도 아주 편리하고요. 그냥 그렇게 분석하면 된다고 생각합니다. 아파트 매매가에 비해서 전세가가 굉장히 저렴한 동네(84타입 국평 전세가가 1억 후반~2억 대)라서 주민들 경제력이 아주 높다고는 생각하지 않지만, 반대로 생각하면 그래서 더더욱 다른 동네 대비 가처분 소득이 높을 수 있고요. 대부분 소득 활동을 하는 가족 단위 주거형태이기 때문에 치과 하기 아주 불리한 도시는 또 아닌 것 같아요.

세종에는 나성동에 아주 큰 치과가 있습니다. 매출도 어마어마한 것으로 알고 있습니다. 근데 그 치과는 보면, 일단 대로변에 있지도 않고요, 가시성 좋은 1~3층에 있지도 않습니다. 상가 앞에 대중교통 정류장도 없죠 당연히. 이른바 '자리 좋다'고 하는 조건에 부합하지를 않죠. 나성동이 세종에서 가장 잘나가는 동네이고 애초에 중심상권으로 설계된 건 맞지만, 거기가 세종에서 유흥 상권으로 1등 상권이라는 거지 병원 상권은 또 아니거든요. 그걸 보면 어떻게 세종시 1등 치과가 됐는지 배울 점이 많다고 생각합니다. 자리가 진짜 다인가? 신도시 선점 효과가 주효했나? 초반에 마케팅은 어떻게 했을까? 처음부터 2개 층을 다 계약했을까? 질문이 많아지네요.

대구시 2021년 귀속 매출 상위 %

시군구	월 3억	월 2억	월 1.5억	월 1억	월 8천	월 6천	월 5천	월 4천
중구	5	10	10	20	25	40	50	60
달서구	5	5	10	15	20	30	40	55
수성구	0	5	10	15	20	30	40	55
동구	0	0	5	15	20	30	40	55
북구	5	5	5	10	15	30	40	50
남구	0	5	5	10	25	35	40	50
달성군	0	0	5	10	25	50	55	65
서구	0	0	0	5	10	20	30	40
군위군	-	-	-	-	-	-	-	-

사실 이제부터는 제가 알아본 동네가 아니라서 깊게 이야기할 수 있는 부분이 많지 않습니다. 앞에서 이야기한 사항들을 토대로 독자 원장님 여러분께서 직접 조사하시고 자기만의 생각을 정립하시기 바랍니다.

대구 중구는 대구 최대 번화가인 '동성로'가 있는 자치구입니다. 경북대 의대랑 치대도 여기 있고요. 유명 네트워크인 미르치과병원도 여기 자리 잡고 있습니다. 제가 만약에 심미치과를 대구에서 연다고 하면 동성로 주변에 열지 않았을까 합니다. 피부과 체인 중에 유명한 편인 '예쁨주의 쁨의원'은 동성로에만 지점 3개가 있는데요. 성형외과도 동성로 상권에만 집중되어 있으니 심미치료 수요로는 동성로가 가장 좋지 않을까, 지금은 그렇게 생각하고 있습니다. 범어역 주변이나요. 임플란트 수요는 다를 수 있다고 생각합니다.

광주시 2021년 귀속 매출 상위 %

시군구	월 3억	월 2억	월 1.5억	월 1억	월 8천	월 6천	월 5천	월 4천
광산구	5	5	10	15	20	30	45	55
북구	5	5	5	10	15	25	30	50
서구	5	5	5	10	15	25	35	50
남구	5	5	5	5	5	20	30	50
동구	5	5	5	10	15	25	35	40

제가 최근에 열심히 분석해 본 적은 없지만, 아주 예전에 알아보기로 광주는 정말 경쟁이 치열해도 너무 치열했던 기억이 있습니다. 광주 광산구는 광주에서도 신도시인 수완지구와 첨단지구가 위치한 자치구입니다.

광주의 치과 경쟁이 매우 치열하기 때문에, 광주에서 조금 떨어진 나주, 화순 같은 동네도 역시 경쟁이 치열합니다.

울산시 2021년 귀속 매출 상위 %

시군구	월 3억	월 2억	월 1.5억	월 1억	월 8천	월 6천	월 5천	월 4천
남구	5	10	15	20	25	35	45	60
동구	0	5	10	15	15	40	45	70
북구	5	5	5	15	20	35	45	55
중구	0	5	5	15	20	30	50	65
울주군	0	0	0	10	20	25	50	60

부산시 2021년 귀속 매출 상위 %

시군구	월 3억	월 2억	월 1.5억	월 1억	월 8천	월 6천	월 5천	월 4천
해운대구	5	5	10	20	25	30	40	55
부산진구	5	10	10	15	30	40	55	65
남구	5	5	10	15	20	30	40	45
사하구	5	5	10	15	20	35	45	65
강서구	0	0	10	15	30	50	55	65
기장군	0	5	5	15	25	45	55	65
사상구	0	0	5	15	25	35	45	55
서구	0	0	5	15	25	30	40	55
영도구	0	0	0	15	35	50	60	65
북구	5	10	10	10	20	30	45	60
동래구	5	5	10	10	15	25	40	50
중구	5	5	10	10	25	40	45	55
동구	0	5	10	10	15	25	45	65
연제구	5	5	5	10	15	35	50	60
수영구	5	5	5	10	10	20	30	45
금정구	0	0	5	10	10	25	30	45

제가 개인적으로 부산을 좋아하기는 하는데, 부산에다가 개원하라고 하면 솔직히 갑갑할 것 같습니다. 제가 지금과 똑같은 콘셉트로 개원을 한다고 하면, 해운대 센텀시티에다 해야 할까요? 서면이 유동인구가 가장 많기는 하지만, 서울로 치면 강남역처럼 유동인구 기반으로 치과를 굴리기에 제 자본금과 마케팅 역량은 그 정도 수준은 아닌 것 같습니다. 저는 주거지 배후가 있어야 할 것 같아요.

좀 뜬금없긴 하지만 송도 해수욕장 앞에 새로 짓는 e편한세상 아파트 근처 상가를 알아보러 간 적이 있긴 합니다. 창가에 바닷가와 송도 힐스테이트 아파트가 보이는 뷰가 정말 좋았는데, 그 당시 제가 세웠던 계획 하고 시기가 잘 안 맞아서 금방 마음을 접게 되었습니다. 책 쓰고 있는 지금은 아직 입주가 안 되었지만 24년 9월 입주라고 하니, 아마 치과가 하나 정도는 더 들어갈 수 있을 거라고 생각합니다.

도시에도 사실 누구나 들어갈 만한 전형적인 치과 자리가 몇 종류 있다고 생각합니다. 일단 아파트 단지내상가 치과가 그렇겠죠. 특히 주상복합 아파트의 상가는 더더욱 치과 자리로 좋은 편입니다. 그러나 해당 아파트가 주변에 상권 영향력이 얼마나 큰 위치에 자리를 잡았는지에 따라 전체 파이가 달라질 수 있으니 해당 부분에 대한 체크가 필요하겠죠.

강원도 2021년 귀속 매출 상위 %

시군구	월 3억	월 2억	월 1.5억	월 1억	월 8천	월 6천	월 5천	월 4천
원주	5	10	10	15	25	40	55	70
춘천	5	5	10	15	20	35	50	65
강릉	5	5	10	15	20	40	50	65
속초	0	0	0	5	10	25	35	50
동해	0	0	0	5	15	40	45	60
홍천	-	-	-	-	-	-	-	-
삼척	-	-	-	-	-	-	-	-
평창	-	-	-	-	-	-	-	-
태백	-	-	-	-	-	-	-	-
철원	-	-	-	-	-	-	-	-
횡성	-	-	-	-	-	-	-	-
영월	-	-	-	-	-	-	-	-
인제	-	-	-	-	-	-	-	-
고성	-	-	-	-	-	-	-	-
양구	-	-	-	-	-	-	-	-
정선	-	-	-	-	-	-	-	-
화천	-	-	-	-	-	-	-	-
양양	-	-	-	-	-	-	-	-

강원도 제1도시인 원주에도 개원을 잠깐 생각해 본 적이 있습니다. 터미널 앞 상가였는데요. 굳이 내가 모르는 동네까지 가서 할 이유가 없어서 금방 마음을 접었었죠. 지금 생각해 보면 왜 알아봤는지도 의아합니다. 사람이 참 그래요, 어디 개원할 데 없나 찾다 보면 이상하게 한 번도 본 적 없는 동네까지 관심이 갑자기 생기기도 하고요. 만약에 거기다 개원을 했으면 어떻게 됐을까요? 잘 됐으면 또 모르겠지만, 잘 안됐으면요. 지금 서초에서는 치과가 잘 안돼도 그냥 그러려니 하고 지냈지만, 원주 가서 잘 안됐으면 정말 우울했을 겁니다. 원주라서가 아니라, 그냥 내가 평소 생각도 안 하던 동네니까요.

물론 통계상으로 월 4천 하는 치과가 70%나 된다는 점에서 큰 도시 치고는 굉장히 양호하기는 했습니다만, 그다음 월 5천은 55%로 뚝 떨어지기도 하고요.

충청북도 2021년 귀속 매출 상위 %

시군구	월 3억	월 2억	월 1.5억	월 1억	월 8천	월 6천	월 5천	월 4천
진천	0	0	10	30	35	55	70	80
음성	0	10	15	25	30	40	45	75
청주	5	5	10	20	30	45	50	65
충주	5	10	10	15	20	40	55	70
제천	0	5	10	15	20	40	50	60
옥천	-	-	-	-	-	-	-	-
영동	-	-	-	-	-	-	-	-
증평	-	-	-	-	-	-	-	-
보은	-	-	-	-	-	-	-	-
단양	-	-	-	-	-	-	-	-
괴산	-	-	-	-	-	-	-	-

충청남도 2021년 귀속 매출 상위 %

시군구	월 3억	월 2억	월 1.5억	월 1억	월 8천	월 6천	월 5천	월 4천
아산	0	5	15	25	30	45	55	65
서산	5	5	10	25	30	45	55	80
보령	0	10	10	20	25	40	45	70
논산	0	0	5	20	30	50	60	75
천안	5	10	10	15	25	45	55	70
홍성	5	5	10	15	25	35	40	60
당진	0	0	5	15	30	50	55	65
예산	0	5	5	10	20	45	50	60
공주	0	0	0	0	15	40	50	60
부여	-	-	-	-	-	-	-	-
태안	-	-	-	-	-	-	-	-
계룡	-	-	-	-	-	-	-	-
서천	-	-	-	-	-	-	-	-
금산	-	-	-	-	-	-	-	-
청양	-	-	-	-	-	-	-	-

경상북도 2021년 귀속 매출 상위 %

시군구	월 3억	월 2억	월 1.5억	월 1억	월 8천	월 6천	월 5천	월 4천
영천	0	5	5	25	35	45	60	70
구미	5	5	10	20	30	40	50	70
영주	0	0	0	20	20	40	45	65
경산	5	10	10	15	20	35	50	65
상주	0	5	10	15	40	50	50	65
칠곡	0	5	10	15	25	40	60	80
포항	5	5	5	15	20	30	40	50
안동	5	5	5	15	25	45	50	70
경주	5	5	10	10	15	35	50	65
문경	0	0	0	10	20	35	50	55
김천	0	0	5	5	20	40	50	70
예천	-	-	-	-	-	-	-	-
청도	-	-	-	-	-	-	-	-
울진	-	-	-	-	-	-	-	-
영덕	-	-	-	-	-	-	-	-
성주	-	-	-	-	-	-	-	-
고령	-	-	-	-	-	-	-	-
의성	-	-	-	-	-	-	-	-
봉화	-	-	-	-	-	-	-	-
청송	-	-	-	-	-	-	-	-
영양	-	-	-	-	-	-	-	-
울릉	-	-	-	-	-	-	-	-

경상북도에서는 상주시가 매력적으로 보였습니다. 월 1억 하는 치과 비율이 15%로 아주 높지는 않지만, 월 8천 하는 치과 비율이 40%로 매우 높은 편이니까요. 그러면 이 통계가 작성된 2021년 후 새로 개원한 치과가 있는지 한번 알아보면 좋겠죠. 2022년~2024년 5월 현재까지 신규 개원한 치과는 없는 것으로 나옵니다.

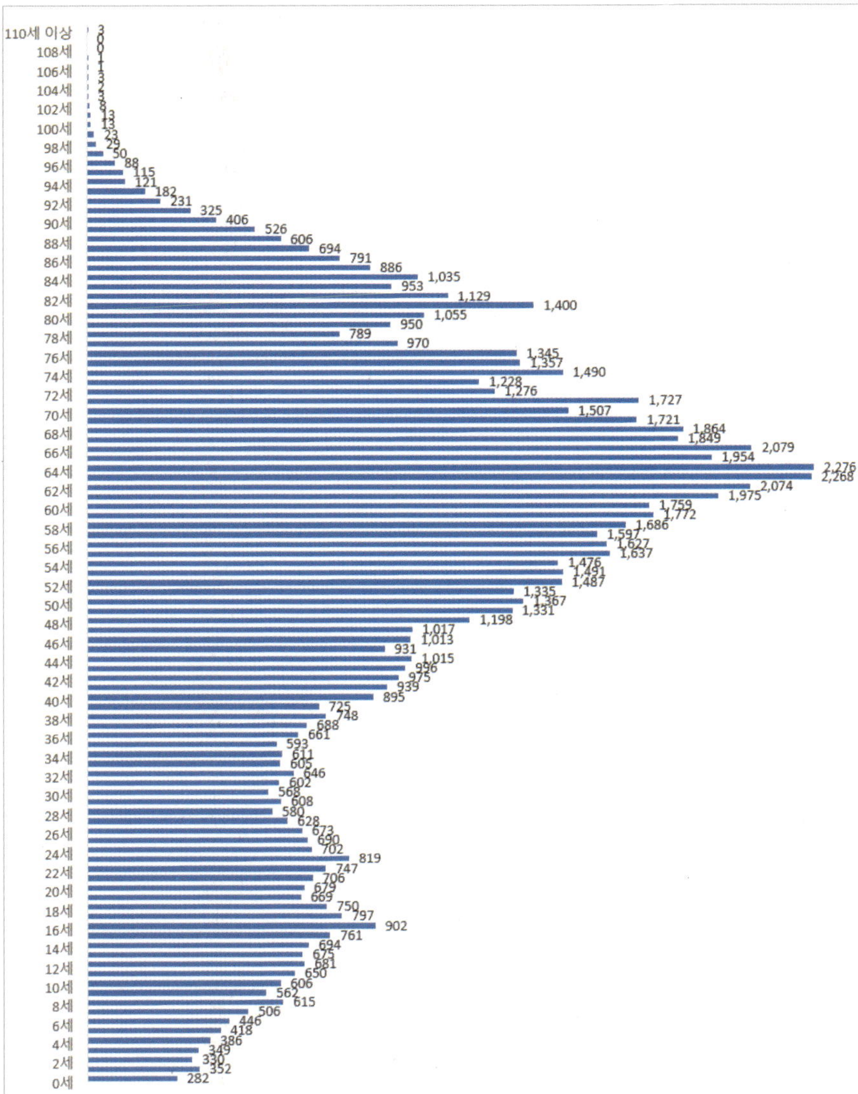

인구구성도 현재 나쁘지 않아 보이고요. 물론 앞으로 몇 년이나 호황이 이어질지 아무도 장담할 수는 없습니다.

경상남도 2021년 귀속 매출 상위 %

시군구	월 3억	월 2억	월 1.5억	월 1억	월 8천	월 6천	월 5천	월 4천
양산	5	10	15	20	25	35	45	55
밀양	5	10	15	20	35	40	45	55
거제	5	5	15	20	25	45	55	70
통영	5	5	5	20	25	45	60	80
김해	5	10	10	15	20	40	50	60
창원	5	5	10	15	20	35	45	55
진주	5	5	10	15	20	40	60	70
사천	0	5	5	10	15	30	55	70
거창	-	-	-	-	-	-	-	-
함안	-	-	-	-	-	-	-	-
하동	-	-	-	-	-	-	-	-
창녕	-	-	-	-	-	-	-	-
고성	-	-	-	-	-	-	-	-
합천	-	-	-	-	-	-	-	-
함양	-	-	-	-	-	-	-	-
남해	-	-	-	-	-	-	-	-
산청	-	-	-	-	-	-	-	-
의령	-	-	-	-	-	-	-	-

제가 위에서 창원 1등이 강남 1등 치과와 견줄만하지 않을까 감히 예상을 해보았는데요. 실제로 창원 1등으로 추정되는 치과의원의 2022년 연 매출은 128억 4,700만 원에 달했다고 합니다. 치과 개원가는 치과병원과 치과의원의 구분이 거의 의미가 없기는 하지만, 의원급에서는 정말로 강남 1등과 비교할 만하죠. 저도 찾아보고 놀랐습니다. 미리 알아보고 쓴 게 아니라 정말로 이제 막 찾아본 거거든요. 이 치과는 2019년 9월에 최초 개원했는데 가파르게 성장해 2022년 128억 매출을 찍고 확장 개원한 것으로 보입니다.

창원	2022년	2021년	2020년	2019년
OOOOOOO 치과의원	128억 4,700만	64억 4,800만	22억 8,200만	1억 1,900만

아마 이곳이 경남 1등 치과일 것 같은데, 이 정도면 서울 상위권 초대형 치과에 비벼볼 만하다고 생각합니다. 모르긴 몰라도 순수익은 여기가 훨씬 나을 것 같고요.

전라북도 2021년 귀속 매출 상위 %

시군구	월 3억	월 2억	월 1.5억	월 1억	월 8천	월 6천	월 5천	월 4천
남원	0	0	0	25	30	60	65	80
전주	5	5	10	15	25	35	45	60
군산	5	5	10	15	30	45	60	75
익산	5	5	5	10	20	30	45	55
정읍	0	0	5	10	10	35	50	60
김제	-	-	-	-	-	-	-	-
완주	-	-	-	-	-	-	-	-
부안	-	-	-	-	-	-	-	-
고창	-	-	-	-	-	-	-	-
임실	-	-	-	-	-	-	-	-
순창	-	-	-	-	-	-	-	-
무주	-	-	-	-	-	-	-	-
장수	-	-	-	-	-	-	-	-
진안	-	-	-	-	-	-	-	-

남원 같은 경우가 특이하죠. 월 1억 하는 치과가 1/4이나 되는데, 1.5억 매출하는 치과는 없는 것으로 나오니까요. 물론 2021년 자료라서 지금은 어떨지 모르지만요.

전라남도 2021년 귀속 매출 상위 %

시군구	월 3억	월 2억	월 1.5억	월 1억	월 8천	월 6천	월 5천	월 4천
목포	5	10	15	20	25	45	50	65
순천	5	5	10	15	20	45	50	60
여수	5	5	5	10	20	30	45	60
광양	5	5	5	10	20	35	55	75
나주	0	0	0	10	20	35	45	60
무안	0	0	0	5	20	40	60	75
화순	-	-	-	-	-	-	-	-
영광	-	-	-	-	-	-	-	-
해남	-	-	-	-	-	-	-	-
담양	-	-	-	-	-	-	-	-
고흥	-	-	-	-	-	-	-	-
영암	-	-	-	-	-	-	-	-
완도	-	-	-	-	-	-	-	-
곡성	-	-	-	-	-	-	-	-
장흥	-	-	-	-	-	-	-	-
보성	-	-	-	-	-	-	-	-
장성	-	-	-	-	-	-	-	-
진도	-	-	-	-	-	-	-	-
강진	-	-	-	-	-	-	-	-
함평	-	-	-	-	-	-	-	-
구례	-	-	-	-	-	-	-	-
신안	-	-	-	-	-	-	-	-

제주도 2021년 귀속 매출 상위 %

시군구	월 3억	월 2억	월 1.5억	월 1억	월 8천	월 6천	월 5천	월 4천
제주	5	5	10	15	25	35	50	60
서귀포	0	5	5	10	10	25	35	50

모든 시도를 다 제가 하나하나 가보고, 분석해 봤으면 좋겠지만 현실적으로 그럴 수는 없다는 것 이해해 주시리라 믿습니다. 저도 제가 개원하고 싶은 지역 위주로 찾아볼 수밖에 없으니까요. 여러분 대부분도 전국 어디든 개원하겠다는 마음보다는, 나 또는 배우자에게 익숙하고 연고가 있는 동네를 중심으로 출퇴근이 가능하거나, 조금 떨어진 중소도시를 찾아보는 경향이 있으시리라 추측합니다.

제가 좋아 보인다고 말한 곳 중에 실제로는 그다지 상황이 좋지 않은 곳도 있을 수 있고, 제가 모르는 꿀단지 같은 동네가 또 있을 수도 있겠죠. 그러나 분명한 건, 대한민국, 특히 내가 개원하고 싶은 동네의 인구구조를 생각하지 않을 수 없다는 겁니다. 시골개원의 유통기한은 빠르게 짧아지고 있고, 도시라고 해서 안전한 것도 아닙니다. 그러니 시골에서 빠르게 벌어서, 도시로 진입하겠다는 생각이 꼭 100% 맞다는 보장도 없죠. 도시도 이미 포화상태니까요.

동네별 가구소득을 알아보자

2023년 기준, 월평균 가구소득을 기준으로 개원 입지를 고르는 것에 대해 알아보겠습니다. 아무래도 경향상 소득이 높아야 소비력도 높다고 생각하기 쉬우니까요. 실제로 그런지 한번 알아보는 시간을 가져보겠습니다. 서울, 경기와 광역시를 제외하고 지방 중소도시만 한번 나열해 보겠습니다. 기준은 2023년 월평균 가구소득 500만 원 이상인 가구의 비율을 내림차순으로 정렬하려고 합니다. 대한민국 가구당 월평균 소득 평균은 502만 원이라고 하는데, 평균 이상인 가구의 비율을 구해본 겁니다.

순위	시도	시군구	100 미만	100 ~200	200 ~300	300 ~400	400 ~500	500 ~600	600 ~700	700 이상	500 이상
1	세종	동지역	3.4	5.4	12.0	15.5	14.1	14.7	10.2	24.7	49.6
2	세종	전체	10.4	7.5	13.6	16.9	13.0	11.9	7.7	19.0	38.6
3	충남	계룡시	12.8	8.1	17.5	16.5	12.2	11.2	8.4	13.2	32.8
4	제주	서귀포	19.6	9.8	11.3	17.1	11.7	9.3	8.0	13.2	30.5
5	강원	춘천시	13.9	12.7	20.3	15.9	9.1	9.6	6.7	11.9	28.2
6	충남	아산시	14.8	11.3	15.0	16.8	14.4	9.4	6.7	11.6	27.7
7	충남	당진시	18.1	12.1	13.9	17.8	13.1	9.5	5.1	10.4	25.0
8	충남	천안시	16.2	13.3	17.8	16.4	11.3	8.3	5.8	10.8	24.9
9	강원	원주시	13.1	14.2	16.9	16.9	14.1	7.9	5.1	11.9	24.9
10	제주	제주시	19.2	12.7	18.1	14.9	10.4	7.3	5.9	11.5	24.7
11	강원	동해시	14.9	17.1	16.3	17.0	10.2	85.4	5.4	10.6	24.4
12	전북	전주시	17.8	15.0	18.5	14.0	11.0	8.3	6.1	9.4	23.8
13	강원	태백시	18.3	16.3	18.1	15.6	8.0	8.9	5.9	8.9	23.7
14	경남	김해시	9.7	11.0	16.5	22.7	17.7	10.4	4.0	8.0	22.4
15	충남	서산시	22.3	12.3	15.0	16.0	12.5	8.2	4.6	9.2	22.0
16	전남	동부권*	18.9	12.4	17.9	16.5	12.3	7.9	5.1	9.0	22.0
17	강원	철원군	12.6	13.5	22.1	17.6	12.3	10.8	4.9	6.2	21.9
18	강원	평창군	15.4	19.3	21.0	14.4	9.2	7.4	3.7	9.5	20.6
19	충남	홍성군	26.6	16.9	14.7	13.4	7.7	7.7	4.3	8.6	20.6
20	충북	진천군	16.6	14.7	18.4	16.1	13.8	8.2	4.5	7.8	20.5
21	강원	횡성군	13.9	21.4	19.3	15.5	9.7	7.6	4.5	8.1	20.2
22	경남	양산시	16.0	16.1	18.4	17.6	11.9	8.1	5.0	6.9	20.0
23	경남	사천시	17.0	19.5	16.5	16.9	10.5	6.8	5.9	7.0	19.7
24	강원	양구군	16.0	14.8	24.8	14.0	11.1	6.4	4.2	8.7	19.3
25	충북	청주시	18.4	11.9	18.8	18.7	12.8	7.3	5.2	6.8	19.3
26	경남	창원시	16.7	15.6	18.8	18.0	12.5	7.6	4.4	6.3	18.3
27	충북	충주시	17.7	14.2	21.2	16.4	12.5	7.8	3.7	6.4	17.9
28	경남	진주시	26.5	14.4	14.9	15.5	10.9	7.1	3.9	6.8	17.8
29	강원	강릉시	14.8	15.3	22.0	17.8	12.4	6.6	4.5	6.5	17.6
30	충북	음성군	17.8	13.5	22.0	16.5	12.7	9.0	3.8	4.7	17.5

*전라남도 소득조사는 원본 출처 상에서 광주 근교/동부/서남/중남부권으로 나뉘어 제공됨(2023년 전라남도 사회조사 결과, 국가승인통계 제215005호).

사실 제가 소득조사를 하면서 느낀 부분은, 소득이 낮다고 해서 치과가 안 되는 건 아니라는 점이었습니다. 어쩌면 소득이 낮을수록 구강건강이 좋지 않고 그래서 치료가 필요한 분들이 더 많을 수도 있으니 그런지도 모르겠습니다만, 이유야 갖다 붙이기 나름이고요. 아픈데 치료를 안 받을 수는 없으니까요. 다만 소득수준이 낮다면 가격에 좀 더 민감할 가능성이 있다고 생각합니다. 그러니 다른 지표가 괜찮은 동네에 소득까지 높다면 금상첨화겠지요. 표에 나타나지 않은 최하위권에 있는 동네 중에 제가 알기로 몇억씩 매출 올리는 분들도 꽤 되는 동네가 몇 군데 있습니다. 그런 점에서 소득조사 자료는 정말 참고만 하는 수준에서 바라보는 것이 좋지 않을까 합니다.

제가 이 자료를 본 것은 사실 일반적인 치과 매출을 유추해 보려는 목적이 아니라, 제가 하려는 '고수가', '미용진료' 수요를 유추해 보기 위해서였습니다. 고수가 미용진료는 아무래도 사치재 성격이 있기 때문에, 저소득 가구에서는 수요가 많지 않을 거라고 생각한 것이죠. 실제로 제가 지금 자리 잡은 서초구는 월평균 가구소득 700만 원 이상 비율이 전국에서 가장 높은 38.4%에 달하고, 500만 원 이상인 비율도 63.6%에 달했습니다. 물론 이분들은 대부분 반포에 모여계실 것이기 때문에 제 치과와 직접 연관이 있는 진료권은 아니기는 해요. 제가 있는 교대역하고는 거리가 있잖아요. 반포에다 개원할까 고민도 잠깐 했었는데, 그랬다면 지금하고는 콘셉트가 조금 달라졌을 것 같기는 합니다. 아무튼 제가 치과 자리를 잡을 때 고수가 진료를 하려고 생각하다 보니 이런 것(소득)도 한번 고려해 보았습니다. 700만 원 이상 비율이 두 번째로 높은 곳은 강남이 아닌 양천구네요. 700만 원 이상 23.2%, 500만 원 이상 44.2%로 500만 원 이상 비율은 강남구가 52.2%로 좀 더 높기는 합니다.

순위	시도	시군구	100 미만	100 ~200	200 ~300	300 ~400	400 ~500	500 ~600	600 ~700	700 이상	500 이상
1	서울	서초구	0.0	2.8	8.1	13.3	12.3	13.3	11.9	38.4	63.6
2	서울	강남구	0.4	3.9	12.2	16.9	14.4	17.3	15.9	19.0	52.2
3	서울	노원구	0.1	12.2	14.4	15.5	12.1	18.2	15.3	12.1	45.6
4	서울	양천구	3.1	12.4	13.4	17.7	9.2	12.0	9.0	23.2	44.2
5	서울	성북구	1.4	8.3	9.2	20.8	16.4	13.9	14.2	15.7	43.8
6	서울	마포구	1.6	7.9	16.1	18.5	13.8	16.3	16.0	9.7	42.0
7	서울	영등포구	4.4	8.6	15.7	18.5	11.3	15.4	10.2	15.9	41.5
8	서울	송파구	0.2	4.2	16.6	23.2	15.3	14.7	13.0	12.9	40.6
9	서울	강동구	1.2	7.0	16.1	24.6	11.6	15.8	8.3	15.5	39.6
10	서울	서대문구	3.5	3.8	17.5	23.7	12.2	13.4	13.8	12.1	39.3
11	서울	은평구	1.3	10.0	19.1	17.9	12.5	16.0	12.0	11.0	39.1
12	서울	동작구	3.7	10.9	17.4	18.8	12.2	12.0	16.2	8.8	37.0
13	서울	성동구	5.0	5.4	14.7	23.2	14.5	17.2	8.9	10.9	37.0
14	서울	종로구	2.1	8.6	15.0	27.7	9.7	21.0	12.7	3.2	36.9
15	서울	도봉구	0.7	21.4	16.4	15.5	9.2	12.5	8.3	16.0	36.8
16	서울	동대문구	1.4	10.4	20.7	17.5	13.9	13.0	12.0	11.3	36.3
17	서울	구로구	0.8	8.5	16.0	22.4	16.2	15.4	7.4	13.1	35.9
18	서울	중랑구	0.6	5.5	22.1	23.9	12.3	16.3	10.9	8.5	35.7
19	서울	강북구	1.7	13.1	21.0	21.7	9.6	11.5	8.8	12.7	33.0
20	서울	중구	0.9	10.0	18.7	23.5	14.7	8.7	8.8	14.5	32.0
21	서울	강서구	6.7	10.2	16.7	17.6	18.2	14.8	7.7	8.0	30.5
22	서울	용산구	3.8	11.6	18.1	26.2	10.8	12.1	6.7	10.8	29.6
23	서울	광진구	2.0	14.4	20.5	19.2	15.3	13.8	8.6	6.3	28.7
24	서울	관악구	3.7	15.9	24.0	26.0	12.7	11.4	3.2	3.1	17.7
25	서울	금천구	10.0	21.1	23.3	20.6	10.6	6.8	3.9	3.7	14.4

이처럼 소득수준은 '수가체계' 설정과 조금 더 깊은 연관이 있다고 생각하시면 좋을 것 같습니다. 고수가를 원한다면 입지 자체를 고르는 기준이 될 수도 있겠죠. 하지만 일단 다른 지표로 입지를 고르신 뒤에, 소득수준이 어떠한 시군구의 어떤 세부 입지인가에 따라 수가를 좀 더 낮게 가져갈지, 혹은 조금 더 올려도 될지 판단할 때 도움이 될 수 있는 자료라고 생각합니다.

혹여나 그렇다고 '우리 동네는 소득 수준이 낮으니, 저수가로 하는 게 맞아. 그게 당연한 거야.'라고 무조건 생각하시는 것도 좋은 방향은 아닌 것 같아요. 의료서비스는 그래도 필수재적인 성격이 있으니, 가격이 어느 정도 비싸도 일단 아프면 치료받을 수밖에 없잖아요. 그런데 시장에서 계약이 체결될 만한 가격보다 너무 싸게 진료비를 책정하시면 결국 수익률이 떨어지고 몸이 혹사당하는 것은 대표원장인 우리 한 명뿐입니다. 그러니 수가를 책정하실 땐 꼭 밸런스를 잘 맞추었으면 합니다.

시골개원 vs 도시개원

아직 못 정하신 분들도 많을 겁니다. 저는 시골개원과 도시개원은 일단 개원하는 사람들의 기본적인 마음가짐 자체가 달라야 한다고 생각해요. 시골에 개원을 생각하시는 분들은 일단 해당 동네에 계시는 기존 원장님들의 파이를 완전히 독식하고 압도적인 1위를 고수하겠다는 각오를 하고 들어가야죠. 그게 현실입니다. 그게 아니면 시골 갈 이유가 없죠. 다들 그렇게 생각하기 때문에 가장 큰 규모로 개원하시는 거겠죠? 마케팅도 적극적으로 하고요. 간판도 화려하게 해야죠. 그런데, 그렇게 해야 해서 개원 비용뿐만 아니라 유지비용도 같은 동네에 계신 주변 원장님들보다 훨씬 큽니다. 비용이 많이 드니 매출도 당연히 커야 하고요. 제가 생각해도, 시골에 개원할 건데 비용을 줄여서 가성비로 가겠다는 발상은 그 자체가 위험하다고 생각합니다. 어르신들이 치과를 옮기는 이유는 거기가 더 크고 세련되고 잘할 것 같은 '느낌'이 들기 때문입니다(실제로 잘하는지와는 상관없이). 어르신들도 다 그런 거 느끼고 알고 있고 좋아하고 소문도 낸다는 거 알고 계시잖아요. 그런데 가성비 운영 전략으로 그런 느낌을 내실 수는 없겠죠. 물론 가성비를 아예 무시해라 그건 아닙니다. 당연히 인테리어 가성비로 하시고 CBCT도 가성비로 가시고 할 수 있죠. 그렇지만 그런 부분에 돈 쓰라는 게 아니라, 운영 콘셉트 자체를 고정경비 얼마 안 나오는 알짜치과로 잡는 건 반대라는 말씀드리는 겁니다. 사실 신규개원하는 데 들어가는 비용은 보증금/월세 빼면 사실 누구나 다 비슷합니다. 인테리어 가성비로 다들 하고 계시죠? 줄여봤자 얼마나 줄이겠습니까. 장비도 그렇고요. 결국 사업을 하면서 변동 가능한 고정비라고 하면은 인건비입니다. 그런데 '크고 세련되고 잘할 것 같은 느낌'은 일단은 치과의 면적이 첫 번째겠지만, '일하는 사람 수'에서도 차이가 납니다. 직원을 많이 뽑으려면 가성비 콘셉트로 가기 어렵죠.

아무튼 시골개원은 해당 동네 1등 + 인접 도시로 유출되던 진료수요까지 되돌아오게 만드는 대형병원 콘셉트로 가야 합니다. 안분지족 유유자적 콘셉트는 시골로 가는 게 아니라고 생각합니다. 주변에다가 말로는 그렇게 할 수 있겠지만, 실제 운영은 그렇게 안 되죠.

그러면 도시개원은 어떤가요? 오히려 도시개원이 다양한 스펙트럼으로 나뉜다고 생각합니다. 그냥저냥 살아남기 전략부터, 다양한 콘셉트를 시도해 볼 수도 있고, 시골개원 콘셉트처럼 '우리 동네'에서 1등 먹기 전략이나 또, 인접 동네까지 1등 먹기 전략, 우리 시 1등 먹기 전략, 광역 1등 전략, 그리고 전국 1등 전략(이론적으론)까지 있겠죠.

가성비 개원

시골과 반대로 도시(중소)에서는 우리 동네에서만 안정적으로 작게 운영하는 가성비 콘셉트도 가능합니다. 물론 '진정한 가성비'가 가능하냐는 문제에 비관적인 원장님들도 많이 계시지만, 이것은 어디까지나 상대적인 개념입니다. 어쨌든 대다수의 치과보다 알뜰하게 운영하는 치과는 분명 있고 그렇게 할 수 있는 요인들이 분명 있잖아요? 이렇게 가성비 운영이 가능한 것이 도시(중소) 개원의 장점이라고 봅니다. 아무리 요즘 신규 치과라고 해도 간판 말고는 외부 광고 하나 없이 내부 광고만 하시면서 조용히 운영하시는 분들도 분명히 계시거든요. 물론 가성비 콘셉트는 불가능한 입지가 있고 가능한 입지가 따로 있죠. 일단 임대료가 비싸면 가성비는 물 건너가는 거라고 생각합니다.

치과를 진짜 100% 가성비로 운영하려면 개원도 '인수개원'을 생각하시는 게 맞겠죠. 개원 탐색 단계에서 가성비 운운하면서 인수개원을 거들떠보지도 않는 것은 약간 뭔가 미스매칭된 게 아닌가 저는 개인적으로 생각합니다. 개원하고 나서 가성비를 추구하는 건 당연하지만요. 물론, 인수 매물 중에서도 '이 입지, 이 상태, 이 고정비에 이 권리금이면 이 옆에다 신규개원하는 게 낫다' 싶은 치과도 꽤 많습니다. 지뢰를 잘 피하셔야겠죠. 몇 년 정도는 거뜬히 수리 없이 버틸만한 상황의 치과를 합리적인 권리금으로 인수하실 수 있다면 그거야말로 진짜 '갓성비'가 될 겁니다. 그런 매물은 또 시골보다는 도시에 더 많은 게 당연하겠죠. 별다른 이유가 아니라 도시에 일단 치과 수 자체가 많으니까요.

피치 못할 사정으로 신규 개원을 하시게 됐고, 만약 가성비 운영을 모토로 삼기로 하셨을 땐 정말로 가성비로 가셔야 합니다. 가성비 하겠다면서 프라임스캔 사고, CT도 바텍이나 HDX 사고, 이렇다면 시작부터 가성비가 아니죠? 잘못됐다는 건 아니지만, 가성비가 그렇게 중요하면 좀 더 확실하게 가성비로 가셔야 한다는 제 생각입니다. 제 말에 반발심이 드신다면 '그래 저런 생각도 하는구나'하고 넘어가 주세요. 저는 사람이란 원래 처음 마음가짐이란 걸 잘 지키지 못하고 상황에 따라 쉽게 바뀌며 무엇이든 합리화할 수 있다고 생각합니다. 그러니 더더욱 정신 차리고 콘셉트와 브랜딩을 확실히 잡아놓고 가야 하고, 나 자신을 믿는다기보다는 내가 만들어놓은 시스템을 믿는 편이 낫다고 생각해서 적어보았습니다.

물론 인수개원이란 게 언제나 가성비만을 노리고 하시는 건 아니라는 것 잘 알고 있습니다. 인수개원으로 아낀 금액을 다른 부분(현미경을 산다던가)에 더 투자해서 더 나은 치과를 운영하실 수도 있습니다.

상권 고르기

어디든 '중심'상권이라고 부를 수 있는 곳이 있고, '동네'상권이라고 부를 수 있는 곳이 있습니다. 중심상권은 해당 시군구에서 가장 '번화가'라고 할 수 있는 곳을 말하는 것이죠. 물론 시골에서는 터미널 앞이나 시장 앞과 같이 상권이라고 부를 만한 것이 단 하나만 있을 수도 있지만, 해당 시골 근처에 중력이 강한 도시가 있다면 실제로 '중심상권' 역할을 해당 도시가 하고 있을 가능성도 있습니다. 예를 들면 계룡시의 실질적인 중심상권은 대전에 있을 수도 있는 것이죠. 따라서 웬만큼 고립된 동네가 아니라면 시골이라고 해서 모든 환자들이 다 그 동네 치과를 이용할 것이라는 생각을 하면 안 됩니다.
마찬가지로 중소도시, 대도시 동네 상권에 X세대를 배후로 개원한다고 해서 해당 배후 세대가 모두 그 동네 상권을 이용한다는 생각을 해서는 안 됩니다. 분명히 중심상권으로 유출되는 수요가 있으니까요.

특히 아파트 주변 상권이 치과가 잘 되는가, 빌라촌 상권이 치과가 잘 되는가에 대해 생각해 보면, 임플란트는 아무래도 빌라촌이 좀 있어 줘야 하는 것 같습니다. 예를 들면 서울에서는 화곡역, 수유역 같은 곳이죠. 거기 치과들 잘됩니다. 그런데 빌라촌에서 저처럼 고수가를 지향한다면 콘셉트가 잘 안 맞는 것도 있겠죠.

중심상권	• 상권이 영향력을 미치는 범위가 굉장히 넓다. • 프랜차이즈 카페, 프랜차이즈 제과점, 은행, 패스트푸드점, 학원가 등 • 임대료와 권리금이 비싼 곳
동네상권 A	• 생활 밀접 업종(근린생활시설)의 영향력은 크게 넓지 않지만 음식점의 경우 넓은 범위에 영향을 미친다. • 대형 음식점, 중형 마트, 2군 프랜차이즈
동네상권 B	• 소형 미용실, 카센터, 세탁소, 분식, 각종 부품사 등 • 소형 서비스 업종과 배달전문점 등 • 권리금이 없는 곳이 많다.

제가 임의로 상권을 3가지로 나눠보자면 이렇게 보았습니다. 이 중에 동네상권 B 같은 곳에 개원하면 좀 힘들겠죠. 작게 가성비로 하실 거면 그중에도 개원할 자리가 있겠지만, 그런 입지는 찾기도 힘들뿐더러 내가 찾기 힘들면 환자들은 더 찾기 힘들다는 걸 생각해 보셔야 합니다. 그러면 사실 도시를 볼 때도 치과가 개원할 만한 동네는 정해져 있는 경우가 많습니다. 경쟁을 피해 특이한 곳을 찾아다니지 마시고, 누가 개원을 해도 할 만한 동네 중 옥석을 가려내셔야 합니다.

중심상권은 카카오지도에서 레이어 버튼을 눌러 지적편집도를 보면 <중심상업지역>으로 가장 붉은색 표시가 됩니다. 애초에 도시 계획을 할 때 그곳을 중심상권으로 보고 용도를 지정해 놓은 것이죠. 신도시는 중심상업지역이 뒤늦게 개발되는 곳도 있어서 신도시 선점효과를 누리기 위해 중심상업지역 상가를 기다리고 계시면 좀 안 맞을 때도 있습니다. 중심상업지역이 뒤늦게 개발되는 이유는 일단 최초로 입주하는 아파트 근처의 근린생활시설을 짓는 게 더 급하기 때문입니다. 아파트 입주가 어느 정도는 되어야 중심상업지역에 공급될 수많은 상가를 주민들이 이용할 수 있으니까요. 너무 초기에 많은 상가를 공급해버리면 공실 폭탄을 맞고 유령상권이 되어버리기도 합니다.

간혹 지적편집도에서 〈중심상업지역〉이 없는 경우도 있는데요. 그때는 〈일반상업지역〉 여러 곳이 비등비등한 중력으로 사람들을 흡수하고 있을 가능성이 있습니다.

예를 들면 천안은 신불당, 신부동, 두정동 상권 이렇게 3곳이 가장 번화한 상권으로 볼 수 있는데, 두정동은 유흥가-먹자골목 상권 특징이 강해 치과로 천안에서 1등 하기엔 조금 힘든 면이 있겠고 신불당이나 혹은 신부동 상권에 개원해야 천안 전체 1등을 할 수 있을 것이라고 생각합니다. 그런데 인접한 아산신도시가 팽창하면서 신불당 상권의 영향력이 계속해서 커지는 상황이기 때문에, 저라면 신불당을 고르겠습니다. 실제로 신불당 근처에 개점한 갤러리아 백화점은 원래 천안 신부동 시외버스터미널에 위치해 있었는데요. 갤러리아 백화점이 불당동으로 옮겨가기로 했을 때 사람들은 잘못된 결정이라고 생각했습니다. KTX 천안아산역 외에 아무것도 없는 허허벌판이었거든요. 오픈 초기를 제외하면 실제로 백화점 매출도 썩 좋지 못했습니다. 오전에 가보면 한 층에 사람이 정말 한 명도 없을 때도 있었습니다. 원래 갤러리아 백화점이 있었던 천안 터미널 자리에는 신세계 백화점이 차고앉아서 굉장히 잘됐고요. 지금도 물론 잘되지만, 본격적으로 신불당 아파트 입주가 시작된 2016년부터 상황이 좀 달라졌죠. 어느새 불당동 갤러리아 백화점이 신부동 신세계백화점 매출을 10% 이상(2022년 기준) 넘긴 것으로 나타났습니다. 이제 상권 영향력이 신부동보다 신불당이 더 강해졌다고 볼 수 있는 근거 중 하나입니다. 처음 불당동 갤러리아가 오픈한 게 2010년이니까, 그 긴 시간을 버텨 결국 승리했죠.

상권은 살아있는 생물과 같아서 계속해서 이동한다는 말, 분명 맞습니다. 그러나 그 말을 너무 두려워할 필요는 없다고 생각합니다. 천안을 예시로 들었듯이 어떤 상권이 지금 좋으면, 몇 년은 더 갈 겁니다. 다만, 어디가 어떤 방향으로 변화하고 있는지는 넓게 조사해 보셔야겠죠.

아까 위에서 빌라촌을 말씀드렸는데, 빌라촌을 알아보실 때는 반드시 재개발 상황에 대한 조사가 필요합니다. 주민들이 재개발을 원하는지, 한번 엎어진 전력이 있는지, 추진력은 어떠한지 알아보세요. 재개발사업은 20년이 걸리기도 하고, 10년 동안 추진되다 엎어지기도 합니다. 재개발이 상권을 변화시키는 가장 큰 이벤트이기도 하거든요. 일순간 배후 세대가 사라진다는 건 정말 재앙 같은 일이죠. 어쩌면 우리 상가도 헐릴 수 있는 일이고요. 보통 상가주들은 재개발을 반대하기 때문에 재개발 구역 안에 포함되지는 않더라도, 재건축이나 리모델링을 할 수도 있는 일입니다.
재개발에 대해서 관심 갖고 계시다 보면 주상복합 상가 또는 여러 신생 상권을 선점하실 수 있는 기회도 엿보실 수 있다고 생각합니다. 언론에서 떠들어 누구나 다 아는 대어보다는 조용히 강한 재건축/재개발을 찾아보시기 바랍니다.

Case 3

치과개원
자리와 입지 점찍기

손품, 발품 팔기

Case 3

손품, 발품 팔기

대강 어디다 개원해야겠다 하고 마음을 먹으셨으면 이제 밖으로 나가보아야 할 차례가 됐습니다. 그런데, 어디부터 돌아다니실 건가요? 무작정 나가기엔 시간이 아깝습니다.

보통 원룸이나 부동산 알아보러 나갈 때 직방, 다방, 네이버 지도나 네이버 부동산, 호갱노노, 아실 같은 어플레이케이션 켜놓고 시세 먼저 알아보시죠? 그래야 감이 좀 잡히잖아요. 그걸 부동산 공부하는 사람들은 '손품'을 판다고 합니다. 직접 나가서 발품 팔기 전에 손으로 시장조사를 한번 쓱 해보는 거죠.

지도 보는 법

사실 시골개원은 '어느 시골'에 개원할지만 결정하면 새 건물이 없을 뿐이지 세부적인 입지는 '터미널 앞, 전통시장 앞' 등 비교적 쉽게 결정할 수 있는 반면에, 중소도시나 대도시는 상권분석 자체가 복잡하므로 조금 더 공부해야 할 게 많기는 합니다. 그렇다고 아주 못할 것은 또 아니고요.

제가 친구들에게 도시 상권분석 이야기할 때 주로 예시로 드는 동네는 광명사거리역인데요. 절대 광명사거리역 주변에 개원하라고 말씀드리는 게 아니라, 어떤 입지가 분석하기 쉬운 입지인가 하는 점에 관해 이야기하려다 보니 자꾸 예시로 들게 되는 것 같습니다.

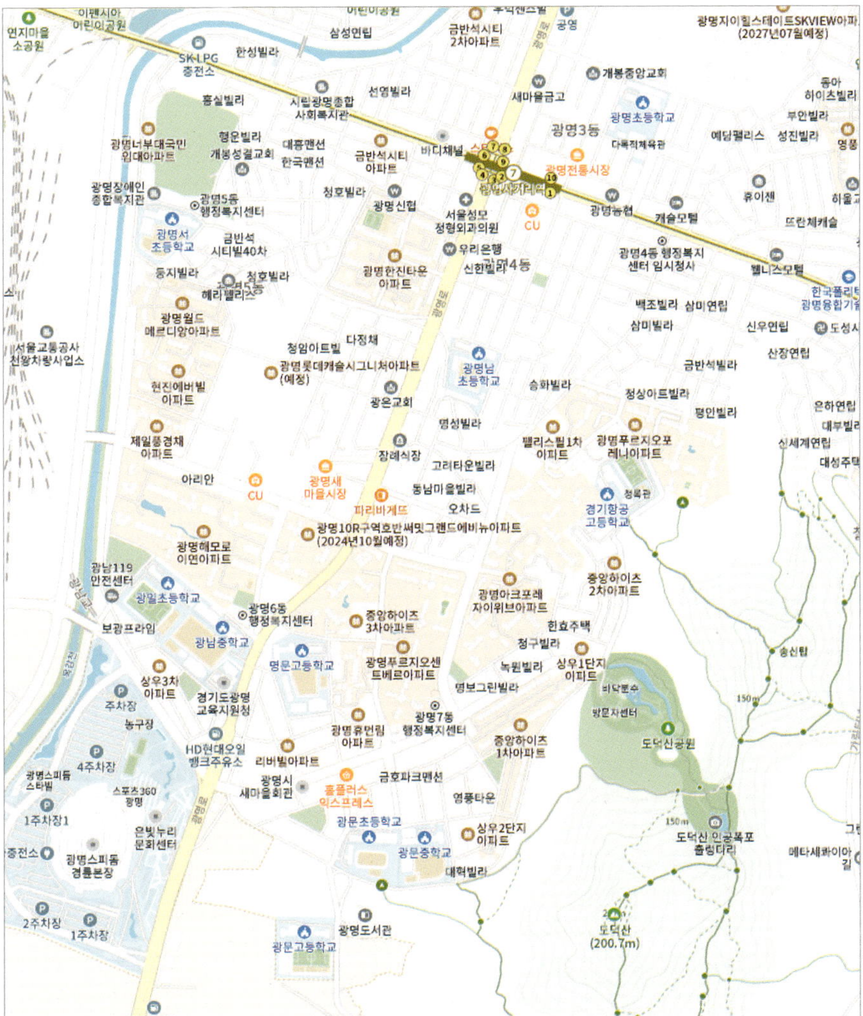

광명사거리역 남쪽에 위치한 광명 4~7동은 동쪽에는 산, 서쪽에는 하천, 남쪽으로는 허허벌판이라 이 동네 주민들은 광명사거리역 방면으로 동선이 만들어질 수밖에 없습니다. 뜬금없이 남쪽 방향으로 걸어가는 분들은 별로 없겠죠? 이렇게 사람들이 어디로 이동할지에 대해 명확한 곳이 분석하기 쉬운 곳이라고 생각합니다. 그래서 예시로 들기가 아주 좋고요. 실제로 가봐도 광명사거리역에서 남쪽 방향으로, 남쪽 아파트 단지에서 광명사거리역으로 걸어 다니는 유동인구가 상당합니다. 교통량도 준수하고요.

그런데 여기는 지금 재개발 바람이 불어서 수요가 아직 불안합니다. 먼저 선점하실 생각이 있으시다면 모르겠는데, 재개발 입주가 언젠지도 좀 보시고 치과 현황도 알아보고 하셔야겠죠.

저도 직접 한 번 보러 갔을 때 역 근처에 리모델링한 상가 2, 3층이 비어있고 4, 5층엔 정형외과가 새로 개업해서 유심히 본 적이 있습니다. 근데 생각보다 임대료도 너무 비싸고 뭔가 확신이 들지 않아서 진지하게 고민해 보지는 않았던 기억이 나네요.

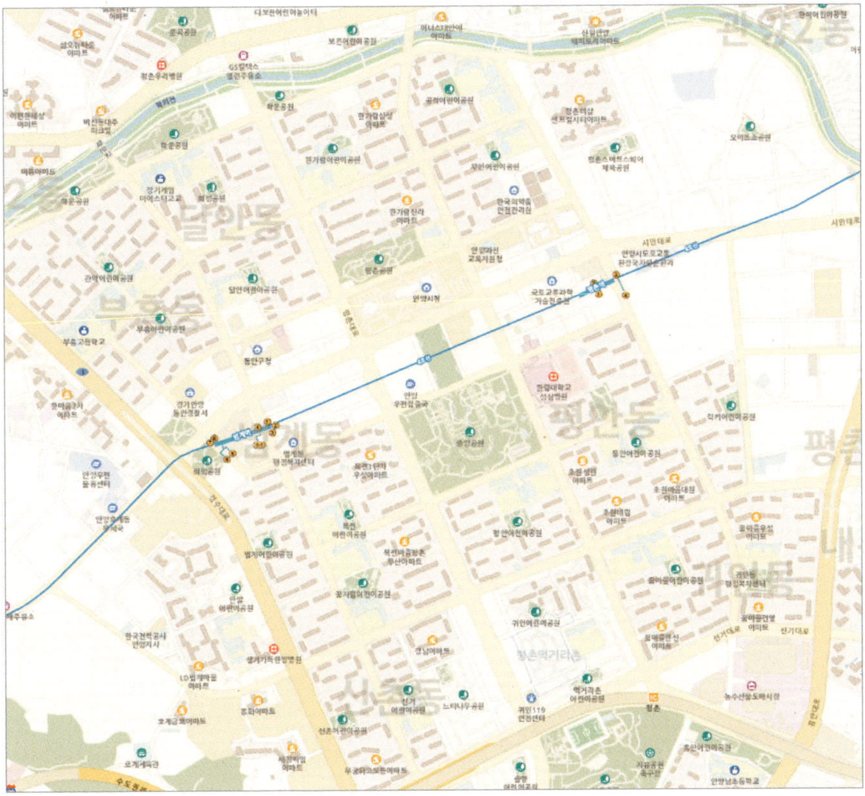

안양 평촌은 어떤가요, 딱 봐도 사람들이 어디로 모일지 명확하죠? 북쪽에는 하천, 서쪽-남쪽-동쪽에는 차량 통행이 빠르고 많은 대로와 고속도로가 있고 중앙에 서울로 직행하는 4호선 전철이 있으니 당연히 4호선 전철 쪽으로 유동인구가 모일 수밖에 없습니다. 주변에 집객력이 더 센 상권도 없고요. 이 근방에선 가장 중력이 강해 다른 동네에서도 이 동네로 사람들이 모입니다. 수도권 1기 신도시의 특징인데 상권분석이 아주 간단한 편입니다. 물론 그만큼 경쟁도 치열하고요.

작은 동네에 개원하실 분들이라도 저렇게 누구나 다 알아볼 법한 동네에서부터 공부를 시작해서(왜 저기가 중심상권이 됐는지), 조금씩 남들이 시선을 두지 않는 동네까지 범위를 넓혀가 보시는 것도 방법인데요.

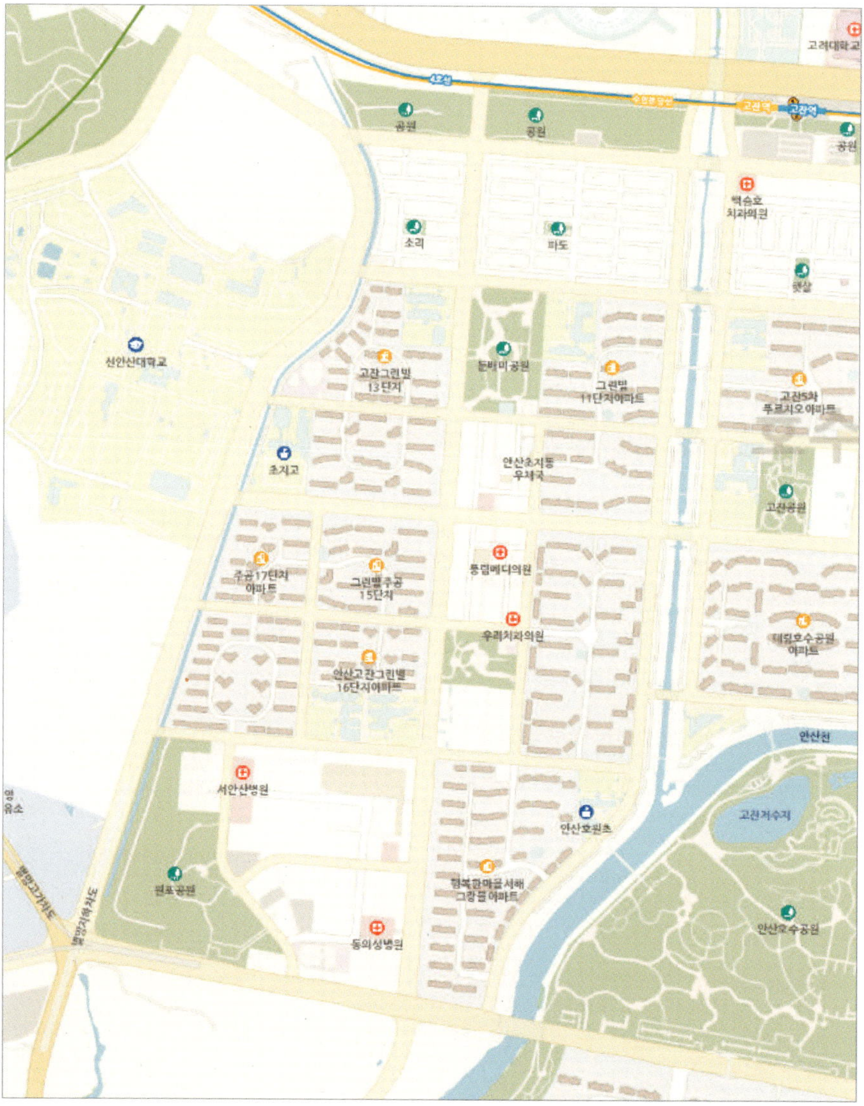

예를 들어 안산에서도 가장 번화가인 중앙역에서 약간 지도를 옮기면 이렇게 고립된 동네가 나옵니다. 서쪽으론 수도권 최대의 국가산업단지인 시화공단이, 북쪽으로는 큰 대로와 전철이, 동쪽은 하천이 상권을 다른 동네와 단절시켜 줍니다. 이런 단절 요소는 이른바 '항아리 상권'을 만들고 항아리 상권 상인들 입장에서는 타 상권으로 인구가 유출되는 것을 어느 정도 막아주는 긍정적인 요소라고 볼 수 있습니다. 물론 그래도 중앙역 상권이 훨씬 중력이 세므로 유출을 완전히 막을 수는 없겠죠. 그렇게 보더라도 비교적 안정적으로 운영이 가능한 동네라는 것은 명확해 보입니다.

그런데 '나는 중심상권에 개원하겠다!' 하는 생각이신 분들의 공부 방향은 조금 달라야 할 겁니다. 어떤 도시에서 어디가 중심상권인지를 찾고, 해당 중심상권의 성격을 이해하시는 방향으로 가야겠죠. 유흥가인지 학원가인지 시장통인지 주 내원객은 누구고 무슨 목적으로 오는지, 중심상권 중에서도 메인 스트리트는 어떤 길인지, 도로에 보이는 각 건물마다 특징은 어떤지 좀 더 세부적으로 알아보시면 될 것 같습니다.

근데 아시다시피 이런 이야기에 대해서는 저보다 부동산 전문가들 말씀을 듣는 것이 훨씬 도움이 되실 거라고 생각합니다.

도시권 개원은 이렇게 먼저 '어느 도시에는 어디가 개원하기 좋겠다'를 먼저 파악하신 뒤에 앞에서 이야기한 통계 자료는 내 생각에 확신을 더하기 위한 용도로 사용하시는 것이 방향에 맞다고 저는 생각합니다. 중소도시만 돼도 이미 경쟁이 치열합니다. 임플란트 하나만 보고 개원하기가 녹록지 않죠. 인수 치과 매물을 분석하실 때도 충분히 활용하실 수 있을 겁니다.

신규 자리 임장

사실 신규개원을 할 때도 그렇고 인수개원도 마찬가지로, 상권과 자리를 보는 기준은 동일하게 보아야 한다고 생각합니다. 내가 치과 하고 싶은 자리에 인수 매물이 있어야지, 인수 매물이 아무리 괜찮아 보여도 내가 치과를 운영하고 싶은 자리가 아니라면 원점 재검토를 해보아야죠. 제아무리 매출이 준수하고 권리금이 적어도 내 콘셉트와 안 맞는다면 인수해서는 안 된다고 저는 생각합니다.

그러나 자리를 보는 기준이라는 것은 처음부터 가지고 있기는 힘들다고 생각합니다. 사실 저도 처음에는 'original 심미치과'로 개원하면 밥 굶는다는 세간의 이야기를 조금 들어서, 심미치료는 그냥 진료과목 중 하나로만 놓고 전면에 메인진료로 내세우지는 않으면서 일반진료 위주로 운영되는 배후 세대 많은+역세권 개원을 생각한 적이 있습니다. 물론 그 이후로는 심미치과 파이가 있을 만한 동네도 많이 알아봤고요.

자리를 보면서 내가 이런 데는 별로 안 좋아하는구나, 나는 이런 데를 자꾸 보게 되네, 내가 원하는 게 뭐지? 자기 자신에게 질문하고 답을 얻으면서 점점 기준을 확고히 하고, 보는 동네를 좁혀가는 게 맞는 것 같아요. 계속 중구난방으로 이곳저곳 보는 것보다는 말입니다.

어느 물건이든 장점이 있으면 단점도 있습니다. 완벽한 곳은 없죠, 다른 모든 것이 다 괜찮은 건물도 임대료는 비쌀 테니까요. 제가 앞으로 소개해 드리는 입지는 모두 누군가는 치과를 열기에 나쁘지 않은 곳이라고 생각합니다. 다만 결과적으로는 제가 선택하지 않은 이유들이 있는데, 당시 제 생각을 적어놓은 것이니 참고만 해주세요.

제가 이곳저곳 돌아다닌 이야기를 읽으시다 보면 독자 원장님들께서도 느끼시는 바가 많을 거라고 생각합니다. 제 방식과 생각에 동의하시는 부분도 있을 것이고, 생각이 다른 부분도 있을 텐데요. 그런 부분들을 잘 적어두시고, 꼭! 그 기준을 잊지 마시기 바랍니다. 물건을 보러 많이 돌아다니다 보면 자꾸 이상한 방향으로 생각이 옮겨가곤 합니다. 그래서 처음 생각했던 기준은 잊고 갑자기 출처를 모를 이상한 기준으로 입지를 분석하게 되기도 해요. 그래서 엉뚱한 데를 갑자기 '좋다'고 생각해서 계약하는 분들도 계십니다. 그런 일이 있어서는 안 되겠죠.

그럼, 본격적으로 제가 찾아본 여러 동네를 한 번씩 쓱 훑어보는 시간을 가져볼까요? 이렇게 부동산 보러 돌아다니는 걸 '임장'이라고 합니다. 책 옆에 PC 인터넷 지도나 지도 어플리케이션을 켜놓고 함께 온라인 임장에 나서보시죠.

분당 구도심(1)

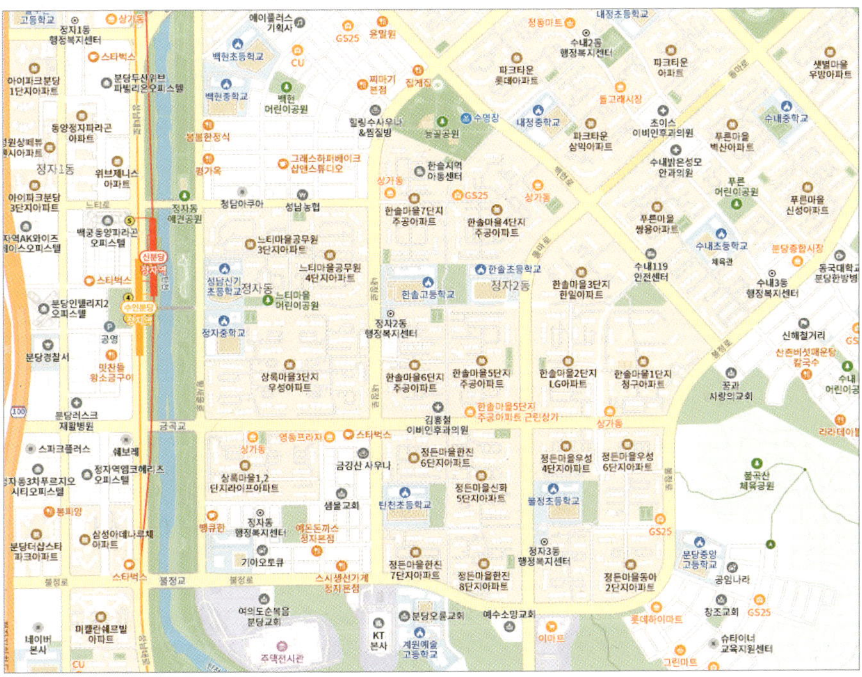

수도권 1기 신도시 중 대장은 누가 뭐래도 분당이라고 생각해서 분당을 가장 먼저 알아보았습니다. 주거인구가 아주 풍부하고 계획도시 특성상 치과 자리로 들어갈 만한 상권이 명확해서 분석이 간단하다고 생각했거든요. 처음 알아본 자리는 아파트 단지를 끼고 있는 대형 상가 건물이었습니다. 주차장도 충분했고 상가도 큰 데다 층고도 높았고요. 무엇보다 횡단보도와 신호등에 걸린 자동차에서도 눈에 잘 띄는 코너 위치여서 한눈에 '여기 괜찮다'는 생각이 든 곳이었습니다. 기존에 신한은행이 임차해서 사용하던 자리였는데, 오프라인 은행이 사라지는 추세에 따라 철수하고 공실로 나온 곳이었어요.

2층 / 보증금 3억 원 / 월세 1,000만 원 / 관리비 240만 원

그러나 보시다시피 보증금이 어마어마했고 실평수 약 115평으로 크기도 어마어마했습니다. 인테리어 비용을 평당 200만 원으로만 잡아도 2억 3,000만 원이 필요하죠? 그런데 저는 디자인에 힘을 좀 주고 싶었기 때문에 평당 300만 원으로 계산하면 3억 4,500만 원이 필요했습니다. 보증금 3억에 인테리어 3억 4,500만 원이면 그것만 해도 6억 4,500만 원인데, 도저히 견적이 안 나와서 포기했습니다. 주변 인구가 정자역/수내역/서현역 치과로 많이 빠져나가기도 했고, 40~50평대 치과면 몰라도 115평은 감당하기 어렵다는 조언도 들었습니다. 그리고 애초에 해당 층에 기존에 치과를 운영하고 계시는 원장님도 계셨고요. 건물 하나에 치과 여러 개가 들어갈 만큼 격전지는 아니어서 제가 추가 입점하기에는 조금 껄끄러운 면이 있었습니다.

분당 구도심(2)

그래서 같은 동네의 항아리 상권 5층, 40평대 후반 매물을 가보았습니다. 한여름에 정말 땀이 뻘뻘 나고 더웠던 기억이 나네요. 해당 건물 층수는 음악학원

으로 사용하던 공간이었는데, 인테리어 철거는 완료되어 있었고 전형적인 항아리 상권으로 나름대로 안정적인 운영이 기대되는 위치였습니다. 그러나 이른바 '흐르는' 동선으로 행인이 간판을 인지하기 어려운 위치에 있어 아쉬움이 남아 계약까지 가지는 않았습니다. 천장 다 뜯어놔서 콘크리트가 노출되어 있었는데, 층고가 좀 낮기도 했고요. 에어컨이나 환기 공조 배관 놓고 천장 마감하면 층고가 더 낮아지거든요. 물건 보러 갔는데 천장이 노출되어 있는 경우에는 그 높이에 속으시면 안 됩니다.

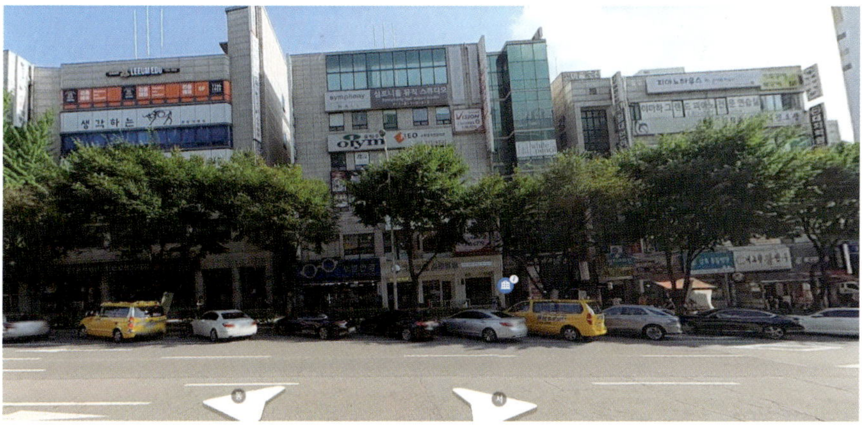

사람들이 주로 저쪽 인도로 다니기 때문에, 5층 간판을 올려다볼 일이 아예 없겠죠. 건너편 아파트에서 보이기는 하겠지만, 위치를 설명하기도 애매하고 도보로 환자가 찾아오기는 굉장히 힘들다고 생각했습니다. 차라리 바로 옆(좌측) 건물이었다면 스타벅스 건물 몇 층, 이렇게라도 소개할 수 있었겠네요.

따로 기록을 안 해놓아서 월세 조건은 기억 안 나지만 보증금 5,000만 원에 그렇게 비싸지 않은 월세였던 걸로 기억합니다.

이런 입지에 개원할 때는 다른 동네에서까지 환자를 불러오겠다는 생각은 잘 맞지 않는다고 생각합니다. 중심상권이 아니라 항아리 상권은 애초에 '항아리'라는 말 자체가 손님(환자)들이 안에서 바깥으로 나가지도, 바깥에서 안으로 들어오지도 않는다는 뜻이거든요. 그러니 세대수 당 치과 수, 인구당 치과 수 같은 지표가 역세권보다는 조금 더 중요하다고 볼 수 있겠죠. 반대로 역세권은 주변 인구가 없어도 멀리서까지 환자가 찾아오므로 세대 수당 인구수 같은 지표가 크게 의미 없는 경우가 많습니다. 그러니 이런 항아리 상권에서 개원하신다면, 내가 여기서 엄청 잘되겠다는 생각보다는 적당한 평수로 개원해서 안정적으로 운영하는 데에 초점을 맞추셔야 한다고 봅니다. 해당 위치는 높은 매출을 올리기에는 어렵겠지만 자리 잡는 데에 필요한 시간만 지나면 비교적 낮은 비용으로 안정적인 운영이 가능할 것으로 생각합니다.

우장산역

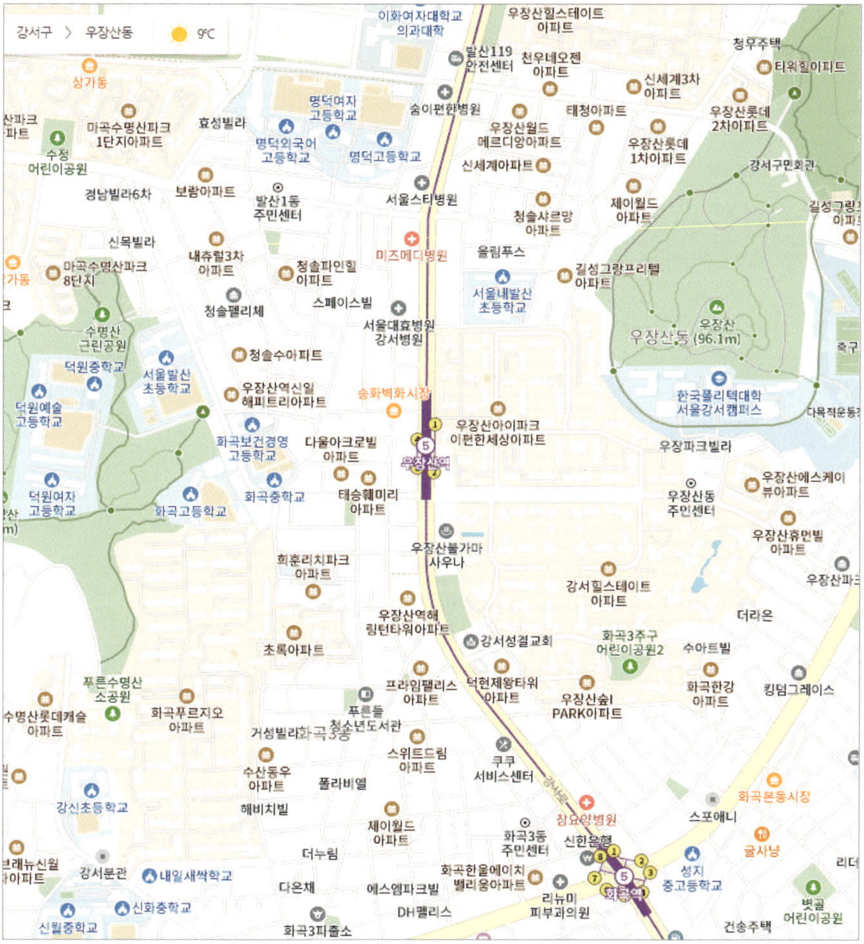

이번에는 서울 시내 임플란트 수요를 찾아 떠돌아다니던 중, 우장산역을 발견하게 되었습니다. 우장산역 인근은 대규모 아파트 단지가 크게 3개 단지가 있는데요. 〈우장산 아이파크 이편한세상〉 2,517세대, 〈강서힐스테이트〉 2,603세대, 〈화곡푸르지오〉 2,176세대, 최근에 지어진 〈우장산숲아이파크〉 576세대까지 직접적인 타겟 단지라고 볼 수 있고, 주변에 빌라촌이 많아 수요는 풍부하다는 생각이 들었습니다.

그래서 알아보던 중, 여기 굉장히 유명한 치과가 있더라고요. 임플란트 수가는 아마 전국 최저가에 해당하지 않을까 합니다. 근처에 소규모 아파트가 신축 중이라 상가를 알아보러 가보았는데, 상가를 어떤 치과에서 분양을 많이 받아 갔다 하더라고요. 그래서 가서 상가 명패라고 하나요? 1층에 나열되어 있는 입점 상가 목록을 보니 정말 치과 이름이 쓰여있었습니다. 그 치과는 그때만 해도 근처 아파트 단지내상가에 계셨는데, 시간이 흘러 다시 찾아보니 정말로 그 아파트 단지내상가로 치과를 이전하셨더라고요. 위치는 이전 위치가 더 괜찮아 보였는데 아마 좀 작다고 느끼셨던 것 같습니다.
사실 제가 심미치료 위주로 치과를 꾸려가고 싶었으니 임플란트 진료가 주력은 아니므로 괜찮지 않을까? 하는 행복회로를 잠깐 돌려보았는데요. 냉정하게 다시 생각해 보면 제가 원래 여길 알아본 게 '임플란트 수요가 풍부해 보여서' 알아봤던 것이었죠? 그래서 심미치료 원툴로 살아남기는 힘든 입지이고 반드시 임플란트 진료가 뒷받침되어야 한다고 생각이 들었습니다. 그 치과가 또 수가를 빼놓고 봐도 브랜딩과 마케팅을 굉장히 잘하시더라고요. 수가 높게 받으셔도 충분히 수준 높은 경영이 가능할 것 같은데, 그럼에도 아쉬움을 안고 최종적으로 배제했던 위치입니다. 수가 경쟁하기는 싫었거든요. 만약 생각하는 바가 뚜렷하고 수가 경쟁을 이겨낼 무기가 있으시다면 우장산역도 굉장히 좋은 동네라고 생각합니다.

연신내역

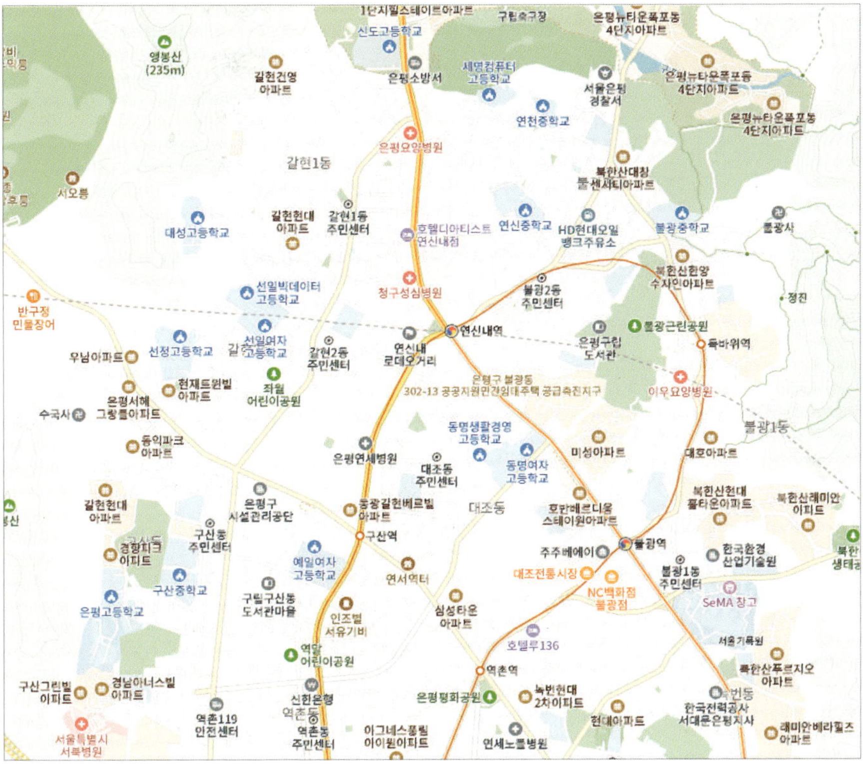

GTX-A 노선 개통이 예정된 연신내역입니다. 대규모 아파트 단지는 없지만, 빌라촌에 노년층 거주인구가 많고 유동인구가 많아 임플란트 수요도 많을 것으로 예상해 알아보았습니다. 또 의외로 20~30대 비중도 높더라고요. 괜찮은 상권이라고 생각합니다.

연신내역 상부 지상에 있던 건물을 헐고 공원을 조성하면서 어부지리로 코너건물이 되어버린 빌딩에 매물이 있었습니다. 그러나 제 기준에 층수가 너무 높았고 이때만 해도 제 개원 콘셉트에 확신이 없었기 때문에 고민만 하고 계약을 진행하지는 않았어요. 하지만 지금 봐도 나쁘지 않은 자리라는 생각이 드는데요. 아마 GTX 개통에 맞추어 누가 들어가도 들어가지 않을까 합니다. 이런 자리를 볼 때는 주변에 재개발 소식이 있는지 한번은 훑어보아야 합니다. 실제로 이 주변 건물들의 노후도가 상당합니다.

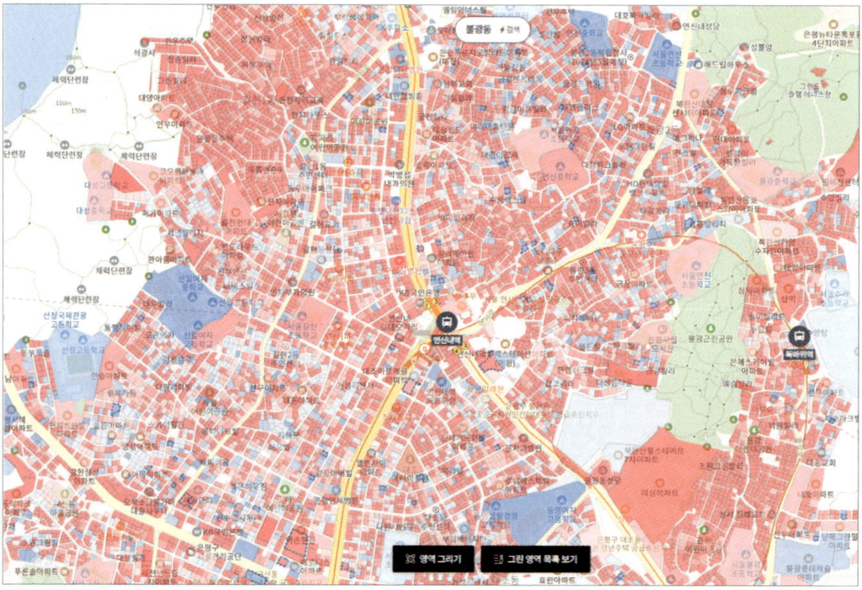

〈부동산플래닛〉사이트에서 재개발, 재건축 투자자들을 위해 제공하는 노후도 지도입니다. 빨간색이 많을수록 노후도가 많이 진행된 동네입니다. 노후도가 66% 이상 나와야 재개발이 되는데요. 지금으로서 눈에 띄는 대규모 재개발 소식은 없지만 재개발이 언젠가 되긴 될 것 같네요.

8층 / 보증금 7,000만 원 / 월세 350만 원 / 관리비 109.5만 원

연신내역 주변이 유동인구는 많지만, 안정적인 주거인구가 부족하다고 생각하실 수 있습니다. 근데 사실 연신내역 북쪽에 빌라촌 인구가 연신내역 쪽으로 모여들기 때문에 유동인구가 많은 것이라 주거인구가 부족한 건 아니라고 생각합니다. 대신 아파트와 달리 주거인구 '밀집도'가 낮기 때문에 불리한 점은 있죠.

아파트는 세대수 산정하기가 쉽지만 빌라는 그렇지가 않아 분석하기 어려운 점이 있기도 하고요.

그게 많이 신경 쓰이신다면 백련산 쪽이나 불광역 주변, 녹번역 쪽 입지를 찾아보는 것도 좋습니다. 그 주변에는 아파트가 많으니까 빌라 인구와 아파트 인구를 모두 비교적 안정적으로 확보할 수 있다고 생각합니다. 물론 경쟁 치과 현황은 잘 살펴보셔야겠죠.

수지구청역

아파트 투자 공부할 때 많이 보았던 곳이라 수지구청역(풍덕천동)도 좀 친숙해서 알아보았습니다. 용인에서 상급지로 죽전동과 함께 언급이 많이 되는 곳이죠. 신분당선 수지구청역에서 강남역(신분당선)까지 25분이면 갈 수 있습니다.

수지구청역 주변 상권은 북쪽 도로변에는 낮은 상가들이 주를 이루고 있고 남쪽으로는 중층 이상의 상가 건물로 이루어져 있습니다. 북쪽에도 물론 한 블록 전체가 상가로 이루어진 중층 상가 건물들 밀집 구역이 있기는 하지만, 인구 동선상 치과 개원으로는 1순위는 아닌 것으로 판단했습니다. 그래서 도로변만 알아보았었는데요. 미스터피자 위치가 딱 치과 위치로 좋아 보였었는데, 성업 중이라 협의가 쉽지 않더라고요. 한 끼 식사비로는 피자값이 너무 비싸졌고 일반식당에서도 화덕피자 메뉴가 많이 생겨서 오프라인 피자집 경영이 힘들어졌다고 주워들었는데 다 그렇지는 않나 봅니다.

미스터피자 위층에 공실 상가가 있기는 했는데, 도로 측 전면에서 보기에 자리가 좁아서 계약은 하지 않았습니다. 대로변 상가에 충분한 크기의 자리만 난다면 언제든 들어가도 괜찮다고 생각하고 있습니다. 단 대로변 남쪽 건물에는 치과 없는 건물이 몇 없어요. 그래서 북쪽 건물 중에 임차인에게 권리금을 주고 내보낸 뒤에 치과를 여는 것도 한번 생각해 보실만하다고 생각합니다.

개포동

개포동은 재건축으로 새로 입주하는 아파트들이 워낙 많아 한 번 알아보았습니다. 속된 말로 '개도 포기한 동네'에서 '개도 포르쉐를 타는 동네'로 탈바꿈했다고들 합니다. 재건축 아파트 단지가 대개 세대수가 아주 많아서 개원하기 괜찮다고 생각했습니다.
〈디에이치퍼스티어아이파크〉 6,702세대, 〈개포래미안포리스트〉 2,296세대, 〈래미안블레스티지〉 1,957세대, 〈디에이치아너힐즈〉 1,320세대, 〈개포자이프레지던스〉 3,375세대, 그리고 마지막으로 real 무허가 판자촌인 〈구룡마을 재개발〉도 있죠.
실제로 개원하지 않은 이유는 그냥 겁이 나서였는데요. 주변 원장님들 치과 검색해 보니 서울대, 연세대 분들이 굉장히 많더라고요. 괜히 주눅이 들어서 한두 번 보다가 더 찾아보지 않았습니다. 잘 아는 동네도 아니고요. 근데 지금 와서 생각해 보면, 개포동 개원이 더 나았을 수도 있겠다 하는 생각도 듭니다. 고수가 프리미엄 치과 콘셉트, 그러니까 일환 수 많지 않게 고수가로 진료하기로는 개포동 괜찮다고 생각합니다.

미아사거리역

여러 가지 지표상 강북구가 괜찮아 보여서 알아보기 시작했는데, 사실 미아사거리역보다 수유역을 먼저 보았습니다. 수유역이 경기 북부로 향하는 버스들 거점 역할을 하더라고요. 수원 방향으로 사당역이 하는 역할을 북쪽에서는 수유역이 하는 느낌이었습니다. 개원하려고 알아보기 시작한 거라 자세한 건 잘 모르지만요.
수유역은 그런데 경쟁이 너무 심하다고 생각했습니다. 대로변 건물에 자리도 없었고요. 그래서 조금씩 내려오다가 '길음 뉴타운'과 '미아 뉴타운' 2개의 재개발지구를 끼고 있는 미아사거리역을 알아보게 되었습니다. 미아사거리역에도 대장 치과가 크게 있는데요. 여기서 알아본 자리는 그 근처 미아사거리역 출구 바로 앞 2층 물건이었습니다. 출구에서 나오면 바로 앞에 있어서 가시성도 좋았고, 미아뉴타운 쪽에서 대로 쪽으로 나오는 길목에서도 정면으로 보이는 건물이라 마음에 들었습니다. 3층에는 교정과치과가 위치하고 있었고요. 결과적으로 진지하게 계약까지 생각해 보지 않은 이유는 삼각형 평면 때문이었습니다.

고민을 정말 많이 했던 것 같아요. 삼각형 평면 때문에 내부 인테리어 배치도 영 각이 안 나오더라고요. 3층 치과교정과 홈페이지를 둘러보면서 3층 원장님은 어떻게 배치를 하셨는지 유추도 해보고 했지만 좀 어려웠습니다. 건물이 노후된 것도 문제였고요.

또 이 부근이 예전부터 뉴타운 사업 외에도 대로변 상가까지 미아균형발전촉진지구, 미아중심재정비촉진지구 등으로 계속해서 개발이 진행되고 있다는 점도 불안 요소 중 하나입니다. 다행인지 불행인지 그 상가 하나만 가지고 재건축을 진행하기는 대지가 좁은 편이기는 한데, 옆에 통신사 대리점으로 사용되고 있는 작은 1층짜리 건물도 함께 재건축을 추진한다면 졸지에 쫓겨나게 될 수도 있겠죠. 상가 재건축은 상가임대차보호법상 임대차계약 갱신 거절 사유가 됩니다. 물론 지켜야 하는 요건이 있지만, 법원에서 해당 요건을 넓게(재건축 건물주에게 유리하게) 해석한 판례가 다수 있고 실제로 재건축 때문에 권리금을 일절 받지 못하고 나가야 하는 병의원 및 약국들의 사례가 꽤 됩니다. 노후화된 건물에서 치과 개원을 고려하고 계신 경우 이 부분을 반드시 점검해 보셔야겠죠?

미아사거리역도 마찬가지로, 개원하기 괜찮은 곳이라고 생각합니다. 앞으로도 계속해서 재개발이 예정되어 있고 해서 지금도 역시 매력적인 입지라고 생각하고 있습니다. 2025년 11월 준공 예정인 〈한화포레나미아〉 아파트 단지내상가의 사거리 코너 자리도 잡으실 수 있다면 괜찮아 보이고요.

사실 저도 2024년 4월 입주 예정이었던 〈길음역롯데캐슬트윈골드〉 주상복합 아파트의 단지내상가에 치과를 열기 위해 2023년 한여름부터 부동산에 전화를 돌려놨었는데요. 10월쯤에 상가 한 칸이 괜찮은 가격에 나왔는데 20평이라 그랬나, 아무튼 너무 작아서 제가 안 되겠다고 했거든요. 그때만 해도 부동산에서는 상가주들이 구분상가 합쳐서 임대인 받으면 대출이 어렵다고 여러 호수를 한 번에 임대 내놓지 않는 추세라고 하셨어요. 그래서 저도 알겠다고, 나중에 호수 큰 거 매물 나오면 다시 연락해 주시라고 했었습니다. 이후 한 달 정도 지나고 다시 전화해 보니 이미 치과 2개가 계약됐다며, 이제 치과는 못 들어간다고 하더라고요. 제 자리가 아니었나 봅니다.

등촌주공 항아리 상권

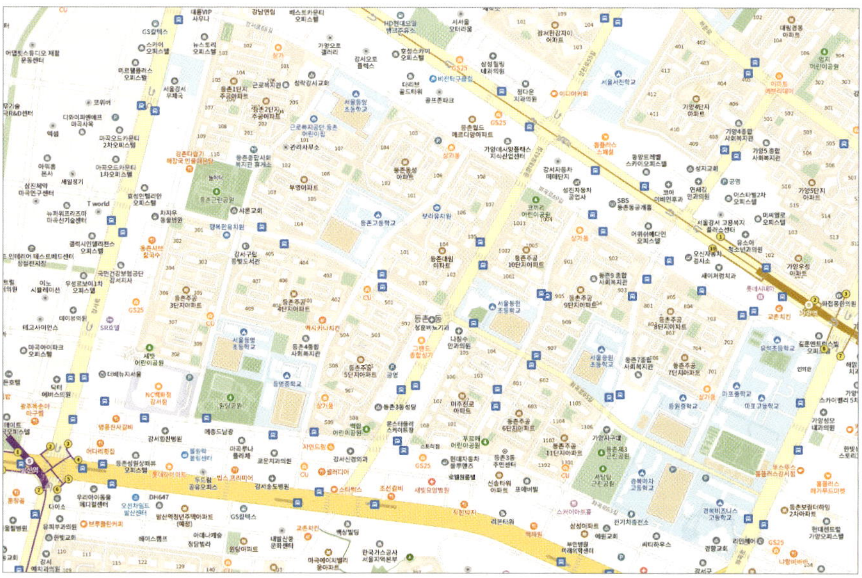

재건축 관련 여러 이슈로 떠들썩했던 둔촌주공 말고, '등촌' 주공입니다. 서울 강서구, 등촌3동 한가운데에 있는 항아리 상권에 나온 공실 상가를 보러 가보았습니다. 붙어 있는 두 개 건물에 모두 매물이 있어서 고민을 해보았어요. 둘

다 임대료도 저렴했고요. 주변 원장님들도 공격적으로 운영하지 않으셔서 저도 조용하게 치과 하기에 좋은 상권이라고 생각했습니다.

일단 보기에 주변 아파트 단지 주민들을 상대로 비교적 안정적인 운영이 가능해 보였지만 첫째, 그래도 조금 큰 상권에서 치과를 열어보고 싶은 욕심이 났습니다. 이 부분은 아마 다들 고민하시는 문제일 거로 생각합니다. 그리고 두 번째로, 저는 목/어깨가 좋지 않아서 소아 환자를 최대한 보고 싶지 않았는데 이런 아파트 단지에서 개원하려면 아무래도 소아 진료를 완전히 배제하기는 어렵죠. 그 점은 앞으로도 계속해서 아파트 상권을 알아볼 때마다 제 발목을 잡았습니다.

특히 이 동네는 주변에 발산역, 우장산역, 화곡역, 마곡역으로 워낙 쟁쟁한 치과들이 많기도 하고 9호선 가양역 쪽으로도 환자를 빼앗길 수 있다고 예상하였습니다.

물론 그럼에도 불구하고 '작고 조용하게, 안정적으로' 치과 하기에는 여전히 괜찮은 자리라고 생각합니다. 큰 매출 욕심을 부리면 안 되는 자리라고 생각하고 그런 성향이 맞는 원장님들이 분명히 계시겠죠.

가양역

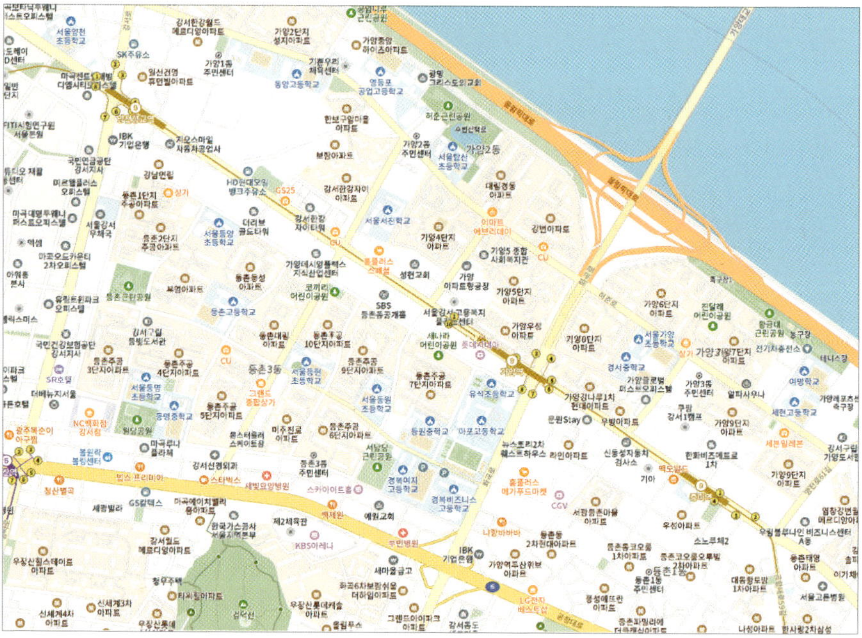

저는 그래서 등촌주공 주변 역세권을 보다가 가양역에 새로 짓는 메디컬 빌딩에 전화를 걸어보았습니다. 아무래도 동네 항아리 상권을 벗어나 역세권으로 가면 소아 진료에 대한 부담감은 확실히 줄어드니까요. 그런데 아니나 다를까, 12개 층 중에 치과만 딱 이미 계약됐다고 하더라고요. 역시 건물 올라갈 때 전화해도 늦은 경우가 꽤 있습니다. 그런데 건물 준공 시기는 대부분 처음 예정되어 있던 것보다 늦춰진다는 걸 감안하시고 개원 일정(봉직의 근무 기간 등) 준비를 하시기 바랍니다!

마들역

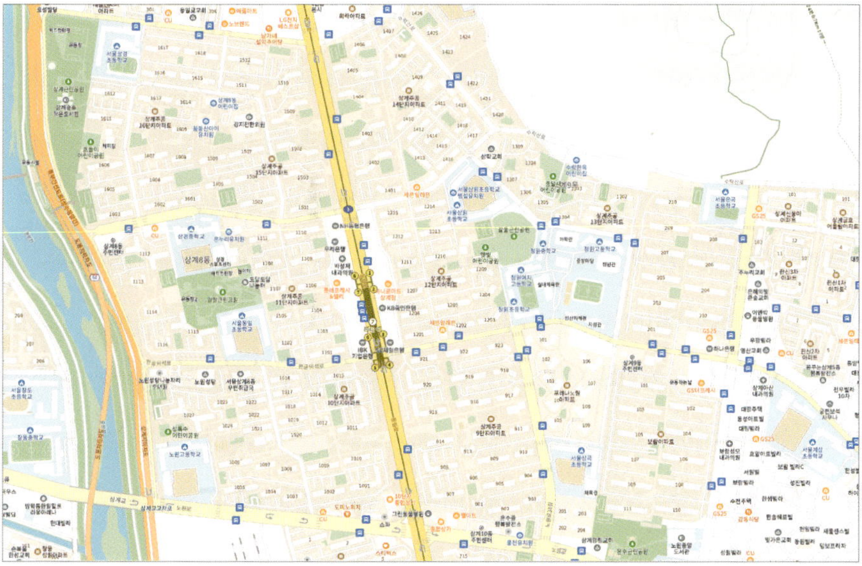

서울 북쪽 끝 노원구 중에서도 북쪽, 상계주공 단지가 16단지로 끝나는 동네-마들역 상권도 알아보았습니다. 마들역 부근 상권은 서울에서 찾아보기 힘든 전형적인 항아리 상권인데요. 등촌주공 항아리 상권보다 배후 세대가 많다고 생각해서 좋게 보았습니다만, 상가가 낙후되어 있고 공실이 적으며 상가 자체의 크기가 작아서 제가 원하는 규모 개원이 어려워 보였고, 규모뿐만이 아니라 개원 콘셉트적으로도 제 콘셉트와는 맞지 않아 보였습니다. 특히 마들역 상가들은 인도에 심긴 가로수가 건물을 죄다 가리고 있어서 간판이 거의 의미가 없지 않나 싶을 정도였는데요. 그런 게 별로 마음이 안 이끌리더라고요. 물론 개원해서 소아 진료도 열심히 보고 한다면 안정적인 운영이 가능할 거라는 생각은 아직도 듭니다. 그러나 가로수는 여전히 좀 아쉽네요.

굴포천역

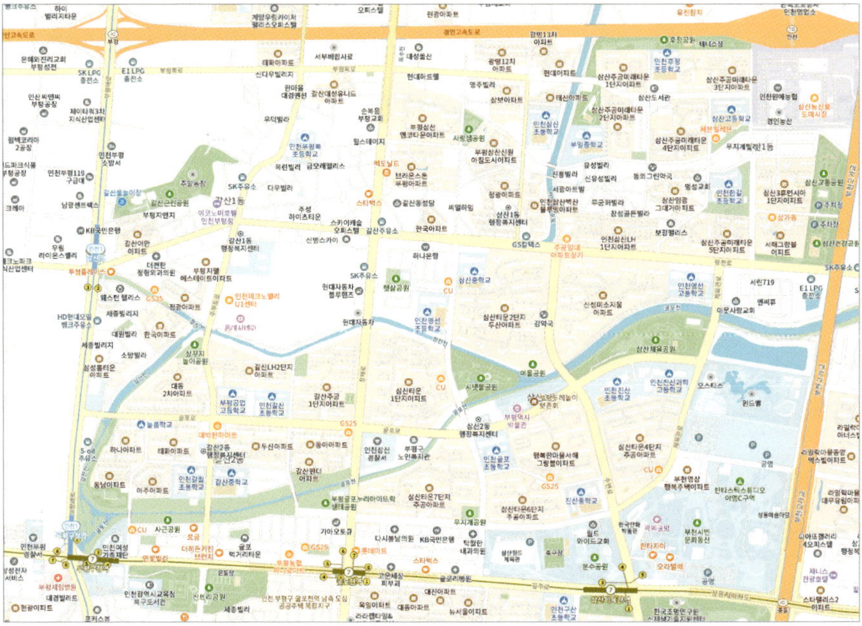

인천광역시 부평구까지 이어진 7호선의 굴포천역, 롯데마트 주변 상권도 본 적이 있습니다. 굴포천역 북쪽으로 아파트 단지가 많이 있어서 여기도 비교적 안정적인 운영이 가능해 보였습니다.

제가 이때 당시 어떤 기준으로 자리를 보고 있었는지 감이 오시죠? 계속해서 아파트 단지로 둘러싸인 안정적인 상권을 위주로 찾아보고 있었습니다.

여기도 아파트 단지라서 소아 진료는 봐야 하고요, 호갱노노 같은 부동산 어플리케이션에서 아파트 클릭해 보면 주민들이 나누는 이야기를 엿볼 수 있는데 인천 내 학군에 대한 고민이 많은 걸 보아 초중고 학생들과 그 학부모들이 주로 거주를 희망하는 동네이구나, 하고 유추해 볼 수 있었습니다. 애초에 호갱노노 커뮤니티 주 사용자층이 유아~초등 학부모 정도 되는 나이의 여성이기 때문에 그럴 수도 있지만, 분명히 학군 이야기가 별로 없는 아파트도 있거든요. 신도시가 아닌 구도심 아파트라면 아무래도 학군 이야기가 더 많은 동네에 자리를 잡아야 소아 진료 파이가 더 크다고 볼 수 있겠습니다. 이렇게 부동산 어플에서도 어느 정도 입지 선정 도움을 받을 수 있습니다. 한 번 실제로 임장 가서 당근마켓 동네 인증도 받으시고 주민들 커뮤니티도 둘러보는 것도 재미있어요.

고양시 일산3동 후곡학원가

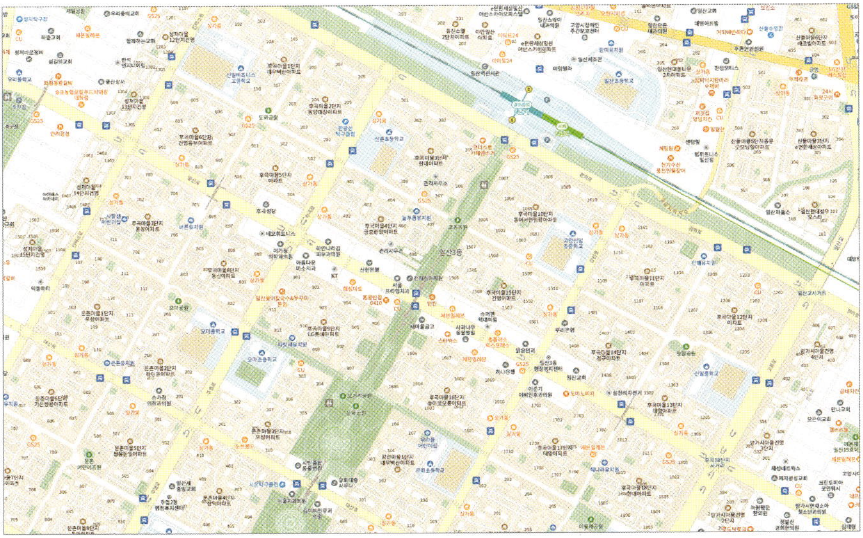

후곡 학원가 역시 아파트 밀집 지역의 항아리 상권으로 안정적인 운영이 가능할 것 같았지만 소아 진료에 대한 압박 때문에 진지하게 고려하지는 않았습니다. 소아치과 전문의 원장님을 모셔서 소아 진료를 할 수도 있겠지만, 일단은 저 혼자 진료하다가 나중에 GP 원장님 한 분을 모시는 것으로 저는 생각하고 있었거든요.

이렇게 저는 소아 진료는 되도록 안 보고 싶다는 생각이 확고했기 때문에 계속해서 입지 선정에 발목이 잡혔습니다.

이 동네, 일산은 아무래도 1기 신도시라 재건축과 관련된 리스크와 기회가 공존하는 곳이 아닌가 싶습니다. 실제로 정부에서 추진 중인 재건축선도지구에 일산시가 후곡마을 3, 4, 10, 15단지를 진행하기로 컨설팅에 들어갔죠. 이 아파트 단지를 '메인 배후'로 삼고 개원하시면 추후 재건축이 실제 진행되는 동안 배후 세대가 일시에 사라지는 악재를 맞으실 수 있습니다. 그러나 재건축이 완성된다면 이 동네에서 가장 좋은 아파트가 될 것이니 또 그만한 기회도 있을 수 있겠죠. 왜냐면 후곡마을 3, 4, 10, 15단지 컨설팅은 '역세권 복합고밀개발'을 목표로 하므로 실제 진행된다면 종 상향(현재 3종 일반주거지역에서 상업지역 등으로)과 함께 용적률 완화가 이루어질 것으로 예상하기 때문입니다. 물론 선도지구로 실제 선정되었을 때 이야깁니다.

고덕역

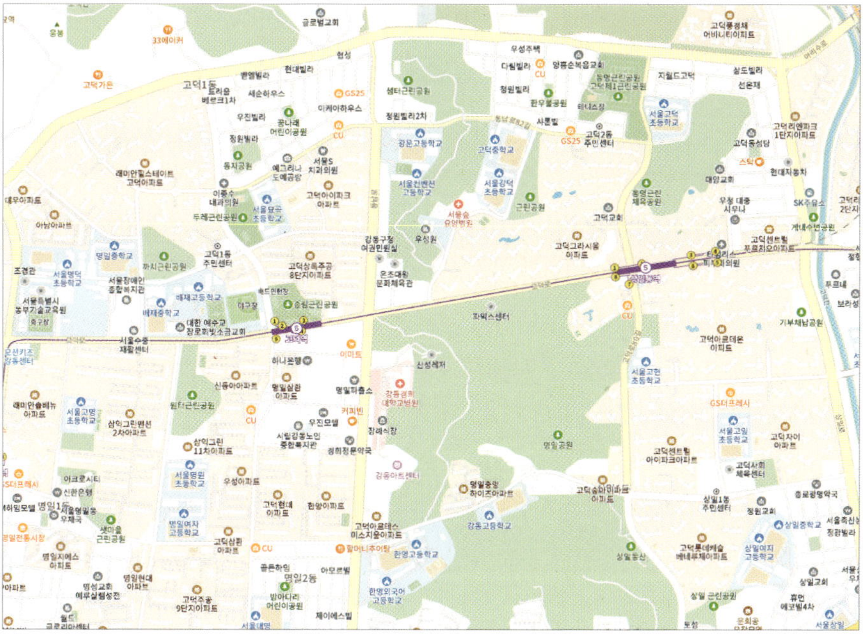

고덕역은 치과 할만한 공실 상가가 없더라고요. 고덕역 앞 대로변 상가들은 꽉꽉 들어차 있고 뒤쪽에 학원 할만한 건물만 좀 남아있었습니다. 그런데 곧 주양쇼핑 재건축이 시작된다고 하는데, 주양쇼핑 자리가 포스코 주상복합으로 재건축이 된다면 그 자리에 치과가 많이 들어갈 수 있을 것으로 기대합니다. 근데 주변 아파트들이 좀 재건축 추진을 많이 해서 불안불안합니다. 지금이야 고덕역 상권에 가보면 애들이 막 바글바글하던데, 교정이나 소아 진료하기 정말 좋겠더라고요. 아무튼, 지금으로서는 소아/청소년과 학부모 연령층 성인을 대상으로 치과 하기에 좋아 보이는 동네입니다.

수원 망포역

여기는 삼성전자 본사가 있는 곳인데요. 망포역 남쪽으로 아파트 단지도 많아서 수요가 풍부하다고 생각했습니다. 역세권 중심상권으로 형성된 것은 망포역 부근 대형 상가들이었는데요. 저는 사실 거기보다는 동탄 넘어가는 길목 태장사거리 망포중학교 있는 쪽 상가들이 더 마음에 들었습니다. 그런데 제가 잘 아는 동네도 아니고 삼성전자 직원들이 꼭 그 앞에서 치료받는 것은 아니므로 삼성 사업장을 배제하고 보면 결국 여태까지 계속 보았던 주거지 상권이기에, 이곳저곳 비슷한 아파트 상권 몇 곳을 주시하면서 보다가 잊혀진 기억이 납니다. 망포역세권/태장사거리 상권 모두 나쁘지는 않다고 생각합니다. 여기서 개원할 거면 이제 진짜 자리싸움이라고 보고요. 얼마나 좋은 컨디션의 건물 몇 층 어떤 호수에 개원하느냐가 중요하다고 생각합니다.

안산 초지동(행정복지센터 상권)

안산 초지동 행정복지센터 상권도 아파트로 둘러싸인 전형적인 항아리 상권입니다. 앞에서 한 번 지도로 보여드린 적이 있죠. 상권 분석이 비교적 쉬운 동네라고요.

초지동은 서쪽에 공단이 자리 잡고 있어 사실 공단 근로자 수의 수혜를 받을 수 있지 않을까 행복회로를 잠깐 돌려보았는데, 의외로 공단 안에도 치과가 있어서 해당 치과들이 공단 근로자들 치과치료를 담당하고 있기 때문에 공단에서 가까운 상권이라고 해서 치과치료를 초지동에서 받을 거라는 생각은 순진한 생각이라고 합니다.

안산/시흥의 반월 특수지역 국가산업단지는 지정 면적이 약 150,799,000 m^2로 전국에서 가장 넓고 그 중 시화공단이 125,445,000 m^2로 단일 산업단지 중에서도 가장 거대한 면적을 자랑합니다. 고용현황 역시 압도적인데, 반월

특수지역 국가산업단지의 고용현황은 남성 202,085명, 여성 52,430명으로 총 254,515명이고 그 중 시화공단은 남성 101,976명, 여성 27,187명으로 총 129,163명에 달합니다. 전국에서 가장 큰 산업단지이죠.
고용규모가 전국에서 2번째로 큰 구로공단의 서울디지털단지도 고용인원이 남성 98,696명, 여성 41,988명으로 총 140,684명이나 되는 데 반해 단지 면적은 1,925,000 m^2로 앞서 이야기한 반월/시화공단보다 매우 작은 편이고, 그만큼 치과도 집약되어 있어 반월특수단지가 치과 개원에는 좀 더 매력적인 부분이 있다고 생각했습니다.
그러나 전해 듣기로, 공단 내에서 치과를 하시려면 공단 내 근로자를 치과로 데려올 수 있는 특수인력이 필요하다는 이야기를 들었습니다. 무작정 공단 내에 개원한다고 해서 환자들이 찾아오지는 않는다고 합니다. 그래서 더더욱이나 초지동에 개원한다고 해서 시화공단 근로자들이 치과로 오지는 않을 수 있다고 하네요. 개원하실 때 해당 소문이 사실인지 자세히 검토하시기 바랍니다. 사실이라면 신규 또는 인수 개원에 있어 둘 다 매우 신중해야 할 것이며, 그래서 치과 개수가 공단 규모에 비해 적은 것이 아닌가 하는 합리적 의심이 듭니다.

여기서 공단에 대해 말이 나온 김에, 잠깐 전국 산업단지 현황에 대해서 정리를 한 번 하고 가보겠습니다.

산업단지로 보는 입지

먼저 2023년 3분기까지 연간 누계생산 상위 10곳, 주요 산업단지 현황 먼저 짚어보겠습니다.

유형	시도	시군	단지명	가동 업체수	고용현황			누계생산 (백만원)
					남성	여성	합계	
국가	울산	남구	울산·미포	658	90,222	6,742	96,964	110,190,426
국가	전남	여수시	여수	277	23,020	1,887	24,907	62,255,873
국가	경기	안산시	반월특수지역	20,671	202,085	52,430	254,515	58,647,370
국가	울산	울주군	온산	338	13,544	1,126	14,670	49,999,948
국가	경남	창원시	창원[재생사업지구:부분]	2,648	101,502	17,060	118,562	44,384,385
국가	경북	구미시	구미국가(1단지)[재생사업지구]	2,173	64,665	15,517	80,182	33,660,714
국가	인천	남동구	남동[재생사업지구]	7,609	61,382	23,028	84,410	24,206,322
국가	경기	평택시	아산국가산업단지	239	22,122	1,884	24,006	21,829,964
일반	충남	서산시	대산	4	1,440	55	1,495	21,155,002
일반	충남	아산시	아산디스플레이시티1	6	12,220	4,335	16,555	17,104,560

이 표는 지방이라고 해서 다 같은 지방이 아니라는 것을 깨닫게 해주죠? 치과개원에 한정하여 생각해 보면, 많이들 '시골'개원을 생각하면서 이름이 알려진 이런 도시에 개원하려 하는데 그것은 사실 콘셉트 자체를 잘못 파악한 것으로 생각해 볼 수 있겠죠, 이런 데는 시골이 아닙니다.

사실 제가 안산 시화공단을 이야기한 것은 해당 산업단지에서 종사하고 계신

상시 근로자 수, 즉 공단 상주인구가 많은 곳을 먼저 알아본 것인데요. 만약 공단 근로자의 '구매력'을 좀 더 우선순위에 둔다면 시화공단보다는 서산, 여수 같은 곳이 더 나을지도 모릅니다. 서산 대산산업단지의 근로자 1인당 생산액은 약 14,150,503,000원으로 다른 산업단지 대비 압도적입니다. 물론 대산산업단지 입주기업으로 적힌 4곳이 전부 대기업인 현대(현대오일뱅크, 현대쉘베이스오일, 현대코스모, 현대케미칼)라는 것이 함정이기는 한데요, 아무렴 어떻습니까. 그 덕에 서산이 먹고 사는데요. 대기업이 가지는 경제효과라는 게 정말 어마어마하다는 사실만 한 번 더 알게 되는 것 같네요.

서산하고 거의 함께 묶이다시피 하는 당진은 위 표에서 평택의 아산국가산업단지에 포함되어 있지 않고요, 별도로 표로 만들어드리겠습니다.

유형	시도	시군	단지명	가동 업체수	고용현황			누계생산 (백만원)
					남성	여성	합계	
국가	충남	당진시	아산국가산업 단지	135	4,287	404	4,691	4,187,965

서산에 비하면 당진은 산업단지 규모가 작은 편인데, 당진이 서산과 항상 함께 개원지로 묶이는 이유는 서산 산업단지 근로자가 서산과 당진에 골고루 거주하기 때문인 것으로 유추해 볼 수 있습니다. 지도를 펴놓고 보면 서산 대산산업단지까지의 거리가 서산 시내와 당진 시내에서 거의 동일하다시피 하다는 것을 확인하실 수 있으실 겁니다.

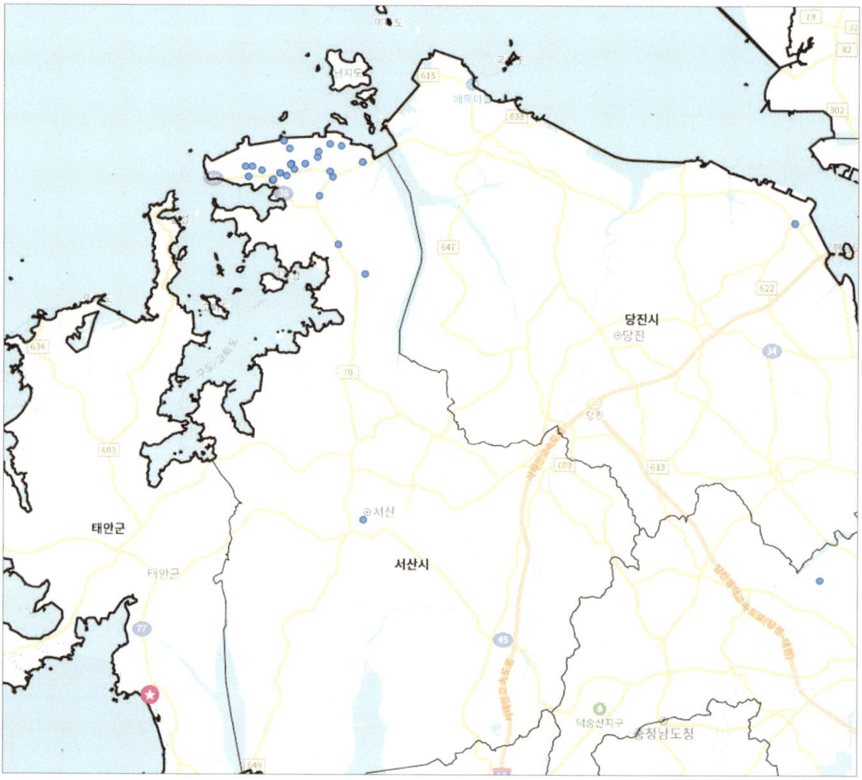
당진시
⊙당진
태안군
⊙서산
서산시
태안군
덕숭산지구
충청남도청

다시 산업단지를 고용자 수가 많은 곳부터 차례대로 나열해 볼까요?

유형	시도	시군	단지명	가동 업체수	고용현황			누계생산 (백만원)
					남성	여성	합계	
국가	경기	안산시	반월특수지역	20,671	202,085	52,430	254,515	58,647,370
국가	서울	구로구	서울디지털	12,512	98,696	41,988	140,684	10,387,458
국가	경남	창원시	창원[재생사업 지구:부분]	2,648	101,502	17,060	118,562	44,384,385
국가	울산	남구	울산·미포	658	90,222	6,742	96,964	110,190,426
국가	인천	남동구	남동 [재생사업지구]	7,609	61,382	23,028	84,410	24,206,322
국가	경북	구미시	구미국가 (1단지) [재생사업지구]	2,173	64,665	15,517	80,182	33,660,714
일반	경기	성남시	성남 [재생사업지구]	2,942	28,975	13,680	42,655	6,752,135
국가	대전	유성구	대덕연구개발 특구	1,600	29,840	9,040	38,880	9,394,488
일반	서울	강서구	마곡	131	25,872	13,001	38,873	-
국가	부산	강서구	명지·녹산	1,289	21,980	6,286	28,266	9,608,111
일반	충북	청주시	청주[재생사업 지구:부분]	686	17,543	8,215	25,758	10,886,926
국가	전남	여수시	여수	277	23,020	1,887	24,907	62,255,873
국가	경기	평택시	아산국가	239	22,122	1,884	24,006	21,829,964
국가	인천	부평구	한국수출산업	3,123	16,260	7,736	23,996	5,430,562
일반	충북	청주시	오창과학	169	18,742	4,157	22,899	14,429,705
일반	광주	광산구	하남[재생사업 지구:부분]	1,069	16,921	4,171	21,092	9,626,223
일반	경기	파주시	파주LCD	7	17,953	2,669	20,622	2,172,000

고용 현황 2만 명이 넘는 곳만 제가 마음대로 잘라서 보여드렸습니다. 지방에서 청주가 유독 개원지로 언급이 많이 되는데 저는 그 이유가, 청주에 양질의

일자리가 많기 때문이라고 생각합니다. 대표적으로는 하이닉스 공장이 있겠죠, 지금도 큰데 계속해서 확장하고 있습니다.

물론 여기에는 판교 테크노밸리 같은 곳은 빠져있는데, 그 이유는 판교는 '산업단지'가 아니기 때문입니다. 표에 있는 성남산업단지는 판교가 아니고 중원구 동쪽 구석에 있는 성남산업단지를 말하는 겁니다. 판교 테크노밸리는 78,751명이 상주 근무하고 있으며 2022년 총매출액은 167.7조 원에 달해 2022년 같은 해 산업단지 총생산액 1위를 차지한 울산의 147조 원보다 무려 20조 원이나 많다고 합니다.

사실 산업단지로 입지를 볼 때는 이것을 메인으로 하기보다는 보조적인 지표로 사용하는 것이 훨씬 좋다고 생각하는데, 이 책을 읽고 계신 원장님들도 대부분 이미 알고 계시겠죠. 왜냐면 산업단지 총생산액은 기업의 매출액이지 노동자의 소득이 아니기 때문이죠. 물론 산업단지가 많으면 직장인도 그만큼 많고 기업 규모가 클수록 소득도 증가하는 경향이 있으리라고 미루어 짐작할 수는 있겠지만, 말 그대로 '짐작'이니까 참고만 해봅시다. 산업단지 1위 자리를 굳건히 지키는 울산이 실제로 근로소득 평균 전국 1~2위를 다투고 지역경제에 돈이 많이 돌기로 유명한 지방 도시이기는 하지만, 위에서 언급한 모든 동네가 다 그렇지는 않을 수도 있습니다.

산업단지 중에 서울 입지로는 서울디지털산업단지 2단지인 〈가산디지털단지역〉의 신축 지식산업센터 〈가산 KS타워〉를 알아본 적이 있습니다. 1호선과 7호선이 지나는 역세권이죠.

호실	용도	전용면적	계약면적	임대 제안	
		평	평	보증금	임대료(월)
C222호	1종근생	16.58	32.98	60,000,000	2,500,000
C223호	1종근생	16.58	32.98	60,000,000	2,500,000
C224호	1종근생	16.58	32.98	60,000,000	2,500,000
계		49.74	98.94	180,000,000	7,500,000

2층 50평 / 보증금 1억 8,000만 원 / 월세 750만 원 / 관리비 0

3층 73평 / 보증금 1억 9,000만 원 / 월세 1,000만 원 / 관리비 0

지식산업센터 건물 위치로는 어떨지 모르지만, 치과 위치로는 건물 위치와 상가 호수 위치가 좋은 편은 아니라는 생각이 들었고 주변에 치과가 너무 많다고 생각했습니다. 그러니 이런 곳에서는 일단 보수적으로 지식산업센터 한 동 상주 인원만 보고 개원하는 콘셉트로 가야 한다고 생각합니다. 아파트 단지내상가 개원처럼요.

시청역

보증금 5,000만 원 / 월세 360만 원 / 관리비 85만 원

서울시청 뒤편 일방통행 사거리 코너에 위치했던 건물입니다. CBD라고 불리는 서울 중구/종로 부근 업무지구 대형 빌딩들은 건축된 지 오래된 경우가 많은데요. 그런 대형 빌딩들은 대부분 재건축이 불가능합니다. 그게 무슨 소리냐, 오래됐으면 재건축이 가능한 거 아니냐? 하실 수 있지만, 그건 건물 층수가 낮은 경우에만 가능한 일이죠. 이 건물은 리모델링만 가능한데, 이런 건물 건물주들이 거래를 앞두고 리모델링을 통해 건물 가치를 올린 뒤 매매하려는 경우가 있어 컨디션이 좋지 않은 빌딩건물은 피하는 게 좋을 수 있습니다. 물론 상가건물 임대차보호법에서 재건축이 아닌 리모델링은 임대차계약 해지 사유가 아니므로 임차인을 보호하고는 있지만, 임대차계약서상 특약사항에 재건축/리모델링 등으로 임대차계약을 해지할 수 있다는 조항을 넣는 경우도 많으니 주의하셔야 합니다.

대지위치		지번	도로명주소	
서울특별시 중구 OO동		OO-O	서울특별시 중구 OO로 OO (OO동)	
※대지면적	연면적	※지역	※지구	※구역
155.4m^2	1,820.85m^2	일반상업	방화지구	
건축면적	용적률 산정용 연면적	주구조	주용도	층수
133.42m^2	1,726.83m^2	철근콘크리트	제1종근린생활시설	지하:1층, 지상:13층
※건폐율	※용적률	높이	지붕	부속건축물
85.8%	1,111.2162%	47.4m	(철근)콘크리트	
※조경면적	※공개 공지 공간 면적	※건축선 후퇴면적	※건축선 후퇴거리	
m^2	m^2	m^2	m	

이 건물은 최근에 리모델링을 마친 물건이라 해당 위험은 없는 건물이었는데요. 보시다시피 건폐율* 85.8%, 용적률* 1,111%로 건물을 부수고 새로 짓는 게 불가능한 건물입니다. 새로 지을 때는 현재 건폐율/용적률 규제를 받기 때문입니다. 재건축해서 새 빌딩을 올리면 기존 건물보다 면적도 좁아지고 층수도 낮아지기 때문에 건물을 부술 수가 없는 것이죠.

*건폐율은 땅 크기에서 건물이 차지하는 비율을 말합니다. 100평 땅에다 90평만큼의 건물을 지으면 건폐율을 90%라고 하는 거예요.

*용적률은 땅 크기 대비 지상층 면적의 총합을 말합니다. 한 층의 면적이 90평인데 13층을 쌓으면 총면적이 1,170평이 되겠죠? 100평 땅에다 1,170평 건물을 쌓아 올려놨으니 용적률은 1,170%가 됩니다.

*현재 서울시 일반상업지구 건폐율은 최대 60%, 용적률은 최대 800%까지 허용되니까, 100평 땅에다가는 최대 800평까지만 쌓아 올려 지을 수 있어요(ex_한 층에 60평짜리 건물을 13층까지 올리는 건 가능).

*이 건물은 대지면적이 50평이 안 되니까, 건물을 부수고 13층까지 다시 재건축을 한다고 하면 한 층에 면적이 30평도 안 되게 지어지는 거죠. 지금은 40평인데요.

유형	시도	시군	단지명	가동 업체수	소유자 현황				
구분	층별	구조	용도	면적(m²)	성명(명칭)		주소	소유권 지분	변동일
주1	지1층	철근콘크리트	기계실	76.62	주민(법인) 등록번호				변동원인
주1	지1층	철근콘크리트	창고시설(창고)	17.4	김OO		서울특별시 용산구 한남대로 91, OOO동 OOO호 (나인원 한남)	1/1	21.10.21
주1	1층	철근콘크리트	제1종근린생활 시설(소매)	125.79	50XXXX-1******				소유권 이전
주1	2층	철근콘크리트	제2종근린생활 시설	133.42	건축물 현황				
주1	3층	철근콘크리트	제2종근린생활 시설	133.42	구분	층별	구조	용도	면적(m²)
주1	4층	철근콘크리트	제1종근린생활 시설(의원)	133.42					
주1	5층	철근콘크리트	제1종근린생활 시설(의원)	133.42					
주1	6층	철근콘크리트	제1종근린생활 시설(의원)	133.42					
주1	7층	철근콘크리트	제1종근린생활 시설(의원)	133.42					
주1	8층	철근콘크리트	제1종근린생활 시설(의원)	133.42					
주1	9층	철근콘크리트	제1종근린생활 시설(의원)	133.42					
주1	10층	철근콘크리트	제1종근린생활 시설(의원)	133.42					
주1	11층	철근콘크리트	사무실	133.42					
주1	12층	철근콘크리트	사무실	133.42					
주1	13층	철근콘크리트	사무실	133.42					
		-이하여백-							

이 건물은 제1종근린생활시설(의원)으로 미리 용도변경을 전부 다 해놓아서 (의원)을 (치과의원)으로 표시 변경만 진행하면 된다는 장점도 있었습니다. 그런데 건축물대장상 면적이 133.42 m^2로 나와 있는데요. 부동산에서도 이것만 보고 실평수 40.43평이라고 소개하는 곳도 있었고, 그래도 나름대로 계산을 해보았는지 실평수 36평이라고 소개하는 곳도 있었습니다. 그런데 직접 가보니 절대 36평이 나올 수가 없는 크기였던 거죠. 매물을 여러 군데 보다 보면 감이 오잖아요? 저번에 35평이라고 해서 가봤던 데보다 훨씬 작다는 그런 느낌이요. 실평수는 28평 정도 되었습니다. 계단실과 엘리베이터, 화장실 면적까지 다 포함된 게 40평이니까 대충 30평 안쪽으로 나오고, 화장실 입구 쪽 벽이나 중간에 뜬금없이 솟아있는 기둥 4개를 다 빼면 실평수는 28평보다 더 좁아지겠죠. 가용공간이 줄어드니까요. 거기다 층고도 굉장히 낮았습니다. 천장을 덮지 않고 콘크리트를 일부러 노출시켜 놓았는데, 그 노출된 높이가 일반 상가 천장 높이 정도 되어 보였거든요. 그럼 굉~장히 낮은 겁니다. 어쩐지 바깥에서 볼 때도 5층인데도 불구하고 굉장히 낮게 가시성이 은근 괜찮게 잘 나오더라고요.

시청역 건물은 상당히 마음에 드는 위치였고 유동인구가 많은 데다 주말에는 운영할 이유가 없어서 워라밸도 챙길 수 있는 입지라고 생각했습니다. 단, 상권 특성상 점심시간 진료가 필요해 보여서 점심시간이 뒤로 밀리는 단점이 있기는 했어요. 최종적으로 선택하지 않은 이유는 앞에서 언급한 대로 너무 면적이 좁고 중간에 기둥이 4개나 있어 공간 활용도가 나쁜 데다 층고까지 낮았기 때문입니다.

저도 고민이 돼서 몇 번 왔다 갔다 했는데, 그게 또 소문을 냈는지 금방 산부인과 원장님, 정신건강의학과 원장님이 잡아서 개원하셨더라고요. 아무래도 부동산은 '빠른 계약 성사'를 위해서 이 상가가 경쟁이 심하다고 부추기니까요.

여의도역

브라이튼 여의도 주상복합 준공됐을 때 한동안 상가가 비어있어서 여기도 알아본 적이 있는데요. 월세 수준이 그냥 알아보았다는 것에 의의가 있는 정도의 수준이었습니다. 전교 꼴등도 서울대 입학전형 읽어볼 수는 있잖아요?

여의도는 아무래도 주거인구도 주거인구지만 결국 오피스상권으로 분류되는 곳인데 왜냐하면 여의도 역시 중구/종로의 CBD처럼 여의도/영등포의 YBD로 서울 3대 중심 업무지구라고 불릴 정도로 직장인구가 많기 때문입니다. 남은 아파트들도 차차 재건축이 예정되어 있는데 그렇다면 단기적으로 주거인구 자체는 더더욱 줄어들겠죠. 물론 재건축이 완성되고 나면 현재보다 더 많아지겠지만요.

브라이튼 여의도 말고도 계속 보고는 있었습니다만, 치과 없는 건물을 찾는 게 힘든 건 둘째 치고 물건이 있더라도 노후된 건물의 소형점포 매물이라 치과를 열기에는 어려움이 있었습니다.

성수동

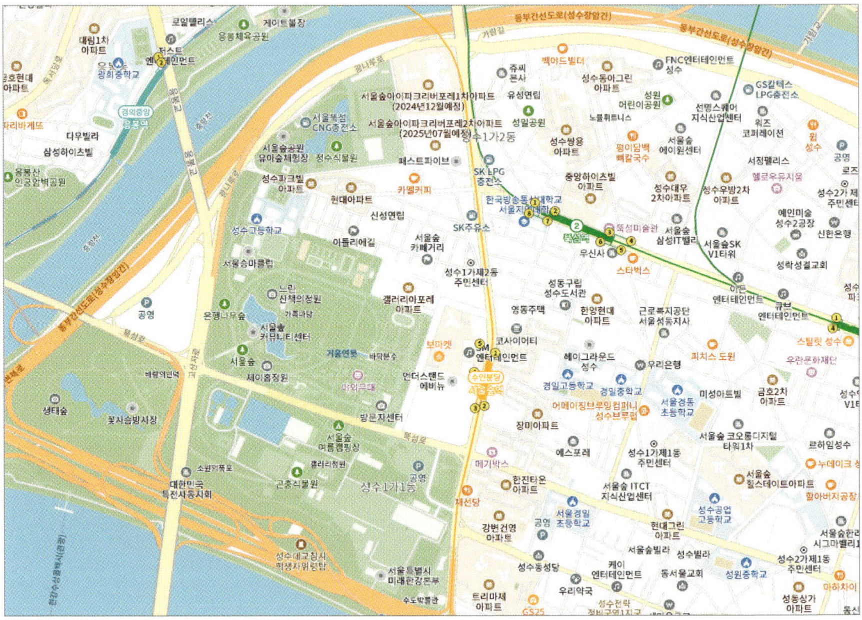

성수동 서울숲 바로 옆, 정수식물원 앞 재개발 아파트인 〈서울숲아이파크리버포레〉 아파트 단지내상가를 알아보았습니다. 서울숲과 성수동이라는, 현재 서울에서 가장 뜨거운 관심을 받는 동네에서 심미치과를 여는 건 어떨까 행복한 상상도 해보았지요! 해당 상가는 임차인을 구하고 있지는 않았고, 분양받을 사람을 구하고 있었는데요. 사실 제 자금 사정상 분양받아서 들어갈 여력은 안 되었지만, 선임대라도 졸라서 미리 선점해 보려고 분양 문의를 해보았습니다. 결론부터 말씀드리자면 선임대는 어림도 없었고 분양가는 정말 현실적으로 말도 안 되는 조건이었어요.

약 38평 상가 한 칸을 분양받는 데에 분양가가 12억 7,700만 원 정도 든다고 했습니다. 담보대출과 닥터론으로 80% 대출을 받는다고 해도 현금 2억 5,000만 원 이상이 필요한 거죠. 앞으로 들어가는 개원 자금도 모두 현금으로 준비해야 하는 거고요.

그런데 여태까지 부동산 통해서 상가 보러 다닐 때 평수 얘기하면 다 실평수 기준이었는데, 분양받을 때는 실평수 기준이 아니라 '계약 면적'을 기준으로 말합니다. 앞에서 말한 38평은 계약 면적인거죠. 전용면적은 약 14평밖에 안 되었습니다. 그러니까, 전용 14평 단지내상가(구분상가) 한 칸을 12억 7,700만 원에 사야 하는 거죠. 근데 14평 가지고 개원이 됩니까? 안되죠. 추가로 더 분양받아야겠네요?

옆 구분상가 한 개 호수, 전용 12평짜리를 10억 3,460만 원에 분양받습니다. 그럼 이제 26평이 되었죠. 아직도 부족하네요. 그 옆 호수 전용 10평짜리를 9억 2,774만 원에 사야 합니다. 36평 정도면 개원은 하겠지만, 제 성에는 안 차더라고요. 그러면 그 옆 호수 10평짜리를 또 8억 2,295만 원에 사야 합니다. 여기까지 하면 실평수 46평에 분양가 40억 6,234만 원이었습니다.

그런데 실제로 상가분양사무소 측에서 제안한 것은 그 옆에 남은 세 칸을 마저 분양받는 것으로 해서 32평 추가, 분양가는 27억 4,521만 원 추가해서 총 78.55평, 분양가 68억 755만 원으로 치과가 들어오길 원하고 있었습니다. 눈앞이 깜깜해지더라고요. 솔직하게 제가 그거 분양받을 돈은 없고 혹시나 분양받으실 분 나타나면 치과 임대 들어가고 싶으니 꼭 좀 연결해 달라고 부탁드리고 나왔습니다. 물론 연락은 없더라고요.

호실	용도	전용면적	공용면적	계약면적	평단가	분양금액	
		평	평	평		공급금액	총분양금액(VAT)
2109호	단지내 상가	14.73	22.95	37.68	32,989,000	1,243,000,000	1,277,058,000원
2110호	단지내 상가	11.94	18.60	30.53	32,973,000	1,007,000,000	1,034,592,000원
2111호	단지내 상가	10.71	16.68	27.39	32,970,000	903,000,000	927,742,000원
2112호	단지내 상가	9.50	14.80	24.30	32,959,000	801,000,000	822,947,000원

호실	용도	전용면적	공용면적	계약면적	평단가	분양금액	
		평	평	평		공급금액	총분양금액(VAT)
2113호	단지내 상가	9.62	14.99	24.61	33,001,000	812,000,000	834,249,000원
2114호	단지내 상가	8.91	13.89	22.80	32,983,000	752,000,000	772,605,000원
2115호	단지내 상가	13.14	20.46	33.60	32,981,000	1,108,000,000	1,138,359,000원
계		78.55	122.37	200.91	-	6,626,000,000	6,807,552,000원

계약금은 20%였고 중도금은 4차(각각 분양가의 10%)까지 무이자 대출이 가능했습니다. 계약하러 갈 거면 바로 13억 6,151만 원을 입금해야 하는데, 세상에 돈 많은 사람 참 많구나 하고 생각했어요. 좋은 경험이었습니다.

만약 이런 입지에 들어가려면 임대료를 얼마나 줘야 할까요? 역산을 한번 해봅시다.

만약 돈이 있어서 계약을 했다고 칩시다. 임대 사업자등록을 해서 부가세는 환급받았다고 치고요, 80% 대출을 5% 금리로 받았다고 해보면, 분양가 66억 2,600만 원 중에 현금은 20%, 13억 2,520만 원이 들어갔겠군요. 임차인에게 보증금으로 3억을 받아서 실투자금은 10억 2,520만 원이 들어갔다고 해봅시다. 그러면 연수익률 2%를 목표로 하려면 1년에 2,050만 원의 수익을 얻어야 하는데(수익금/실투자금의 비율이 수익률이니까요), 매년 대출이자로 2억 6,504만 원이 들어가니 1년에 임대료를 2억 8,554만 원, 한 달에 2,380만 원을 받아야 합니다(임대료−대출이자=수익금이니까요). 월세 2,000만 원에 관리비 380만 원 받으면 될까요?

2층 / 보증금 3억 / 월세 2,000만 원 / 관리비 380만 원

여기서 대출 금리가 낮아질수록 월세 수익률은 급격히 상승하는데요. 같은 조건에 금리가 4%로 낮아지면 투자수익률은 연 7.18%가 되고, 금리가 3%가 되면 투자수익률은 연 12.35%가 됩니다. 요즘 금리 높은 게 얼마나 치명적인지 감이 오시겠죠? 개원하기 참 안 좋은 시기입니다. 대출 금리가 낮으면 월세를 낮춰도 목표 수익률을 맞출 수 있는데, 금리가 올라가니 재계약 시즌에 전부 임대료를 올리는 거죠. 대출 낀 건물주들이 이자 압박에 쪼들리니까요. 그러니 월세가 오를 수밖에 없는 것 같습니다. 주변 시세가 오르니 현금박치기로 건물 가진 건물주들도 시세에 맞춰 임대료를 올리고요. 만약 저 상가를 66억 3천 정도 모두 현금으로 산다면 수익률은 약 4.5% 정도 될 겁니다. 저금리에서는 대출 받는 게 무조건 이득이고, 지금 같은 고금리에서는 대출 안 받았어야 이득이죠.

현재 성수동에서 이게 현실적으로 가능한 월세인지 저는 잘 모르겠지만, 이론적으로는 그렇다는 겁니다. 그 근처에 멋지게 지어진 상가빌딩이 있는데 2층 188평 물건이 보증금 9억 4,000만 원 / 월세 9,400만 원 / 관리비 1,316만 원 조건에 올라와 있더라고요. 딴 세상 이야기군요. 저는 이제 모르겠습니다. 아파트 위치가 중심가 쪽인 것도 아니고요.

청량리

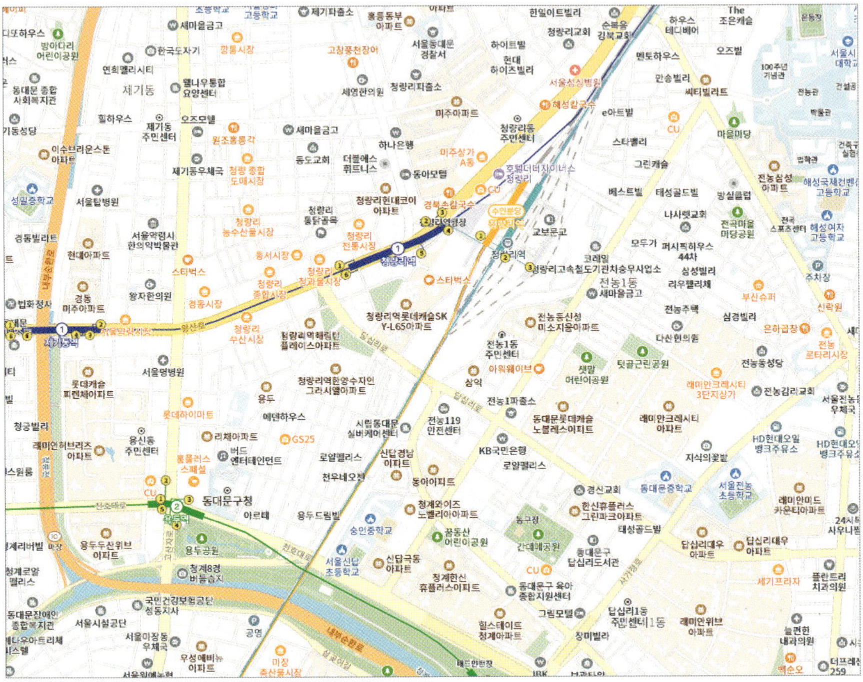

청량리 동부청과시장 정비사업으로 탄생한 1152세대의 대단지 〈청량리역 한양수자인그라시엘〉 주상복합 아파트의 〈한양수자인 아트포레스트〉 상가 3층을 알아보았습니다. 책 쓰려고 다시 찾아보니, 여기는 분양가도 공개해 놓아서 투명하게(?) 한번 계산해 볼 수 있겠네요. 이걸 보면 앞에서 성수동 물건에서 계산한 게 영 틀린 계산은 아닌 것 같습니다.

호실	전용평수	공급가(VAT별도)	임대보증금	월 임대료	년 임대료
318	25.86평	1,527,306,139원	50,000,000원	4,924,354원	59,092,246원
319	26.32평	1,583,745,702원	50,000,000원	5,112,486원	61,349,828원
320	26.03평	1,534,659,517원	50,000,000원	4,948,865원	59,386,381원
계	78.21평	4,645,711,358원	150,000,000원	14,985,705원	179,828,454원

보다시피 성수동과는 분양가에서 굉장한 차이가 나죠. 성수동 78.55평의 분양가가 66억 2,600만 원이었는데, 청량리는 78.21평에 46억 4,571만 원이잖아요. 20억 정도 차이가 나네요.

그런데요, 저는 이 임대료 감당이 안 됩니다. 50평만 하려고 해도 1,000만 원이 넘잖아요? 월세는 부가세도 내야 하니 매달 1,100만 원 이상 나가겠죠. 단지내상가로 자리야 나쁘지 않고 괜찮은데요. 구분상가 특성상 치과 추가 입점을 막을 수 있을지 없을지도 모르고요.

임대료 인하를 요구하면 되지 않느냐 생각하실 수 있겠지만 현실적으로 임대료 협상은 좀 힘든 감이 있습니다. 상가주가 원하는 수익률이 있으니까요. 물론 낮춰보려고 노력과 시도는 당연히 해야 하지만, 결국 렌트프리(핏아웃)*로 가는 것 같아요. 상가주 입장에서는 월세를 낮춰버리면 월세 수익률이 낮아지고, 월세 수익률이 낮아지면 상가 가치(매매가)가 낮아져 버립니다. 그런 손실을 보는 것보다는 몇 달 렌트프리 주고 높은 임대료를 받는 게 훨씬 이득인 거죠. 그래서 시장에 렌트프리라는 게 있는 겁니다. 특별한 사정으로 웬만큼 급하지 않고는 월세를 내리지 않겠죠.

*첫 몇 달 동안 임대료를 안 받는 걸 렌트프리라고 합니다.
*핏아웃은 인테리어 기간 동안 임대료 안 받는 걸 말합니다.

청량리는 뉴타운 사업으로 천지개벽한 동네 중에 하나입니다. 노인 인구도 많고, 뉴타운으로 젊은 인구도 유입되어 상황이 나아진 동네라고 볼 수 있습니다. GTX도 B와 C노선 두 개나 지나갈 것이고요. 그렇게 되면 경의중앙선, 1호선, 수인분당선, 경춘선에 이어 전철 6개 노선에 더해 KTX와 ITX가 서는 기차역까지 명실공히 철도 요충지가 되겠네요. 아무리 그래도 월세 1,100만 원은 저는...(포기)

그리고 이런 신축 상가를 볼 때는 주의할 점이 있는데요. 특히 지방 소규모 신도시 신축 상가를 알아보러 갔을 때 더더욱 주의하셔야 할 것이 있습니다. 바로 상가 '선임대' 이야기입니다. 상가를 처음 지을 때 상가 분양사무소나 부동산 등에서 원장님들을 모시면서 '1층 몇 호에는 뭐가 들어오기로 했고 어디는 뭐가 들어오기로 했다'며 이 상가가 가장 좋다는 식으로 많이 꾀어냅니다. 그런데 사실, 그 '선임대'라는 건 언제든지 철회할 수 있는 거거든요. 누가 봐도 괜찮은 코너건물 자리가 아니라면 그런 이야기는 그냥 안들은 셈 치고 100% 자리만 보셔야 합니다.

실제 임장 갔던 이야기를 들려드릴게요. 제가 부동산 공부하느라 아산 탕정역 부근 신도시 상가 분양사무소에 갔을 때 이야기입니다. 누가 봐도 괜찮은 자리였고 소규모 신도시 메인 상권이 될 것으로 보이는 상가였습니다. 지금 거기에 엄청 큰 치과교정과도 있고 그 윗윗층에는 또 다른 치과 원장님도 계시는데, 제가 그 건물 4층 코너 자리를 22년 2월에 가서 알아봤었거든요.
분양 면적 322.62 m^2, 전용면적 172.8 m^2의 406호 상가 분양가는 8억 8,298만 원이었습니다. 그때 저는 치과의사라는 신분을 밝히지 않고 상가 투자자인 척했는데, 거기서 제시한 예상 보증금은 8,000만 원, 예상 월세는 402만 원 정도 수준이었어요. 근데 실제 2024년 4월 현재 해당 건물 매물의 보증금은 6,000만 원, 월세는 310만 원입니다.
2022년 2월 당시 분양사무소에서는 이 건물 1층에 파리바게뜨, 빽다방, 다비치 안경원, 이마트24가 선임대 확정되었다며 그 중 파리바게뜨 코너 자리의 같은 라인 4층 매물이라는 점을 굉장히 강조했었습니다. 선임대 확정된 매장들의 임대료 수준을 막 엄청난 대외비 문서인 양 생색을 내며 보여주면서, 분양 제안서에 적어놓은 예상 보증금/월세가 절대 과도하게 부풀려진 게 아니다, 이 건물 투자수익률 진짜 좋다, 바람을 넣는 전형적인 방식이죠.
그런데 지금 그 건물 가보면 거기에 파리바게뜨가 있을까요? 빽다방은요? 다비치는요? 이마트24는요?

네, 예상하시다시피 그들 중 아무도 존재하지 않습니다. 이런 일이 비일비재하게 일어납니다. 이 건물은 진짜로 이 동네 메인 상권 상가인데도 이런데, 진짜 작은 신도시 애매한 상가는 어떨까요? 그냥 다 과장에 뻥카에 거짓말이라고 생각하시면 됩니다. 실제로 들어오면 좋겠지만, 아니면 어떡할 건데요? 누가 책임집니까? 네, 그걸 믿은 원장님이 책임지는 겁니다.

남성역

제가 서울 올라와서 지내던 집이 이수역 부근 사당1동이거든요. 그런데 봉직의 하던 목동까지 지하철로 출퇴근하기가 너무너무 힘든 겁니다. 그래서 자연스럽게 '직주근접'을 실현하고자 남성역 근처에도 눈길이 갔는데, 사당 새마을금고가 신사옥을 짓고 이전해서 해당 신축 건물에 임대를 놓으려고 한다는 소식을 접했습니다. 그래서 보러 갔죠.

근데 결과적으로 거기다 개원할 생각을 금방 접은 게, 동작구청장이 추진한 남성역 일대 역세권 활성화 사업으로 해당 건물이 언제 허물어질지 모른다는 겁니다. 이 부지가 원래 옛날에 '범진여객'이라는 버스 회사 종점이 있던 곳인데, 그래서 이곳 토박이 주민분들은 아직도 이 위치를 범진여객으로 부른다고 합니다. 구글에다 범진여객 개발 관련 검색어를 쳐보면 소식을 접하실 수 있는데요. 분명히 동작구에서 거기다가 초고층 공공복합청사를 짓기로 했다고 기사가 여러 개 나오거든요. 근데 뜬금없이 새마을금고 건물이 올라갔단 말입니다? 부동산에서 들은 소문을 그 기사에 조금 더 덧붙여 볼게요.

기사대로 그 부지 주변을 이제 동작구에서 역세권 활성화 사업차 '동작구형 도시개발'이라고 이름 붙이고 고층빌딩으로 재개발을 하려고 했는데, 부동산 사업이 대개 그렇듯이 여러 가지 사정이 안 좋아지자 역세권 개발이 지지부진해진 거죠. 해당 부지를 사들였던 새마을금고는 답답하니까 독자적으로 건물을 올려버린 것이고요. 그런데 그걸로 동작구와 마찰이 생겼는지 어쨌는지, 건물은 다 지었는데 준공승인이 한동안 안 났습니다. 부동산에서는 허물어야 할 수도 있다고 하더라고요. 다행히 한참 지나니 새마을금고도 준공식 열고 건물을 사용하기 시작하긴 했는데, 결과적으로 보면 사용승인이 난 거니까 좋은 일이지만 앞으로 어떻게 될지는 모르는 거죠. 치과를 여는 임차인으로서는 이런 불확실성을 묵인하고 들어가기가 참 껄끄러우니까요.
부동산에서 해당 건물에 치과와 다른 병원이 들어가기로 이미 계약을 했다고 들었는데, 그 원장님도 거기에다 개원을 안 하기로 하신 건지, 어떻게 된 것인지는 제가 모르겠습니다. 아무튼 저도 그래서 더 알아보지는 않았습니다. 그냥 '이런 일도 있구나~' 하고 보시면 되겠습니다.

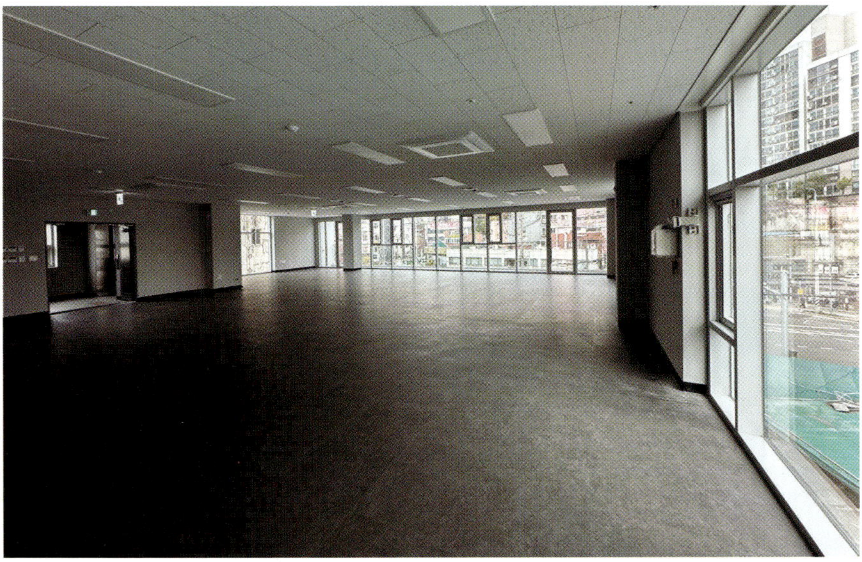

이수역

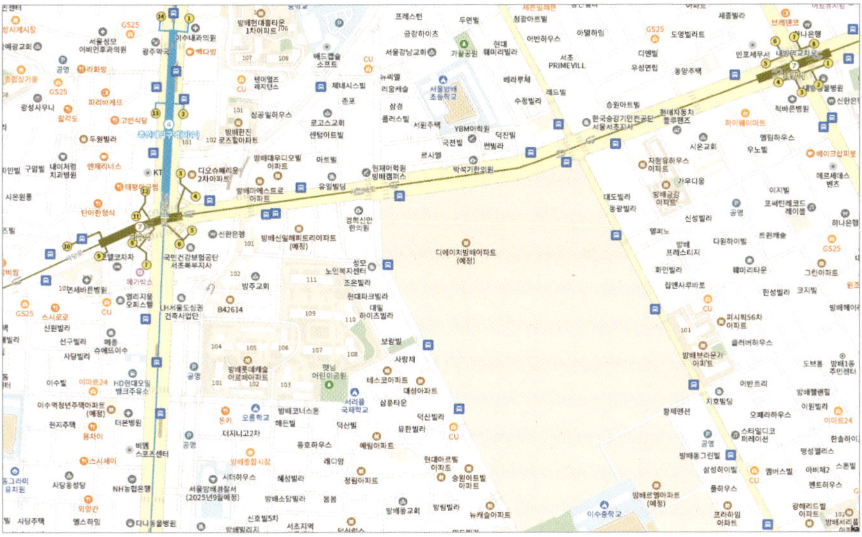

이수역 근처에 살았으니 당연히 이수역 상권도 알아봤겠죠.

4층 / 보증금 1억 원 / 월세 600만 원 / 관리비 100만 원

이수역 동편 버스정류장 앞에 새로 지은 〈디엠그레이스서초〉 상가를 알아보았습니다. 내부 마감재가 굉장히 고급지고 직사각형 반듯한 평면에 북향 통창 채광이 좋아 마음에 들어 계약할지 고민을 많이 했습니다. 집에서도 가깝고요. 그런데 현재 〈디에이치방배〉 아파트 재개발로 이쪽 빌라촌이 전부 철거되어 유동인구가 굉장히 부족한 상태인데요. 디에이치방배 아파트가 입주한다고 하더라도 이수역과 재개발 아파트 가운데에 위치한 상가 특성상, 둘 다 타겟으로 잡기에는 둘 다 애매한 위치라고 생각했습니다. 이수역 상권이라고 보기에도, 아파트 상권이라고 보기에도 애매했어요. 근처에 동네에서 나름 터줏대감 역할을 하고 계신 원장님도 계시지만, 원래 사거리 쪽에 계시던 분이 건물이 헐리고 재건축되면서 이쪽으로 옮겨오신 거라고 들었습니다. 그러니 기존 환자 풀을 모두 데리고 가셨겠죠. 제가 보던 건물은 실평수도 약 35평 정도로 생각보다 작았어요. 35평이면 처음에는 충분하다고 생각했지만, 도면을 그리다 보니 빠듯하더라고요. 제가 원했던 쾌적한 근무환경이 안 나왔습니다. 2층을 다 써서 70평으로 하자니 월세가 감당이 안 되고요. 관리비까지 1,400만 원에 부가세까지 하면 1,540만 원으로 이 월세에 저는 개원 못 합니다. 보증금도 2억이고요.

이수역 사거리 앞에 'ISUFIVE'라는 신축건물이 있는데요. 해당 상가는 이수역 사거리에서 가시성이 굉장히 좋아 이 건물에 개원하는 것도 괜찮다고 생각했습니다. 'ISUFIVE' 건물 조건은 아래와 같았습니다.

8층 / 보증금 2억 1,000만 원 / 월세 945만 원 / 관리비 315만 원

상가 평면은 약간 애매한데요. 직사각형도 아니고 애매한 사다리꼴 모양이라 공간 활용이 힘들 거라고 예상이 됩니다. 그리고 이쪽보다는 반대편 서쪽 인도가 유동인구가 훨씬 풍부하고요. 유동인구가 곧 내원객 수와 비례하지 않는다는 것은 알지만, 그래도 사람이 잘 다니는 길에 개원해야 하는 것은 당연하겠죠. 사람은 원래 다니던 길로만 다니는 습성이 있잖아요. 다녀본 길이 더 안전하다고 무의식중에 생각하니까요. 지름길이 있더라도 대부분 다니던 길로만 다닙니다.

아무튼 2024년 3월 현재 그 건너편에도 기존 상가를 부수고 새로 건물을 올리고 있는데요. 치과가 안 들어갈 것 같지는 않은데 임대료 수준을 봐야겠네요. 'ISUFIVE'처럼 비싸면 못 들어갈 수도 있죠.

사당역

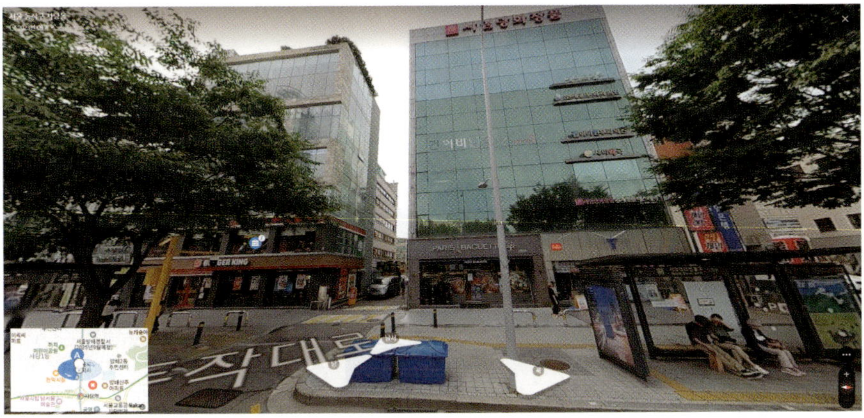

이곳은 사당역 쪽 파리바게뜨 있는 상가, 〈사임당화장품〉 건물인데요. 여기도 공실이 있었는데 예전에 치과로 운영된 적이 있지만 그 이후 단기 사무실로만 임대가 되어 오던 곳입니다. 해당 위치도 알아보았는데 정형외과 원장님이 잡았더라고요. 집하고 정말 가까워서 고민했던 곳입니다. 임대료도 그렇게 많이 비싸지는 않았던 기억이 납니다.

사당역은 아시다시피 경기 남부에 거주하시는 분들에게 굉장히 친숙한 곳이죠. 4호선으로 과천, 안양, 군포(산본), 안산, 시흥까지 갈 수 있고 경기 남부로 가는 광역버스가 많이 서기 때문에 버스정류장에 사람들이 항상 줄 서 있어 붐비기도 하고요. 하지만 주변 동네는 전부 빌라 또는 원룸/고시원입니다. 이 주변에 최근 들어 신속통합기획 재개발을 추진 중인데요. 굉장히 빠른 시간에 50% 동의율을 얻어 신통기획 최소 요건을 달성했고 60%까지도 빠르게 도달했습니다. 사당15구역이라고 검색하면 부동산 블로그나 유튜브 채널을 통해 간접적으로나마 소식을 접하실 수 있을 겁니다. 굉장히 대규모 재개발이라 만약 실제로 진행이 된다면 어마어마한 인구가 일시에 빠져나갈 것으로 생각합니다. 성진교회도 동의해서 재개발 최대 복병인 종교시설 리스크도 해소되었고요, 실제로 설 명절에 래미안(삼성)과 아크로(대림)에서 현수막도 많이 걸어놨었어요. 빌라

투자하라고 말씀드리는 게 아니고 이쪽에 개원하실 때 운영 기간을 길게 보실 거면 이 점도 참고하시라고 말씀드리는 겁니다.

교대역

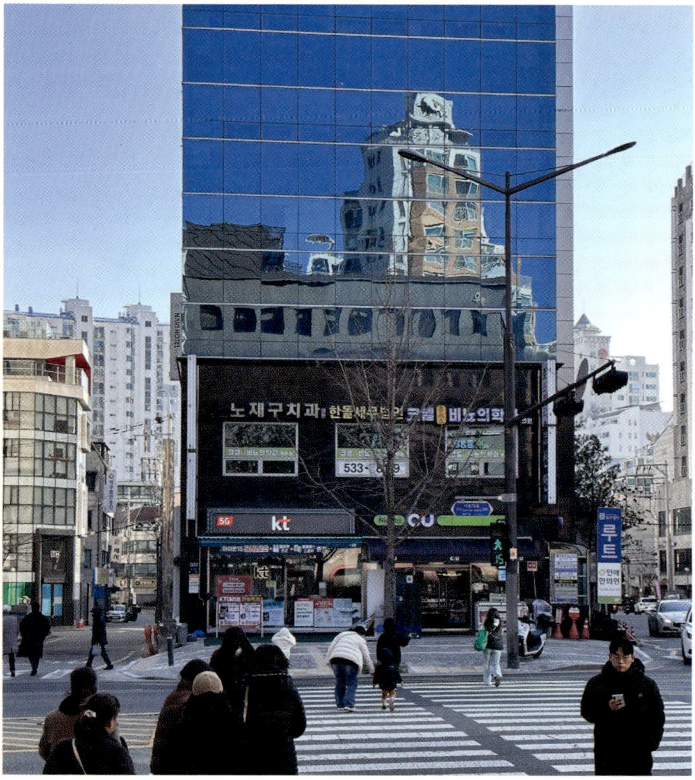

3층 / 보증금 1억 원 / 월세 700만 원 / 관리비 150만 원

제가 개원한 건물입니다. 네이버 부동산 지도로 여기저기 돌아다니다가 발견한 물건인데요. 3층 단독 사용 물건인데 기존에 치과로 장기간(20년 정도) 운영되던 자리고 기존 원장님께서는 여든이 넘으셔서 은퇴 후 해외로 이주하셨다고

들었습니다.

같은 건물 9층도 3층과 똑같은 같은 조건에 나왔었는데요. 9층에 원래 계시던 법무법인은 임차계약 기간이 만료된 김에 원래 사거리 쪽으로 이전하려고 하셨었는데 아무래도 교대 쪽이 빈 상가가 없고 컨디션이나 사이즈가 적당한 물건은 더더욱 찾기 힘들다 보니 다시 재계약을 하기로 해서 제가 보러 왔을 때는 이미 매물이 거둬진 상태였어요. 그래서 3층만 보았습니다.

제가 보러 갔을 때는 3층 치과도 이미 폐업이 됐고 철거가 거의 완료되어서 바닥 콘크리트 평탄화 작업을 진행 중이었습니다. 에어컨도 떼고요. 46평이라고 듣고 갔는데 내부에 기둥도 없고 3층 전체를 혼자 쓰는 거라 마음에 들었지만 사실 이쪽 길이 메인 상권은 아니어서 그 점이 좀 신경 쓰이기는 했습니다. 그래서 당장 계약하지는 않았어요.

끝까지 고민한 이유도 바로 그 점 때문이었습니다. 월세 + 관리비가 굉장히 부담이 됐는데 사람들이 많이 오가는 길도 아니다 보니, 여기서 개원한다는 게 부담이 됐죠. 만약 여기가 원래 오랜 기간 치과로 운영되던 자리가 아니었다면 아마 계약하지 않았을 것 같습니다. 차트는 안 받았지만 사실상 권리금 없는 인수 개원의 효과를 조금은 볼 수 있지 않을까 기대도 사실 했죠. 신규와 인수의 중간, HYBRID 개원이 가능하지 않을까 하는 생각을 조금 섞어 계약하게 되었습니다. 다행히 인테리어 기간 도중에 간판 바꿔 달고나서 바로 원래 여기 있던 치과 다니던 사람이라며 공사 중에도 몇 분이 왔다 가셨어요. 저는 그때 그래도 조금 안도감을 느꼈던 것 같습니다. 물론 개원하고도 기존 치과 다니시던 분들이 오고 계시고요.

교대역 사거리 근처에도 신축 건물이 있는데요. 입지는 당연히 사거리 쪽이 훨씬 좋겠지만 신축건물 월세가 3,000만 원이 넘어서(실평수 118평) 보러 가지도 않았습니다. 신축 빌딩이 너무 깔끔하고 좋기는 했는데 임대료 보고서는 말문이 막히더라고요.

3층 / 보증금 2억 9,019만 원 / 월세 2,901만 원 / 관리비 784만 원

어때요, 치과 하실 엄두가 나시나요? 저는 안 될 것 같았습니다.
아예 교대역 사거리 코너건물에도 빈자리가 꽤 있어 보였는데요. 공실이 아니라 자세히 보면 〈재건축 대상 건물로 임대 문의 사절합니다〉라고 작게 현수막이 붙어있더라고요. 재건축 하려고 임차인들을 내보내는 중인 것 같더라고요.

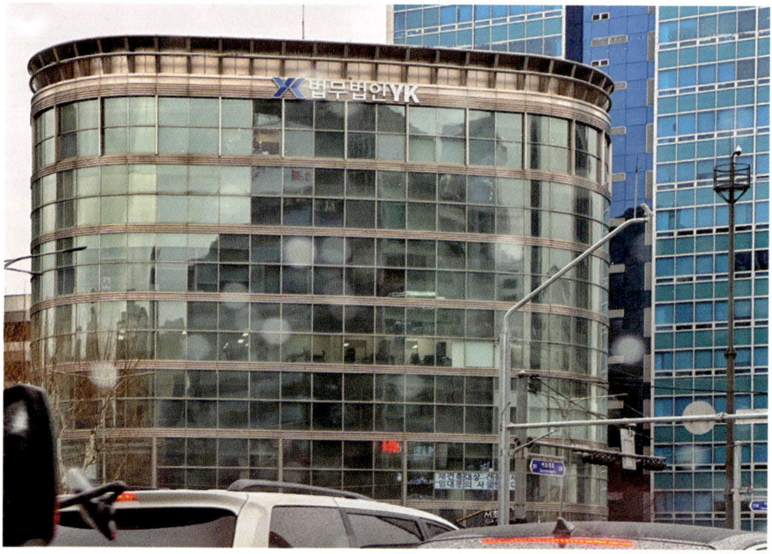

지금 말씀드린 코너건물은 현재 법무법인 YK자리 건물인데요. 실제 재건축이 이루어진다면 대형 치과가 입점하지 않을까 예상이 됩니다. 아마 새로 지어지는 그 건물도 임대료가 어마어마하겠죠?

지금까지 제가 실제 둘러본 수도권 입지를 말씀드렸는데 사실 이것보다 훨씬 더 많이 돌아다녔어요. 수도권도 마찬가지고 지방도 많이 봤으니까요. 제가 말하는 '지방'이라 함은 대개 '시골'을 말하는 건데, 말씀드렸다시피 시골은 동네 자체를 정하고 나면 세부적인 입지는 뻔히 보이기 때문에(상권이 나뉘어져 있지 않으니까요) 수도권 입지분석과는 결이 좀 다릅니다. 그러나 지방 중에서도 도시가 형성된 곳은 수도권 입지분석과 비슷할 수 있어요. 다만 '지하철 역세권'의 위용이 조금 덜하겠죠. 그보다는 주거단지 분석과 중심상권 분석을 별개로 생각하시고 나눠서 생각하시는 게 좋다고 봅니다.

예를 들어 대전광역시에서 개원하셔야 하는 분들이 있다고 쳐보자고요. 그렇다면 둔산 갤러리아 상권에 개원하시는 분들이 그 주변 주거단지만 보고 개원하시는 건 아닐 겁니다. 도안신도시 4~6단지 사이에 낀 항아리 상권에 개원하신다면 그 동네가 도안 신도시의 중심상권 역할을 충분히 잘하는 곳이긴 하지만 대전 전체를 상대로 하기를 원하시는 분들에겐 조금 아쉬울지도 모르겠습니다.

Case 4

개원 준비 과정의 고민

Case 4

개원 준비 과정의 고민

어떠세요? 감이 좀 잡힌다 싶으면 다행이지만, 그렇지 않아도 괜찮습니다. 책 한 권 읽었다고 감이 잡히면 이미 그만큼 고민을 많이 하신 분들일 테고, 그렇지 않다고 하면 앞으로 고민해 나가면 되는 문제예요.

시골인지 도시인지, 정말 정하기 어려운 문제입니다. 시골 가서 성공한 지인들을 보면 더더욱 고민이 될 수밖에요. 돈 많이 벌고 싶은 건 당연한 겁니다. 반대로 돈 잃고 싶지 않은 것도 당연한 거고요. 결국, 돈이 첫 번째 문제입니다.
돈만 문제인가요? 아니죠, 내가 삶을 사는 라이프스타일도 중요합니다. 당연히 가정을 꾸리는 일도 중요하고요. 더불어 개원하는 데 드는 자금 조달이나, 꿈꾸는 치과의 이상향-운영 모델 혹은 콘셉트도 중요합니다. 중요한 문제가 이렇게나 많다 보니 갈팡질팡하는 것이 당연하죠. 우리 그 문제에 대해 한 번씩 짚어보고 다시 고민해 볼까요?

돈과 라이프스타일

원장님들께선 돈을 얼마나 벌고 싶으세요? 그럼, 얼마 갖고 계세요? 그리고 그 중에 얼마를 치과 개원에 태울 수 있으세요?

돈은 정말로 중요합니다. 돈이 없으면 행복하기 어렵습니다. 돈으로 행복을 살 수 없다면 혹시 돈이 부족한 건 아닌지 되돌아보라는 격언도 요새 있죠? 예외가 없진 않지만 90% 이상은 맞는 말이라고 생각합니다. 그런데 그 '돈이 부족함'을 느끼는 기준은 누구든지 다를 수 있죠.

내가 돈을 얼마나 벌고 싶고 내가 원하는 생활 수준은 얼마인지 한 번 따져보면 도움이 된다고 생각합니다. 그저 차는 포르쉐 타고 싶고, 집은 서울에 브랜드 아파트 하나 사고 싶고, 다달이 명품백도 사고, 주말마다 호캉스 다니고, 이러한 수준이 아니라, 그러면 포르쉐는 정확히 얼마고, 내가 살고 싶은 집은 얼마고, 다달이 명품백 사면서 맛있는 거 먹으러 다니려면 진짜로 얼마가 필요한지 계산을 하는 겁니다.
만약 원하는 경제적 수준이 내 지금 수준보다 아득히 높은 곳에 있다면, 목표를 현실적으로 수정하거나 목표를 이룰 구체적인 계획을 세울 줄 알아야 합니다. 그 목표를 꼭 치과로 이루어야 하는지, 아니면 다른 방도를 알고 있거나 실제로 실행할 의지나 능력이 있는지도 중요한 고려 사항이고요.
돈을 많이 벌고 싶은데 치과를 주 수입원으로 해야 하는 상황이라면, 다른 자산이 없을 가능성이 높으니 저라면 시골개원을 추천하겠습니다. 아니면 고액 페이로 몸테크를 해 안 쓰고 모아 자산을 축적한 뒤 후일을 도모하거나요.
동원할 수 있는 자금이 어느 정도 있고(웬만한 치과 하나는 무대출로 차릴 수 있을 정도 이상) 다른 투자 방법도 잘 알고 계신다면 시골개원도 좋지만 도심지 1등 개원 전략도 주요 고려 사항이라고 생각합니다. 그런데 1등 개원 전략은 아무래도 타고난 성격이 또 중요하지 않나 싶어요. 내가 평생 수동적인 편으로 살아온 사람이라면 갑자기 적극적인 경쟁에 뛰어들어 성과를 낸다는 게 쉽지 않은 일일 겁니다.

저도 좋은 집, 좋은 차 당연히 원하지만, 일단 그 정도 수준까지 가기 전에 첫 번째 목표를 잡아보기로 했습니다. 산 정상을 쉬지 않고 한달음 만에 올라가는 건 어려운 일이니까요(*그러나 누군가는 분명 해내는 일이라는 걸 알고 있습니다). 물가 상승률이나 금리, 투자 수익/손실, 개인연금 국민연금 등을 모두 빼고 간단하게 계산해서, 제가 은퇴 후 노년에 한 달 500만 원씩 생활비를 쓰고 싶다고 해보겠습니다. 61살 되자마자 은퇴하고 약 40년간 수입 없이 지낸다고 해볼게요. 그러면 24억이 있어야겠죠. 단순하게 계산해서요. 제가 지금 36살에 개원하는데, 60살까지 25년 남았으니 1년에 1억씩 모아야겠네요?
한 달에 1,000만 원 저축하는 거, 물론 어려운 일이지만 부부가 맞벌이도 하면 불가능하지는 않다고 생각합니다. 덜 벌면 덜 버는 대로 전철 많이 타고, 지금 가진 중고차 바꾸지 않고 계속 타고 다니고, 사치하지 않고, 아이 교육에 무리하지 않고, 투자도 정석대로 잘 한다면요. 그렇게 생각하고 보면 조급함이 좀 줄어듭니다. 물려받을 재산이 있으신 분들이나 결혼으로 자산이 늘어나신 분들은 더더욱 수월하겠죠?
그런데, 미국 나스닥 지수 추종 ETF인 QQQ의 25년 연평균 수익률이 약 7%라고 하더라고요? 최근 15년만 떼어 보면 연평균 20%에 육박한다고 합니다. 그러면 여기서 다시, 연 1억 저축을 가정하고 투자수익률은 연평균 5%로 가정하면 16년 만에 24억을 모을 수 있다고 하네요. 실제로 24억을 모았다고 한다면 어떻게 될까요? 24억에 연 5% 수익률이면 수익금만 월 세전 1,000만 원이라고 합니다.

어때요, 부족한가요? 부족하면 구체적으로 얼마나 부족하다고 생각하시나요?

그러면 71살까지 일합시다. 저는 이렇게 제가 은퇴 후에 필요한 자금을 대강 계산해 보고 난 뒤에는 무조건 개원해서 대박 나야 한다는 강박에서 조금은 벗어나게 된 것 같아요. 제가 전에는 좀 반드시 성공해야 한다는 악에 받쳐있었던 것 같거든요? 그런데 곰곰이 생각해 보니 제가 원하는 삶이란 게 그렇게 거창한 게 아니었던 거죠. 이게 다른 여러 원장님들 기준보다는 낮을 수 있다고 생각합니다. 물론 현금흐름은 많으면 많을수록 더더욱 강력한 힘을 발휘한다는 것 알고 있고 저도 이 정도 수준에서 100% 만족하는 건 아니지만, 기준으로 삼을 지표를 만들 땐 51% 이상 만족할 수 있는 수준이면 괜찮다고 생각해요. 개원해서 이 정도 수준이 충족되면 저도 또 그다음 목표를 정해서 정진해야겠죠. 안분지족 같은 걸 말하려는 건 절대로 아닙니다. 사람은 당연히 어느 분야에든 욕망이 있고, 그 욕망이 행동의 동기가 되고 삶의 의욕을 불러일으킨다고 생각합니다. 그러나 저는 그 욕망의 수준을 명확히 하지 않으면 막연하게 아득히 먼 곳을 바라보다 초점을 잃게 된다고 생각해요. 그러니 먼저 자신만의 '51% 기준'을 먼저 계산해서 거기서부터 시작해 봅시다.

가정

제가 처음엔 완전히 고립된 오지 시골개원을 진지하게 알아보다가 갑자기 도시에 살면서 출퇴근할 만한 곳을 다시 물색하고, 결국 수도권으로 다시 입지를 좁히고, 그중 서울에 개원하게 된 데에는 이 '가정'이라는 요소가 매우 중요한 고려 사항으로 작용했습니다. 가정을 꾸리고 아이를 키울 생각을 하게 되면서부터였죠.

물론 나이가 어리고 결혼까지 아직 시간이 충분하거나, 결혼할 생각이 없다거나, 결혼해도 아이 생각이 없다면 굳이 처음부터 도시개원을 생각할 필요는 없다고 생각합니다. 그리고 내가 서울/수도권에 개원하길 바라는 예비 배우자가 화려한 삶을 꿈꾸고 있는데 그만한 능력은 없다면 지방 개원을 설득하는 것이 더 좋은 방향이라고 저 개인적으로는 생각하고요. 돈 많이 모아 올라오자고요.

배우자의 소비관만큼이나 '아이 교육' 가치관도 중요합니다. 배우자가 어떤 교육관을 가졌는지가 매우 중요한 시대입니다. 영어유치원, 국제학교, 사립초등학교, 사교육, 해외 유학 등 이런 부분에 대해서 꼭 알아보시고 대비하시기 바랍니다.

개원 비용

저는 서울시 서초구 서초대로 332, 조금만 더 걸어가면 강남역이 나오는 교대역 1번 출구 직진 3분 거리에 자리를 잡았습니다(사는 집은 이 근방 아니고요). 아무튼, 이곳은 원래 치과로 수십 년간 운영하던 자리였는데, 인수한 것은 아니고 기존 원장님(여든이 넘으셨다고 합니다)께서 은퇴/폐업하시고 공실로 나온 것을 제가 네이버 부동산 지도에서 보고 공인중개사 통해서 보러 가게 되었습니다. 앞에서 신나게 전국 각지 입지분석을 하다가 갑자기 웬 뜬금없는 서울 한복판 교대역에 자리를 잡았느냐, 그것은 제가 '하고 싶은 진료'를 조금 더 '집중'해서 하고 싶은 욕심도 있었고, 위에서 이야기한 '가정'을 꾸리는 일 때문이었습니다.

앞에서 '돈' 이야기를 잠깐 했는데, 돈은 버는 것도 중요하지만 쓰는 것도 중요하죠. 그리고 돈을 잘 쓰려면 내가 돈 쓸 일에 얼마가 필요한지 미리 알고 대비해야 합니다. 평생 내가 누리고 싶은 사치들이 총 얼마인지 아까 계산해 보라고 한 것과 정확히 같은 목적으로, 내가 꾸리고자 하는 치과를 개원하는 데에 도대체 얼마가 필요한지 미리부터 알고 계셔야 한다는 겁니다. 대부분 처음 계산했던 비용보다 더 많이 들어간다는 사실도 알고 계셔야겠고요.

저처럼 서초구에 개원을 하든, 아니면 지방 시골에다 개원을 하든, 같은 규모라고 하면 사실 개원 비용이 크게 차이 나는 것은 아닙니다. '보증금', '인테리어 비용', '대장비 비용', '특화 소장비' 크게 이렇게 4가지가 개원 비용의 차이를 결정짓는다고 생각하는데요. 제가 실제로 개원하면서 든 비용을 알려드리자면 아래 표와 같습니다.

계약금	잔금	항목	금액 (근사치)
12월 1일	1월 2일	상가 보증금	1억
12월 1일	12월 2일	중개보수	600만 원
12월 18일	1월 5일	용도변경 방화창 공사비	350만 원
-	개원 후	개원절차 컨설팅	350만 원
-	1월 8일	복도 기존 벽체 철거공사비	180만 원
12월 29일	개원 후	냉난방 및 환기(공조)(중도금 1회)	1,650만 원
1월 10일	2월 28일	인테리어 공사비(중도금 3회)	1억 5,000만 원
1월 23일	개원 후	소방공사	250만 원
1월 22일	개원 후	간판	1,300만 원
1월 22일	개원 후	컴퓨터 및 네트워크(중도금 1회)	1,120만 원
1월 22일	개원 후	사이니지, 세탁/건조기, 냉장고 등	425만 원
개원박람회	10개월할부 (국민카드)	Dentium 체어 5대 + 모니터 5대	1억 1,400만 원
		Dentium 임플란트 픽스쳐	
		Dentium 임플란트 엔진	
		STERLINK 플라즈마 소독기	
		컴프레셔 2대	
		석션 2대	
		덴티움 CBCT + Ceph, 컴퓨터1대	
		포터플 X-ray, 구내센서, 구강카메라	
		Dentsply Sirona Primescan AC (일체형)	
개원박람회	10개월할부 (국민카드)	DENTIS Luvis 무영등	1,000만 원
		DENTIS 임플란트 픽스쳐	
		DENTIS SQ Guide KIT	
-	1월 31일	SONY 풀프레임 미러리스 카메라, 렌즈	433만 원
-	2월 28일	재료 및 소장비	2,328만 원
-	3월 13일	EMS AirFlow GBT	1,190만 원
총비용		4억 7576만 원 + @	

기본적인 것들을 적어놓았는데요. 여기서 이제 각자 진료 특화에 더 필요한 것들, 예를 들면 풀-프레임 디지털카메라(약 4~500만 원)를 구매하신다거나, Q-ray (약 100만 원 중반), Air Polisher (250~1,200만 원), 소수술용 레이저 (400만 원~), 턱관절 장비, 루페 등등 갖고 싶거나 필요한 장비를 구매하신다면 그만큼 개원 비용이 늘어나게 됩니다. 또, 가성비 CBCT대신 HDX WILL이나 바텍 같은 고가의 장비를 들이신다면 비용이 또 뛰겠죠. 저보다 약 3,000만 원 늘어납니다.

한편 저는 고가 인테리어 콘셉트로 개원하느라 평당 인테리어 비용이 많이 든 편인데, 대신 무난한 인테리어를 원하신다면 인테리어 비용을 저보다 5,000만 원 이상 아끼실 수 있으실 것이고, 구강 스캐너를 구입하지 않으신다면 그것 하나만으로도 큰 금액(4~5,000만 원)을 아낄 수 있습니다. 보증금/월세가 낮은 곳으로 계약하시면 중개보수도 적어지겠죠, 또 협상을 잘하시면 거기서 더 내려가기도 하고요. 이미 건물 용도가 [1종 근린생활시설]로 되어있는 곳으로 입지를 정하면 용도변경 비용도 크게 나가지 않으실 겁니다.

저는 건축물대장상 58평 건물에 계단실과 공용 화장실, 복도, 엘리베이터 공간, 벽체와 기둥 등을 뺀 '실사용 면적'은 44.1평으로 건물 한 층을 전부 쓰는 곳에 개원했습니다. 근데 공용 화장실도 리모델링했으니 평당가 계산해 보실 거면은 이 부분도 감안하셔야겠죠. 인테리어 비용은 부가세 포함한 가격입니다(보통 평당가 계산할 땐 부가세 빼고 계산하시죠).
어디나 마찬가지지만, 처음 건물 보러 가서 듣는 평수보다 실평수는 거의 대부분 작아집니다. 커지는 경우는 못 봤고, 정도의 차이가 있을 뿐, 실제로 제가 예전에 실평수가 36평이라 해서 보러 갔던 어떤 건물은 화장실과 기둥을 제외하면 26평 정도 되었던 곳도 있습니다. 100평인 줄 알고 갔다가 90평이면 대부분 그냥 계약하시겠지만, 36평에서 26평은 좀 힘들겠죠. 아무튼 다 줄어든다고 보시면 됩니다.
위 표는 실평수 44평에 고급 인테리어로 신규개원할 때 이 정도 비용이 들겠구나 하고 보시면 될 것 같아요.

솔직히 이것보다는 더 들었습니다. 일부러 안 적은 내용도 몇 개 있거든요. 4억대에서 끝나지 않았습니다. 보증금은 폐업 시 돌려받는 돈이기는 하지만 개원의로 일하는 동안에는 없는 돈이나 마찬가지이기 때문에 개원 비용에 포함시켰습니다.

제가 냉난방 공사비가 평수 대비 많이 든 이유를 알려드리자면, 저희 건물은 각 층당 공급면적 대비 전용면적이 넓은 게 특징이고 장점이었는데요. 전용률(전용면적/공급면적)이 높은 이유 중에 하나가 '에어컨 실외기실'이 각 층에 없다는 것이었습니다. 실외기가 건물 꼭대기 옥상에 있었던 거죠. 제 치과가 3층인데, 치과 3층에서 옥상인 12층까지 구리선 배관을 연결하려다 보니 그 비용이 많이 나오게 되었습니다. 대형 건물들은 이런 경우가 많다고 하니 미리 알고 진행하시기 바랍니다.
그럼 여기서 시골에 개원한다고 크게 달라지는 비용이 있을까요? 한번 알아봅시다. 일단 상가 보증금, 중개보수가 달라지겠죠. 봉직의로 계속 일을 하고 계신 게 아니라면 컨설팅 비용도 아낄 수 있을 겁니다. 직접 내려가서 챙겨보시면 되겠죠. 다만 거주지랑 개원지 거리가 멀다면 개원 절차/업체 선정/미팅 일정 조율 등에서 컨설팅 업체의 도움을 받는 것이 여러모로 편하다고 봅니다. 업체에게 어느 정도까지 맡길 것인가가 문제겠죠. 개원 콘셉트나 수가, 인력 구성까지 다 맡기는 걸 원하시는 분들도 계실 것이고, 저처럼 그냥 절차 도와주는 정도에서 만족하는 분들도 계실 거고. 그거는 본인 선택입니다.
그 외에 인테리어 비용이나 장비 비용, 간판 비용, 전자제품 가격 등은 시골이라고 해서 더 싼 게 아니니, 달라지는 게 거의 없다고 보시면 됩니다. 지역이 아니라 내 개원 콘셉트에 따라 달라지는 거죠. 그러니까 시골이라고 해서 개원 비용이 더 싼 건 아닙니다. 실제로 시골에서는 대부분 '대형 평수'로 개원을 하시기 때문에 인테리어 비용이 더 많이 들겠지만(100평이면 2억 이상 보셔야겠죠), 비싼 고급 인테리어를 할 이유는 딱히 없으니 인테리어 평당 단가는 훨씬 저렴해질 겁니다. 대신 건물 한 면을 뒤덮는 간판으로 가시성과 주목도를 높이신다면 간판 비용 역시 몇 배 비싸집니다. 평수가 커지니 체어도 더 많이 들어갈 것이고요. 체어 규모가 커지니 필요한 기구도 더 많아지고 전자제품도 더 필요하겠죠.

또한 빈 상가, 신축 상가에 들어가는 것이면 좋겠지만, 이미 음식점/필라테스/미용실 등등 뭔가 사업이 운영되고 있는 상가에 권리금을 주고 들어가는 것이라면 '권리금'은 '보증금'과 달리 완전히 소모되어 사라지는 돈이므로 해당 비용도 반드시 생각해야 합니다.

만약에 제가 시골에다 개원한다고 하면 인테리어와 대장비 세팅은 가성비 위주로 할 것 같아요. 출구전략을 생각해야 하니까요. 에어플로우 같은 특화 소장비도 최대한 들이지 않을 것 같고요. 하지만 디지털 장비는 좀 들여놓아야 한다고 생각합니다. 시골에서 디지털 임플란트는 필수라고 생각하고요. 원내기공소가 있으면 더 좋겠죠. 구강카메라도 뭐라도 하나 저렴한 세팅으로 하나 가지고 계시기를 추천해 드립니다.

인테리어에서 최대한 비용 아끼면서 깔끔하게만 하고, 어르신들 많이 찾으시는 임플란트 메인으로 계약하고, 가이드 원내 제작하시고요. 지르코니아 크라운도 국산 디스크로 밀링 하는 게 좋다고 생각합니다.

그리고 제가 직원 구인공고 올리니 이력서는 안 들어오고 웬 '머니O데이' 방송사의 어떤 프로그램에서 5분 출연에 X백만 원(받는 거 아내고 내는 거) 견적서를 보내오더라고요. 대기실에 반복 재생시켜 놓으면 그런 것도 효과가 있기는 하겠다 싶었습니다.

다시 말씀드리지만, 도시나 시골이나 개원 비용에서 크게 차이 나는 것은 없으니, 시골에 가실 거면 거기서 압도적인 1등 하겠다는 생각으로 가야 한다는 겁니다. 쉬엄쉬엄할 생각으로 조그맣게 들어가시면, 얼마 지나지 않아 압도적인 경쟁상대가 등장할 겁니다.

번외로 한 말씀 더 드리자면, 제가 선배 원장님께 개원 비용 이만큼 들었다고 표 보여드렸더니 "현수샘처럼 하는 게 똑똑한 것일지도 모른다"며 장비도 치과에 돈을 벌어다 주는 장비가 있고 아닌 장비가 있는데 FOV 큰 CBCT 같은 게 돈을 벌어다 주지는 않지 않느냐며 그 돈 아껴서 다른 장비 산 거 잘했다고 하시더라고요. 저도 동감하는 부분입니다. CT에서 3,000만 원 아껴서 풀프레임 카메라 사고 큐레이 사고 다른 데다 투자하는 게 더 좋다고 생각합니다. 그리고 알지네이트 믹싱머신이나 오일링 머신, 기구세척기계 이런 건 살래도 좀 나중에 사시고요.

요즘 시골에 개원하시는 분들을 보면 보통 가성비로 좀 하셔도 6억이나 평수가 좀 넓어지면 8억 정도, 혹은 그 이상 들어가는 것 같습니다. 물론 여기는 임플란트 패키지가 고액으로 들어가니까, 그거는 엄밀히 말하면 실제로 개원 비용이라기보다는 매달 운영비 나올 거를 한 번에 끌어다 쓴 거긴 하죠.

개원 콘셉트

제가 왜 뜬금없이 서울에다 개원했는지 말씀드렸죠. 돈, 가정도 고려했지만 임상, 혹은 운영 콘셉트 욕심도 한몫했습니다. 저는 심미치료에 집중한 고수가 치과를 만들고 싶었습니다. 그런 제가 만약에 시골에 치과를 차리면, 그게 맞는 일일까요? 혹은 남초 집단과 외국인 근로자들이 가득한 공단 주변에 치과를 차린다면요?
맞습니다. 아무리 '좋은 입지'라고 하더라도 내가 운영하는 치과 콘셉트에 따라 '안 좋은 입지'가 될 수도 있다고 저는 생각합니다. 반대로 동료 원장님들 거의 대부분이 치과 포화 및 과도한 경쟁으로 꺼리는 강남/서초도 진짜 '심미' 하나만 바라보고 개원(매출은 좀 포기한 채)하는 저 같은 사람에겐 괜찮은 선택지가 될 수도 있다고 생각했고요. 그렇다고 제가 돈을 안 벌겠다는 거는 아닙니다. 10원을 남기더라도 내가 하고 싶은 진료 이해하고 따라와 주는 환자들 데리고 가고 싶다 하는 제 욕심이죠. 당연히 돈 많이 벌고 싶죠. 돈 많이 안 벌고 싶은 사람이 있다면 거짓말일 겁니다. 근데 단지 제가 콘셉트에 미친 '심미충'이라 심미로 벌고 싶으니 서초로 오게 된 거고요. 강남/신사/압구정이 '심미'로는 더 잘 나간다는 게 문제인데 저도 그 점은 잘 알고 있고, 실제로 얼마를 남기는지는 이제 지리적 입지 외적인 문제로 해결해 봐야겠죠?

'교정과 전문의', '소아치과 전문의', '사랑니 발치' 이런 원장님들만 특수한 입지를 골라야 하는 건 아니라고 생각합니다. 일반 치과도 이제 좀 더 뾰족한 타게팅과 마케팅으로 포지셔닝 하는 치과들이 더 많아져야 한다고 생각해요. 임플란트 특화 치과도 물론 뾰족할 수는 있지만 이제 임플란트 치과로 차별화할 수 있는 건 전부 다 하고 계시다는 생각이 드는데요. 여러분은 안 그러신가요? 제가 23년 6월에 sedation 세미나 들을 때만 해도 의식하진정 임플란트 치과가 몇 군데 없었는데, 불과 몇 달 만에 〈수면 OOOO〉라고 써 붙인 광고가 너무 많아졌더라고요.

저도 물론 '그래서' 시골개원을 진지하게 생각한 적이 있습니다. 아무래도 일반 치과에서 단가가 가장 비싼 진료는 누가 뭐래도 임플란트잖아요. 잘 되는 치과는 곧 임플란트를 많이 하는 치과라는 일종의 성공 공식이 제 머릿속에 자리를 잡고 있었습니다. 여러분도 지금 그렇지 않나요? 그리고 실제로도 그렇습니다. 임플란트를 심으면 매출이 팍팍 올라갑니다. 그런데 서울/수도권에서 개원해서 내가 과연 임플란트를 많이 심을 수 있을 것인가? 그 경쟁에서 '수가 경쟁 없이' 내가 이길 수 있을까? 그 답을 얻지 못했죠.

저는 최저가 전략은 정말 죽기 직전 최후의 수단이라고 생각하고 있고, 예전부터 다양한 수단으로 부가가치를 창출해 가격을 방어하는 일에 더 관심이 있었습니다. 초년차 때 시골에서 하루 평균 40여 명의 환자를 보면서 느낀 것도 '일환 수'보다는 '객단가'가 높아야 한다는 것이었고요.
그러니 저도 처음엔 도시보다는 자연스럽게 시골을 바라보게 된 겁니다. 시골에 개원해서 나름 큰돈을 버는 친구들이 몇몇 있기도 하고, 여기저기 주변에서 선배 개원의 원장님들 대부분 시골개원을 추천하는 경향도 있으므로 많은 남자 원장님들이 시골개원을 생각하는 것으로 압니다. 아마 대부분 제가 생각했던 것과 비슷한 이유로 시골개원을 알아보실 것 같아요. 최근에 갔던 세미나에서는 개원 입지분석 업체 대표님께서 '서울에 개원했으면 돈 버는 건 포기한 것'이라는 말씀도 하시더라고요. 하지만 어쨌든 저는 '심미'에 집중하기로 한 후에 시골개원을 찬찬히 후보에서 지워 나갔습니다. 물론 한순간에 무 자르듯 결정한 것은 아니고, 수 없이 갈팡질팡 이랬다저랬다 한 게 사실이죠. 지금 글로 쓰려니 간단한 결정 같아 보이지만 전혀 그렇지 않았습니다. 실제 시장에서 심미치과가 '심미를 버리지 않고' 살아남을 수 있다는 확신이 없었어요. 그렇다 보니 안정적인 배후지와 심미치료 두 마리 토끼를 다 잡고 싶은 마음에 어정쩡한 위치도 많이 찾아보았습니다. 지금 생각하면 거길 계약하지 않은 게 천만다행인 곳들도 있어요.

여러분도 아마 입지를 찾아다니다 보면 계속 갈팡질팡하게 되실 겁니다. 저도 그랬기 때문에 이해합니다. 그러다 보면 나중에는 지쳐서 그냥 괜찮다 싶으면 계약해 버리기도 하고, 막상 계약하고 나서도 며칠간은 '아 괜히 했나?' 싶은 생각이 퍼뜩 들 수도 있어요. 누구나 다 비슷할 거라고 생각해요.
그러니 입지를 찾으실 때는 분명한 기준이 있어야 해요. 그리고 그 기준이 흔들리면 안 됩니다. 마음이 급해지고 힘들어서 기준에 안 맞는 매물을 잡아버리는 경우가, 안 생길 것 같죠? 왜 그런 바보 같은 선택을 하는지 지금은 이해가 안 될 수도 있지만, 그게 그때는 합리적으로 보이기 때문에 그런 선택을 한다는 걸 결국 이해하실 거예요. 아무리 좋은 선택을 하더라도 아쉬움은 남습니다. 결국 내가 고른 입지보다 좋은 입지는 무조건 있거든요. 내가 자리 고를 때는 없죠. 근데 나중에는 생길 수 있습니다. 그게 진짜 내가 '아 여기쯤이면 너무 좋겠는데 매물이 없네' 싶었던 곳일 수도, 혹은 내 관점이 바뀌었을 뿐일지도 모르지만요. 지금 우리는 그 '기준'을 세우는 일을 하고 있습니다.

아무튼 저도 그렇게 차츰 '오피스 상권' 위주로 입지 탐색 범위를 좁혔고, 판교를 시작으로 마포/공덕/여의도, 마곡, 시청/광화문/종로, 송파, 신사까지 알아보고 마지막으로 교대역을 최종 낙점하게 되었습니다.
다른 곳이 아니라 '왜 교대역이었냐' 하면, 저도 지칠 대로 지쳐있었고, 그동안 알아본 부동산 사장님들 여기저기서 서로 계약하자며 연락이 오니 진득하니 생각해 볼 겨를도 없고, 생각한다고 해서 답이 나오는 것도 아니고, 마지막의 마지막까지 고민하다가 '그래, 내가 그래도 고수가로 포지셔닝 한 번 하겠다는데, 그럼 서초구로 가야지!' 하는 생각으로 결정하게 되었습니다.

치과의 콘셉트 정하기

제가 이 주제에 대해 고민할 때 가장 처음 생각했던 건, '콘셉트를 어떻게 잡아야 할까'가 아니라, '애초에 개원 콘셉트란 게 도대체 뭘 말하는 거야?'였습니다. 콘셉트가 있어야 다른 치과와 구별되고 구별돼야 선택받을 수 있다는데, 과연 그건 어떻게 만드는 건지 고민하다가 이것을 여러 가지로 쪼개어 생각해 보기로 했어요. 저는 치과의 주력 진료, 수가정책, 개원규모, 개원 입지, 인테리어, 주 타겟층 등 이런 작은 요소 하나하나가 모여 '개원 콘셉트'로 뭉뚱그려지는 것 같다고 생각했습니다. 예를 들면 '지방 군 단위 120평 노인층 대상 임플란트 저수가 정책', '판교 오피스 건물 내 직장인 대상 40평 고수가 원데이치료' 이런 식으로 한 문장의 콘셉트가 완성될 수 있다고 생각한 거죠.

그런데 아무래도 이 중에 <입지>의 비중이 매우 크다보니 입지를 결정하는 데에 가장 오랜 시간이 걸리고 입지에 따라 개원에 필요한 비용이나 다른 규모/수가/진료 콘셉트도 입지에 따라 달라지게 되는 것 같습니다. 조달 가능한 금액의 크기에 따라서 입지와 개원규모가 결정되는 측면도 있으니 원하는 입지에 자리가 있다고 해서 다 들어갈 수 있는 것도 아니고요.

이번 소주제에서는 대략적인 콘셉트를 잡아보고 앞으로 각각의 주제에 대해 좀 더 깊이 있는 고민을 해보셨으면 좋겠습니다.

1. 주력 진료

디지털 / 임플란트 주력 / 사랑니 발치 / 심미치료 / 치과교정 / 소아치과 / 턱관절진료 등

누구나 입지가 가장 중요하다고 말하지만, 중요한 건 누구에게나 100점짜리인 입지는 없다는 거겠죠. 배후세대수가 많고 유동인구도 많은 곳이면 100점일까요? 근데 그 유동인구가 전부 학원 다니는 소아–청소년들이라면 어떨까요? 너무 좋은 원장님도 있을 것이고, 별로 내키지 않는 분도 있을 것 같습니다. 반대로 전부 다 노인이라면? 대부분은 좋아하겠지만, 아닌 분들도(특히 소치/교정 전문의 중에) 있을 거고요. 우리가 가진 강점이 해당 상권에서 빛을 발할 수 있는지 따져보아야 합니다.

그렇다 보니 시골로 갈지 도시에 있을지를 결정하기 전에 일단 내가 주력 진료로 무엇을 삼을 것인지 먼저 정하는 게 좋다고 생각했습니다. 임플란트 수요가 많을수록 보통 좋다고들 생각하니, 만약 임플란트 주력으로 치과 콘셉트를 정하고, 수익성을 위주로 생각할 거라면 앞으로 언급되는 부분에 상대적으로 고민을 덜고 비교적 경쟁이 덜한 시골을 선택하는 게 좋을 수도 있을 것 같습니다. 그러나 자녀 교육이라던지 가족의 생활이나 개인적인 선호로 인해 도시권에 개원을 고민하고 있다면 모두 고민해 보아야 하는 주제라고도 생각해요.

저는 제가 재미있어하고 잘하고 싶은 '심미치료'를 주력으로 삼으려고 했습니다. 눈에 보이는 부분에서 미용적인 개선이 이루어질 때 사람들이 더 크게 만족하는 경우가 많고, 특히 저 스스로 치료 결과에 만족할 때(환자가 알아주지 않아도 되는) 보람과 즐거움을 느끼기 때문이었습니다.

2. 타겟층

소아청소년 / 청년 / 노년 / 가족 단위 / 직장인

아닐 수도 있지만, 주력 진료를 정하면 주 타겟층이 자동으로 정해지곤 하지요. 그러니 주 타겟층과 주력 진료는 동시에 고민하는 것이 좋을 것 같습니다. 당연한 걸 왜 굳이 넘버링을 해 따로 주 타겟층으로 빼두었냐면, 1번 첫 문장에서 말했듯이 3번 상권 입지를 정함에 있어 이 타겟층을 간과하면 안 되기 때문입니다. 또 타겟층의 파이를 누가 얼마만큼 차지하고 있는지 생각해볼 필요도 있는데, 예를 들어 앞서 이야기했던 '시골-임플란트 주력 진료'라고 한다고 하더라도, 이미 진출한 대형덤핑치과가 얼마나 있는지, 내 파이가 얼마나 될지를 따져보아야 할 겁니다.

'타겟층'은 연령대일 수도, 성별일 수도, 혹은 특정한 니즈가 있는 소비자층일 수도 있습니다. 굳이 특정 나이 성별 직업에 구애받지 않을 수도 있다고 생각하고요. 그게 무슨 말이냐? 예를 들어 성형외과에서 특정 부위의 '재수술'을 전문적으로 특화시킨 병의원이 있다고 해봅시다. 실제로도 많이 있습니다. 그렇다면 '재수술'이라는 것 자체가 '전에 이미 성형을 한 번 이상 받았지만 불만족한' 사람들을 타겟으로 삼게 되겠죠. 물론 성형시술에 주된 타겟층(성인 여성)이 있기는 하지만, 재수술 전문 성형외과는 나이와 성별로 구분되는 타겟과는 조금 다른 타겟층을 갖게 되는 겁니다. 임플란트 재수술이나 망가진 임플란트 보철 수리 특화로 걸고 실제 진료도 많이 해서 매출에 상당한 포션을 갖고 계신 원장님도 분명히 계실 겁니다. 제가 임플란트 수술 잘한다고 하면 이 부분에서 블로그 포스팅이나 광고를 좀 많이 할 것 같아요. 일반적인 임플란트 보철 비용보다 최소 1.5배 이상 비싼 수가, 혹은 2배 비싼 수가도 소비자들에게 소구력이 있을 거라고 생각합니다. 원장님 스트레스 받으시는 만큼 수가도 더 받으세요(타원에서 제작한 PFM/PFZ 포세린이 깨졌을 때, 레진으로 포세린 리페어하는 것도 저는 40만 원~65만 원 받아요. 왜? 브릿지 재제작하시는 게 훨씬 비싸니까요. 이런 경우엔 가격비교를 레진 수가랑 비교시키지 말고, 브릿지 교체랑 비교를 하셔야 합니다. 비교 대상을 바꾸세요! 환자 입장에서의 가격비교 대상도 당연히 브릿지 전체 교체입니다. 그리고 제 치과에 찾아온 이유는, '브릿지 교체를 하기 싫어서'겠죠. 이미 맥락이 브릿지 교체로 짜여져 있는 환자를 다른 치과 교합면 레진필링이랑 비교해서 가치를 떨어뜨릴 필요가 없다고 생각합니다)!

제가 선택한 심미적인 부분에서의 재치료(re-intervention)는 분명 까다로운 진료이지만, 환자에게 주는 긍정적 영향 등 장점도 많다고 생각합니다. 어렵기 때문에 보람도 크죠.

3. 상권 입지

중심상권 / 주거지상권 / 오피스상권 / 전통시장

임플란트를 주력 진료로 삼으려 하는데 내가 정한 입지의 인구구성이 학생-학부모 가족 단위 위주로 되어 있다면 생각만큼 임플란트 수요가 많지 않을 수 있겠죠? 또 만약 교정진료를 하려 하는데 전통시장 등 노인인구가 많은 곳으로 간다면 고생할 확률이 높고요. 물론 이 전통시장이란 게 서울과 지방에서 약간 차이가 있는데, 방금은 지방 전통시장을 말한 겁니다. 서울의 전통시장 주변은 신혼부부 등 다양한 연령대의 유동인구 역시 무시할 수 없는 경우가 많이 있거든요.

이런 입지에 주력 진료 수요가 있는 타겟층이 실제로 얼마나 있는지 알아보는 작업을 반드시 거쳐야 하고, 그렇지 않다면 콘셉트가 망가지고 수정해야 하는 일이 생길 수 있습니다. 물론 일반 치과에 있어 주력 진료야 얼마든지 중간중간 전략을 수정해 바꿔나갈 수 있는 부분이라고 생각도 하지만, 가장 힘든 개원 초반을 더 힘들게 보내고 싶지 않다면 신중하게 고민해야 하지 않을까 생각이 들어요.

저는 그런 점에서 주력 진료로 삼고자 하는 심미치료를 위한 역세권 개원을 생각하게 되었고, 동시에 일반진료 파이를 확보하기 위한 배후수요가 받쳐주는 동네를 찾기 시작했습니다. 강남역세권 등에서 유동인구만으로 치과를 운영하려는 건 기존에 확보한 환자 풀이 없는 상태에서는 굉장히 모험적이라고 생각했어요. 또 블로그로 이것저것 실험해 본 결과, 봉직의 생활을 하며 올린 임상 포스팅이 각종 키워드에서 상위노출되는 등 블로그 경쟁력이 어느 정도 있다고 생각했기 때문에 블로그를 활용하기 위해서 수도권에 개원하는 용기를 낼 수 있었습니다. 물론 '난 수도권만 본다!'했던 건 아니고, 지방 거점도시 개원도 함께 고민했어요.

4. 수가 정책

저수가 / 고수가 / 평균수가

내가 자리 잡을 곳의 평균적인 수가가 어느 정도 되는지, 그리고 그 동네 주민들의 구매력이 어느 정도 되는지 파악할 필요가 있습니다. 사실 주력 진료를 무엇으로 설정하든 간에, 웬만하면 다른 일반진료 수요 역시 자연적으로 발생하게 되죠. 그러니 해당 부분에 대해서도 고민할 수밖에 없어요. 전반적으로 모든 진료가 저수가로 맞춰진다면 수요가 느는 만큼 필요한 인력도 많아질 수밖에 없습니다. 박리다매에서 '다매'를 유지하기 위한 인력이 필요해지는 거죠. 고정비가 비교적 낮은 동네라면 어떨지 모르겠지만, 그래도 저수가 정책은 분명 경영적인 리스크가 증가하는 측면이 있다고 생각합니다. 새로운 경쟁자의 출현에도 취약하고요. 그렇기 때문에 자꾸 위임 문제가 발생한다고 생각해요. 박리다매에는 반드시 필요한 일이죠.

그런데 수가를 정함에 있어, 그 입지가 가진 소비 맥락을 거슬러서는 안 된다고 생각합니다. 예를 들어 지방 전통시장 앞에 자리를 잡았는데, 개원하자마자 고수가 정책을 유지하면 어떻게 될까요? 전통시장은 '싸고 인심 좋은' 가게가 최고입니다. 소비자들이 애초에 저렴한 걸 기대하는 맥락이 지배하는 장소라고 생각해요. 그렇기 때문에 전통시장에서 고수가는 맞지 않는다고 생각합니다.

고수가를 책정하고 유지하기 위해서는 고수가가 받아들여질 만한 소비 맥락이 존재하는 상권에서 개원해야 한다고 생각합니다. 압구정, 신사, 청담이 대표적이겠지만, 각 도시별로 백화점이 위치하는 상권이나 혹은 분명 다른 업종들의 물가가 평균적으로 높은 상권이 존재한다고 생각합니다. 없다면 다른 도시를 찾아야겠죠.

5. 개원 규모

1인(20~40평) / 2인(40~60평) / 대형 / 초대형

신규 개원 치과의 규모가 점점 더 커지고 있다고 합니다. 비싼 진료일수록 대형 치과를 선호하는 소비자의 기호에 맞게 치과들도 점점 커지다 보니 계속해서 뇌절하고 있는 모양새가 아닌가 해요. 물론 저도 여력만 받쳐줬다면 더 크고 더 화려하게 개원하고 싶은 욕심이 있었습니다. 하지만 현실적으로 저는 저 이외에 봉직의 원장님 한 분 더 모시는 정도의 규모를 최대 규모로 생각했어요. 당초 30평대 개원을 생각했는데, 개원 선배님들께서 만드신 도면을 보니 치과에 필요한 것들이 빈틈없이 꽉꽉 들어차 있는 것이 체어 간격, 복도 폭이나 원장실 크기 등 여러모로 페이원장님 모시기엔 작은 것 같아 약간만 더 크기가 컸으면 좋겠다는 생각이 자꾸 들더라고요. 또, 고수가 심미치료를 하기에 치과가 너무 작으면 그것도 안 좋다고 생각했습니다.

<브랜드본담> 칼럼에 따르면 2020년 치과 개원 규모의 중앙값은 무려 56평이라고 합니다. 평균은 그보다 더 큰 70평이고요. 치과가 정말 커졌구나 싶어요. 앞에서 저도 115평+@ 정도 크기의 상가를 알아본 적이 있는데, 주차장도 널널한데다 층고도 높았고 신호등 앞 코너자리로 위치도 굉장히 좋았지만 같은 건물 같은 층에 이미 개원한 치과가 있어 무산되었던 적이 있죠. 그런데 이렇게 크고 좋은 상가에서 치과를 하려면 막대한 보증금을 걸고도 상당한 월세를 매달 지출해야 해서 자금이 많이 소요된다는 단점이 있습니다.

이제 조달할 수 있는 최대 자금을 계산해 보고 해당 예산과 감당 가능한 범위 내에서 어디에 어느 정도 크기로 개원할지 결정할 수 있어야 합니다. 자금력에 따라 원하는 상권에 진입하지 못하거나 원하는 규모로 개업하지 못할 수도 있겠죠.

6. 디자인 콘셉트

무난한 / 트렌디한 / 럭셔리한 / 특색있는

인테리어는 치과의 분위기를 결정짓는 매우 큰 시각적 요소라고 생각합니다. 위에서 정한 콘셉트들과 함께 브랜딩하고자 하는 방향과도 맞아야 하고요. 저는 치과대학에 다닐 때부터 Home-like인테리어에 매력을 느꼈는데, 심미치과 콘셉트와도 잘 맞는다고 생각했습니다.

인테리어 말고도 홈페이지라던지 진료복, 로고, 간판, 각종 인쇄물에 이르기까지 일관성 있는 디자인 콘셉트가 적용되는 것이 좋습니다. 만약 키치한 B급 감성으로 가기로 했다면 얼마나 어디까지 키치할 것인지도 결정해야 하겠죠. 이 부분은 원장이 업체에 맡기고 신경 쓰지 않을 수도 있겠지만, 그렇게 하면 개원 이후에 다른 업체를 사용하거나 또는 계약이 끝난 후 중구난방인 디자인으로 일관된 톤이 깨져버릴 수도 있습니다. 치과 톤에 어울리지 않는 촌스러운 디자인이 나오기도 하고요.

물론 이런 것들을 신경 쓰지 않으셔도 괜찮은 치과가 대다수일 거라고 생각합니다. 마케팅 업체를 바꿔서 디자인 콘셉트가 바뀌는 게 오히려 신선한 느낌이 들 수도 있겠죠. 그런데 저처럼 Aesthetic Boutique 콘셉트를 확실히 지켜가고 싶거나, 혹은 다른 콘셉트를 정해서 그걸 해치고 싶지 않으신 분들이라면 디테일한 부분들을 더 잘 챙기는 게 좋다고 생각합니다.

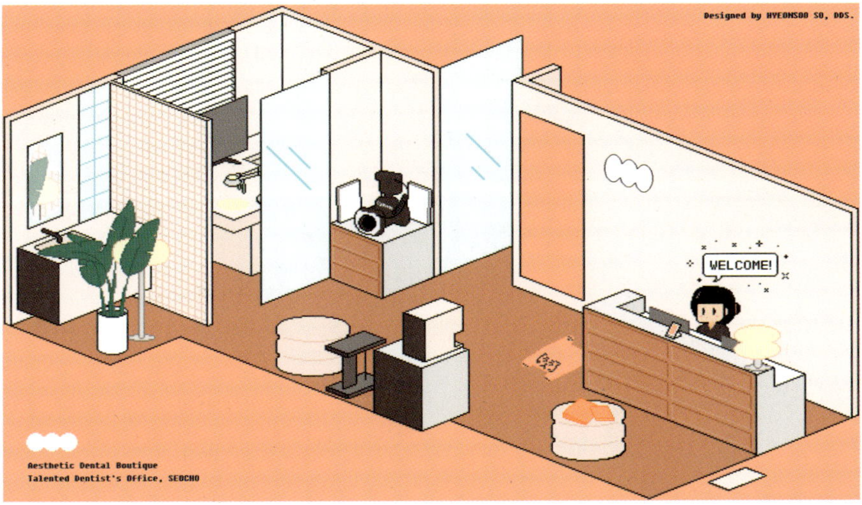

재주좋은치과 로비 픽셀아트

그러나 이런 이야기들이 필요 없다고 생각하시는 분들도 많을 겁니다. 모든 것은 자리가 결정한다고 생각하시는 분들이 계시겠죠. 그것 또한 맞는 말입니다. 대부분의 치과는 원하지 않아도 남들 하는 진료를 똑같이 하게 되니까요. 그래서 브랜딩이 필요 없고, 치과 오픈에 큰돈 쓰지 말라는 이야기가 나오는 것도 이해합니다. 저도 그렇게 하고 싶고요. 하지만 그러면 그만큼 더 심한 경쟁에 내몰리고, 경쟁자의 출현에 더 큰 타격을 받고, 저수가 공세에 더 많은 스트레스를 받게 될 거라고도 짐작합니다.

재주좋은치과는 개원 첫 달 매출이 1,300만 원에도 미치지 못했습니다. 매우 처참한 성적표죠. 하지만 저는 제 콘셉트와 브랜딩이 소구력이 있다고 믿었습니다. 지금도 어디다 자랑할 만한 매출은 나오지 않지만, 다들 똑같이 점점 더 힘들어졌던 2024년 6~9월에도 매출이 우상향했다는 점에서 어느 정도는 제 전략이 맞아떨어지지 않았나 생각합니다. 고수가 소규모 점빵 치과로 강남에서 신규개원해 이 정도 성적표를 냈다면, 1~2년 정도 적자를 예상한 제 처음 생각보다는 괜찮은 것 같아요. 개원 5개월 차에 손익분기점을 넘겼고, 지금은 그래도 얼마라도 남으니까요.

애초에 제 치과는 고수가로 객단가를 올려야만 살아남을 수 있었기 때문에, 다양한 방법으로 그만한 경쟁력을 갖춰야만 한다고 생각했습니다. 근데 이런저런 콘셉트와 브랜딩을 빼놓고 내가 선배 원장님들보다 비교우위를 갖겠다고 이야기할 수가 없는 것이죠. 제 사고 과정은 그랬습니다. 결과적으로 저희 치과의 8월(개원 6개월차) 및 9월 객단가는 각각 42만 원이 넘었습니다. 치과 객단가 평균이 20만 원대, 보험진료가 많은 곳은 10만 원대라고 하더라고요. 그에 비춰보면 꽤 높은 수치라고 생각합니다.

그러니 이런 고민이 좀 더 심도 있게 필요한 저 같은 사람도 있을 것이고, 딱히 이런 고민보다는 무조건 자리가 중요하다고 생각하는 원장님들도 분명 더 많이 계실 거라고 생각합니다. 맞습니다. 무엇보다 자리가 중요하다고 저도 그렇게 생각해요. 그러니 이 책이 세상에 나온 거겠죠? 단, 저는 '자기 자신에게 맞는' 자리가 중요하다고 생각합니다.

박살 난 수가

수가 이야기는 언제나 민감한 이야기지만, 저는 서울(도시)에서 치과를 하려면 어중간한 포지션은 살아남기 힘들다고 생각합니다. 제가 '심미'와 '배후 세대'를 모두 잡으려다 둘 다 애매한 입지를 진지하게 알아봤듯이, 진료 수가도 마찬가지로 애매하게 비싸면 싼 걸 원하는 소비자와 비싸도 좋은 걸 원하는 소비자 둘 다 놓칠 거라고 봐요.
우리가 그래도 마음속에 '정가'라고 생각하는 수가가 누구나 있을 겁니다. 다 같은 값은 아니겠지만, 저수가를 받고 계신 분들도 '정가'는 있을 거라고 생각해요. 그러나 그것과는 상관없이 저가 덤핑 시장은 더 저가로 갈 것이 분명합니다.
그런데 반대로, 전부 다 저가로 가면 안 된다는 건 모두 공감하고 계실 거라고 생각해요. 저가 콘셉트 치과 원장님들도 이건 같은 생각일 거라고 봅니다. 근데 지금은 그 '정가' 수가를 받는 치과가 상대적으로 고가로 인식이 되는 상황이죠. 저는 그러니 고가 시장은 '할인 없는 정가'를 지키는 데서부터 시작해서 더 고가로 가야 한다고 생각합니다. 그리고 환자들에게 이건 '비싼' 게 아니라 할인이 안 된 '정가'일 뿐이라고 어필하는 게 바람직하다고 생각해요.
저같이 신규개원하는 치과가 일반적인 바운더리를 벗어난 초고가 수가를 받기는 힘들겠지만, 아무리 신규 치과라고 하더라도 지향점은 분명 둘 중 한쪽에 있어야 한다고 생각합니다. 저는 둘 중에 저가보다는 정가, 그리고 궁극적으로는 고수가 콘셉트를 지향하는 것이고요. 내원해 주신 분들에게 그만한 부가가치를 드리려고 합니다.

요즘 젊은 치과의사들이 모인 커뮤니티를 보면 수가와 관련해서 치과의사들의 생각이 어느 방향으로 가고 있는지 조금은 가늠이 됩니다. 사실은 신세 한탄에 가깝죠. 이 상황을 만든 원인 제공자를 찾아 응징하고 싶은 생각이 주를 이루는 것 같이 느껴지게 그런 글도 많이 올라옵니다. 한두 명의 스피커가 지속적으로 소음을 만들어내는 것일 수도 있지만, 개원 컨설팅해 준다는 업자 여럿이 대형+덤핑 개원을 종용하는 것 또한 사실이죠. 여기저기서 수가를 낮추고 블랙홀 역할을 하는 치과들을 많이 이야기합니다. 제정신이 맞나 싶은 가격 정책을 펼치는 치과도 분명 있지만, 그들을 비난한다고 해서 문제가 해결되는 것은 아니라는 걸 다들 알고 계실 거예요. 불법적인 개원 형태 의료기관과 의료광고를 신고하고 법 몽둥이를 때려 맞도록 하는 것과는 별개로, 수가 문제 해결은 우리가 스스로 해야 합니다. 과연 그들이 없어진다고 수가 경쟁이 없어질까요? 스스로 수가 문제를 해결하는 개인이 늘어나야만 전체 상황이 나아진다고 저는 그렇게 생각합니다. 여론전을 하려 해도 어차피 우리를 편들어줄 국민들은 없잖아요. 그래서 저는 제가 먼저 앞에서 이야기한 '정가'를 받아보기로 했습니다. TMD TENS 물리치료할 때 쓰는 전극 패치도 돈 받아요.

제가 상담할 때 하던 말인데요, 저는 누가 뭐라고 포장하더라도 '가격을 내리는 행위'의 동기는 더 빨리 더 많이 팔고 싶은 '판매자의 이기심'밖에 없다고 생각합니다. 그게 잘못됐다는 건 아니에요. 아주 당연한 겁니다. 이기심이야말로 자유시장경제의 원동력이자 모든 부가가치의 근원이니까요. 저도 당근마켓이나 중고나라에 물건 올려놨는데 안 팔리면 '가격 얼마로 내리지?'하는 생각이 바로 들거든요? 근데 그게, 내 물건을 사줄 상대방을 생각한 게 절대로 아니라는 건 확실합니다. 그걸 두고 정말 내가 상대방을 위하는 거라고 생각하시는 분들이 계세요? 상담 도중 여러 사정(진상이나 단골 등)으로 특정인에게만 가격 얼마 깎아주는 것 말고, 애초에 기준 수가 자체를 내리는 것에 대해서 말하는 거예요. 제가 높은 가격을 받겠다고 생각한 것도 제 이기심 때문입니다. 저는 조금 더 받고, 그보다 더 잘해주고, 현타 대신 보람도 돈도 다 갖고 싶습니다.
물론 압니다, 저도 귀한 발걸음으로 찾아오신 새 환자분들이 가격만 듣고 가고 동의율이 떨어지면 수가를 너무 높게 측정한 건 아닌가 하는 걱정이 들더라고요. 당장 수가 낮춰서 동의시켜 환자 홀딩해야 하는 거 아닌가, 불안하고 힘들죠. 그러니까 저렴한 가격을 무기로 내세우는 전략이 '나쁘다'고 생각하지 않습니다. 그러나 무작정 가격을 낮추고 불법적으로 그 가격을 광고하기보다는 그것이 효과적으로 작용할 수 있는 치밀한 계획 속에 실행하기를 바랍니다.

제가 개원하고 나서 실제로 워킹(간판 보고 찾아온)으로 오신 주변 직장인분들이나 주민분들은 제가 교합면 레진빌드업 50만 원 이상을 불러도 동의율이 결코 저조하지 않았습니다.

반대로 개원 첫 주에 5천 원 비보험 스케일링 이벤트로 불러온 환자군 안에는 가격 탄력성이 높은 분들과 낮은 분들이 섞여 있었을 겁니다. 그 안에서 옥석을 가려내는 건 우리 치과의 콘셉트를 어떻게 가져가느냐에 달렸던 거죠. 그 모든 신환들을 다 우리 환자로 만들려면, 가격을 내리는 것 말고는 방법이 없었을 겁니다. 그래서 저는 모든 신환에게 다 동의를 시키는 것보다는 일단 우리 치과를 알리는 것 자체에만 목적을 두었어요. 저렴한 걸 원하는 환자를 마케팅으로 불러다 놓고 고가 진료를 권하는 건 애초에 말이 안 되는 거라고 생각했으니까요. 그중에서 제 진료 콘셉트를 이해하고 동의하는 사람 몇 명만 찾아내도 저는 성공이라고 생각했습니다.

저는 심성이 좀 이상한지 꼭 대세로 굳어진 것 같은 거는 하기 싫더라고요. 제가 원광대 나왔는데, 다른 원장님들은 원광대 나온 거 굳이 아무도 안 밝히는 것 같아서 저는 약력에 그냥 써버렸죠. 마찬가지로 진료비 이벤트도 하기 싫었습니다. 개원할 때 홈페이지 제작해 주시는 업체에서 이벤트 수가 알려달라길래, 〈이벤트 없음〉이라고 적어 냈어요. 물론 오프라인 마케팅으로 유입되신 분들에게 비급여 진료비 총금액에서 다만 얼마라도 할인해 드리기는 했지만요.

이미 개원하신 원장님들께서 제가 꿈같은 소리 한다고 생각하시는 분들도 있겠지만, 반대로 잘하고 있다고 생각하시는 분들도 있을 거라고 생각합니다. 매년 비급여 진료 수가를 올리는 것에 제 환자분들이 어떻게 반응하는지 제가 먼저 해보고, 몇 년 뒤에 기회가 되면 다시 알려드리겠습니다. 그때 가서 울면서 수가 낮췄다고 고백하지 않기를 바랄 뿐입니다.
그런데 아까 우리가 지역 분석하면서 인구구성에 대해 알아보았듯이, 앞으로 대한민국 인구는 지속적으로 감소할 것으로 예상되고 있습니다. 그런데 치과의사들이 다 같이 수가를 점점 내리면, 파이 자체가 감소하는 길로 가는 것이죠. 그러면 치과대학 정원 감축을 '지금' 해내야 그나마 파이가 유지가 된다고 생각합니다. 지금 줄여도 앞으로 6년 뒤 치과의사 배출이 줄어드는 거니까, 사실 이미 늦었죠. 지방은 앞으로 5년 뒤부터 인구 팍팍 줄어드는 거 보셨잖아요.

저는 개인적으로 그러면 살길은 수가를 올리는 길밖에 없다고 생각했습니다. 1~2인 원장 중소 규모 치과는 수가를 올려야 한다고요. 반대로 요즘 새로 개원하는 대형 치과는 수가 올리는 게 쉽지 않다고 생각합니다. 구환을 데리고 확장 개원하는 게 아닌 이상, 그 큰 규모 유지에 들어가는 고정비용을 감당하고 개원 처음부터 굴러가게 만들려면 박리다매 말고 다른 방식은 힘들다고 생각하거든요. 방법이 없지는 않겠지만 저수가 말고 다른 방법은 대개 시간이 걸리는 일인 만큼 여유가 없는 지금 세대에게 정말 어려운 일이라고 생각합니다. 그러니 신규 대형 치과는 대형 치과의 운영 방식이 있는 것이고요. 반대로 그러면 신규 점빵 치과가 대형 치과처럼 수가 내려서 살아남을 수 있는 구조인가요? 그렇지 않다고 생각합니다. 이미 개원한 지 오래되셔서 자녀들도 성인이 된 선배 원장님들은 어떨지 모르겠지만, 임대료와 인건비, 재료비도 점점 올라가고, 우리 신규 원장들은 집안에 들어가는 생활비도 점점 올라가는데 말도 안 되죠. 그 큰 대형 치과가 할 수 없는 부분에서 가치를 올리면서 고수가로 나아가는 것이 유일한 살길이라고 저는 그렇게 생각했습니다. 그러니까 일단 저부터 그렇게 하려고 하는 거고요.

특화 치료 비급여 수가표(2024년)

<table>
<tr><th>분류</th><th colspan="2">치료명</th><th>단위</th><th>치료비용(만원)</th></tr>
<tr><td rowspan="14">앞니 치료</td><td colspan="2">앞니 크라운 재치료</td><td>1치아</td><td>90</td></tr>
<tr><td colspan="2">앞니 라미네이트 재치료</td><td>1치아</td><td>100</td></tr>
<tr><td colspan="2">라미네이트</td><td>1치아</td><td>70
*부가세별도</td></tr>
<tr><td colspan="2">앞니개선치료(재치료/라미네이트) 진단비용</td><td>진단모형 및 레진비니어</td><td>15 *추후 차감</td></tr>
<tr><td colspan="2">실활치미백</td><td></td><td>20
*부가세별도</td></tr>
<tr><td rowspan="7">심미레진</td><td>반점치 ICON</td><td>1치아</td><td>15</td></tr>
<tr><td>치경부</td><td>1치아</td><td>15</td></tr>
<tr><td>인접면 충치</td><td>1치아</td><td>40</td></tr>
<tr><td>왜소치*
난이도별 차등수가</td><td>1치아</td><td>40~90</td></tr>
<tr><td>앞니 벌어짐</td><td>2치아*</td><td>60~120</td></tr>
<tr><td>앞니 부러짐*
난이도별 차등수가</td><td>1치아</td><td>40~90</td></tr>
<tr><td colspan="2">앞니 잇몸라인성형(gingivectomy)</td><td>1치아</td><td>10</td></tr>
<tr><td colspan="2">전문가 치아미백</td><td>1일 3사이클</td><td>35
*부가세별도</td></tr>
<tr><td rowspan="4">어금니 치료</td><td colspan="2">소와열구 레진(flowable)</td><td>1치아</td><td>10</td></tr>
<tr><td colspan="2">레진빌드업*
난이도별 차등수가</td><td>1치아</td><td>50~75</td></tr>
<tr><td colspan="2">세라믹 인레이/온레이</td><td>1치아</td><td>45/50</td></tr>
<tr><td colspan="2">MTA 신경보호 및 베이스 레진</td><td>1치아</td><td>15</td></tr>
<tr><td rowspan="2">턱관절 통증 보톡스</td><td colspan="2" rowspan="2">MERZ Aesthetics 제오민®</td><td>교근 + 측두근</td><td>40</td></tr>
<tr><td>승모근</td><td>35</td></tr>
<tr><td rowspan="2">파우더스케일링</td><td colspan="2">EMS AirFlow® GBT 파우더 스케일링*
난이도별 차등수가</td><td>전악</td><td>20~30</td></tr>
<tr><td colspan="2">치주낭 AirFlow</td><td>1/6분악</td><td>5</td></tr>
<tr><td rowspan="3">호랑플란트™</td><td colspan="2">스트라우만 BLX 임플란트</td><td>1치아</td><td>200</td></tr>
<tr><td colspan="2">덴티움 Superline 임플란트</td><td>1치아</td><td>120</td></tr>
<tr><td colspan="2">전체 임플란트(All-on-X)</td><td>편악</td><td>500~1000</td></tr>
</table>

일반 진료 비급여 수가표(2024년)

분류	치료명	단위	치료비용(만원)
크라운치료	임시치아* Shade 수정 1회 포함	1치아	10 * 추후 차감
	앞니 지르코니아/올세라믹	1치아	80
	어금니 지르코니아	1치아	60
	파이버 포스트	1치아	20
	레진 코어* 난이도별 차등수가	1치아	10~25
임플란트	뼈이식* 부위별, 난이도별 차등수가	부위당	30~100
	상악동 수술* 뼈이식 비용 별도 산정	치조정 접근	50
		측방 접근	100
CTG	앞니 잇몸 이식술	1치아부위	60
FGG	각화치은 이식술	1치아부위	50
구개 guard		1개	20
치아교정	투명교정(Magic Align)	양악	500
		진단비 / 월비	20 / 5
	유지장치 재부착	1치아	5
지혈제 사용	사랑니 발치 콜라겐 지혈제	1부위	3
치주연고 사용	미노덴® 항생제 국소송달 연고	1부위	3
PDRN 주사	치주 회복처치용 PDRN 주사	1부위	5.5
턱관절 레이저	치과치료 후 턱관절 LLLT 관리	1회	1

가치를 줘라

가격을 올리라고 말하는 사람들은 소비자에게 '매력적인 가격' 대신 '매력적인 가치'를 주라고 말합니다. 근데 과연 그 가치라는 게 뭘까요?

힌트를 바꿔서 여쭤볼게요. 원장님은 원장님의 장점이 뭐라고 생각하십니까? 여러 가지를 한번 나열해 보세요.

몇 가지 떠오르는 대로 생각해 보셨다면, 그래서 그게 환자 입장에서 어떤 이득이 있나요?

나에게 치료받는 환자가 그래서 무슨 이익을 보는지에 대해서 생각해 보셨나요? 내가 서울대학교 치과대학 출신이라면, 그래서 환자에게 어떤 이익이 있나요? 우리 치과가 대학병원급 규모를 갖추고 있어, 그래서 환자에게 어떤 이익이 있나요? 우리 치과는 전원 치과위생사 출신 직원들이야, 그래서 환자에게 어떤 이익이 있나요?

그 '이익'이라는 것은, '단 한 단계의 사고과정도 거치지 않고' 바로 이익으로 체감되는 문장이어야 좋습니다. 우리 뇌는 생각하는 것을 정말로 싫어한다고 합니다. 한 단계 사고과정을 거쳐야 하는 은유, 비유는 불필요한 오해를 낳기도 하고요. 직감적으로 소비자 자신에게 '이익'으로 받아들여지는 것, 그것이 '가치'입니다.

소비자에게 가치를 줄 수 있는 방법 중 하나는 누가 봐도 티 안 나게 잘된 치료 증례를 사진으로 보여주는 것이죠. 그러면 새로운 환자들도 '나한테도 저런 치료 결과가 생기겠구나'하는 직관적인 기대를 하게 되니까요. 다른 의료인과 비교하는 내용의 광고는 불법이지만, '재치료'인 경우 증례 사진을 보여주는 것만으로도 환자가 '이 치과는 다르다'고 체감할 수 있게 됩니다. 사실 아무리 다른 가치를 준다고 한들, 그보다 더한 가치가 있을까요? 그러니 치과치료 실력을 high-end quality로 끌어올리는 것에 힘을 쏟을 수밖에요. 수가를 높이고 싶다면 말입니다. 제 사고과정은 그랬어요.

물론 다른 방법도 많이 있을 겁니다. 노인들은 치과 기구에서 쏟아지는 물을 목구멍 안에 담아두는 능력이 떨어지잖아요? 그게 노년의 구강 특성이고요. 그래서 자꾸 물을 뿜게 되는데, 저희도 안 좋고 환자분한테도 굉장히 힘든 일이죠. 그러니 치과 기구에서 최대한 물이 나오지 않도록 하는 것이 좋습니다. 무주수 임플란트로 대박 난 원장님도 계시지 않습니까? 물론 생활치 프렙하고 스케일링하는 데 물 안 나오게 할 수는 없지만, 그런 부분(치과치료의 불편함)에서 환자분들에게 가치를 줄 수도 있다는 말입니다.

마인드셋

무슨 일이든 안되는 이유를 찾는 사람이 있는 반면에, 어떻게 하는지 방법을 먼저 찾는 사람이 있다고 합니다. 저는 옛날엔 전자에 가까웠던 것 같아요. 그게 왜 안되는지 이유를 따박따박. 하다못해 학생 때 친구가 저보고 투블럭 머리를 해보라고 했을 때도, 그게 왜 나에게 안 어울리는지를(해보지도 않아 놓고) 이야기했습니다. 그런 삶의 방식이 똑똑한 건 줄로 착각했죠. 근데 언제부턴가 이 마음가짐을 고쳐먹은 뒤로 저는 훨씬 행복해진 것 같습니다.

제가 2023년 11월 12일 자 블로그에도 적었지만, 그래서 더더욱 소위 '잘되는 치과' 공식으로 통하는 '대형 덤핑'이 아닌 그 반대 길을 택하기로 한 것도 있습니다. 제가 심미치과에 발을 들이게 된 것도 마찬가지였고요. 세미나에 가도 연자가 하는 테크닉이 안되는 이유를 찾는 원장님들이 계신 반면에, 어떻게 해서든 하나씩 적용해 보는 원장님이 계셨습니다. 저는 후자에 서기로 마음을 바꾼 것이죠. 지금도 잇몸 수술이 개원가에선 비현실적이며 쓸데없는 수술이라는-컴플레인만 쌓이고 효과는 없는 테크닉이라는 평가가 지배적이지 않습니까? 그런데 심미치의학에 일가견 있다는 원장님들 보면 그렇지 않더라고요. 물론 CTG 같은 치료가 다른 치과치료에 비해 예지성이 떨어지는 치료이기는 하지만, 훌륭하게 해내고 계셨습니다. 그러면, '어떻게 하길래 저렇게 하시는 거지?'를 배워보기로 했어요. 실제로 임플란트 학계에서도 요즘은 경조직보다 연조직이 연구주제로 굉장히 핫한 것으로 알고 있습니다. 연구 주제가 점차 기능적인 영역에서 심미의 영역으로 나아가고 있다고 생각했어요.

이 부분에서는 제 〈재주좋은치과의사〉 네이버 블로그에서 개원 준비 일기를 하나씩 읽어보시면 제 사고과정의 흐름을 잘 이해하실 수 있을 거라고 생각합니다.

개원 컨설팅

제가 개원 컨설팅과 계약을 고려할 때, "자리를 그 사람이 봐준 것도 아니고 네가 직접 알아보고 골랐는데 왜 컨설팅을 껴?"라고 말씀하시는 분들이 몇 분 있었습니다. 모어덴 같은 커뮤니티를 봐도 개원 컨설팅 업체에 대해 심한 반감을 갖고 계신 분들이 많아 보이고요. '컨설팅 쓰면 자기가 얼마를 뜯기는지도 모른다'는 말에는 동감하지만(실제로 커미션을 얼마나 받고 계시는지는 내가 알 수 없으니까요), 그렇다고 해서 컨설팅 끼고 개원하는 것 자체를 뭐라고 하는 거는 사실 동의할 수 없습니다. 사실 임플란트 회사와 단독으로 진행하더라도 임플란트 회사에 돌아가는 수익이 분명 있다고 생각하거든요. 그건 원장이 알 수 없죠. 아마 그분들이 말씀하시는 '컨설팅'이라는 것은 특정 업체가 계속해서 원장에게 저수가 마케팅을 권하고, 불법적인 광고를 일삼게 하고, 치과위생사에게 말도 안 되는 복지를 퍼주도록 시키고, 컨설팅 비용으로 어마어마하게 많이 받아 가는 업체들을 이야기하는 것 같습니다. 그런데 개원 컨설팅 업체들도 그런 곳에서부터, 개원 절차와 업체 선정 및 미팅 일정 잡기에 한해 성실하게 도와주시는 분들까지 스펙트럼이 굉장히 다양해요. 제가 함께 진행한 컨설팅 회사 역시 직원과 진료 수가와 관련해서는 그 무엇도 터치하지 않는 분이었거든요.

저는 개원과 결혼을 동시에 준비하기 시작해서 시간과 제 에너지를 아끼기 위해 컨설팅을 끼고 '업체 선정', '미팅 일정', '내가 모르는 절차 놓치지 않고 챙기기' 등등을 레버리지하고 싶었습니다. 그리고 그 목적은 100% 충족되었어요. 초반에는 임플란트 업체와 함께 진행하려고 했는데, 동기/선배님들께서 추천해 주신 업체로 갈아타게 되었습니다. 그래서 그 임플란트 회사에는 좀 죄송한 마음도 듭니다. 그렇지만 잘한 선택이라고 생각합니다. 제가 오래전부터 '내가 개원할 때 이 인테리어 업체에다 맡겨야지!'하고 생각했던 곳에서 인력과 시간이 부족해 추가 공사를 수임할 수 없다고 거듭해서 거절을 하셨었는데, 컨설팅 대표님께서 그 인테리어 회사 대표님과 그간의 인맥으로 진행할 수 있도록 힘써 주셨거든요. 그거 하나만 하더라도 저는 만족합니다.
또 임플란트 업체나 각종 의료기기회사와 계약할 때 분명히 임플란트 회사들도 협상이 가능하거든요. 근데 아무것도 모르는 저 같은 원장들은 그냥 '좀 비싸네요, 할인 좀 해 주세요' 정도밖에 말을 못 꺼낼 거라고 생각합니다. 그런데 컨설팅 측에서는 다른 여러 원장님들과 계약한 경험이 있으니 이 정도면 뭘 더 요구할 수 있겠다 하는 감이 있으시더라고요. 저도 혼자였으면 못 받았을 것들을 많이 받았다고 생각합니다.

그리고 개원 과정에서 생기는 건물주/관리인과의 마찰에서도 컨설팅 대표님께서 먼저 협상을 해주시고 최종 결정 직전, 혹은 몇 가지 합의안을 만드신 뒤에 최종 선택을 제가 하게끔 깔끔히 처리해 주시기 때문에 그런 마찰에서 오는 스트레스가 굉장히 감소한다고 생각합니다. 컨설팅 대표님이 안 계셨으면 제가 다 감당해야 했을 일이죠. 원장이니 당연히 감내해야 한다고 생각하실 수도 있지만, 저는 불필요한 감정 소모라고 생각합니다.
또 한 가지 사례를 말씀드리자면, 저는 용도변경 과정에서 창문 5개를 방화유리창으로 교체해야 한다는 이야기를 들었는데요. 최초 견적이 약 900만 원이 나왔습니다. 근데 제가 그걸 혼자 처리해야 했다면, 900만 원 그대로, 혹은 800만 원 정도에서 마무리했을 것 같아요. 그런데 컨설팅 대표님께서 다른 업체 알아봐 주셔서 350만 원으로 막을 수 있었습니다. 저는 저 혼자였다면 그렇게 못했을 거예요.

상가 계약한 12월 1일 직전부터 정식 개원일인 3월 4일까지 3개월 하고도 며칠을, 이만한 비용에 이렇게 신경 써서 해줄 사람이 몇이나 될까요? 실장을 미리 구해서 월급을 주고 준비해도 이렇게는 못 할 겁니다. 이것 말고도 여러 가지로 제가 '컨설팅 끼기를 잘했다'고 생각한 이유가 더 있지만 이제 좀 가물가물하기도 하고 해서 큼지막한 이유 몇 가지만 적어보았습니다. 물론 수가를 낮추라고 권유하는 컨설팅이 가진 논리도 있습니다. 일단 우리 치과를 경험하게 만들어야 한다는 것이죠. 그래야 그다음에 뭐라도 할 수 있다고. 근데 꼭 수가를 낮춰야만 우리 치과를 경험하게 만들 수 있다는 그 길이 저는 마음에 안 들었을 뿐입니다.

서울에 개원하지 말라는 이유

앞에서 본 통계 자료를 다시 한번 이야기 해 볼까요?

	치과수	연 36억	24억	18억	12억	9억6천	7억2천	6억	4억8천
서울전체	4964	5%	5%	10%	15%	20%	30%	40%	50%
강남구	556	5%	10%	15%	20%	25%	35%	45%	55%
송파구	339	5%	5%	5%	10%	15%	25%	35%	50%
서초구	312	5%	10%	10%	15%	20%	35%	45%	55%

저 포함 5인 규모의 제 치과에서 손익분기점(real 수익 0원)을 넘기려면 대략 월 4,000만 원 이상의 매출이 나와야 하는데요. 서울에서는 대략 50%의 치과들이 월 4,000만 원 매출이 나온다고 하네요. 저는 딱 중간 정도 해야 망하지 않을 것 같습니다. 제가 목표로 하는 월 8,000만 원 매출은 서초구 상위 20%라고 하네요. 끔찍합니다 정말.

그러니 여러분이 만약에 시골 말고 서울 수도권을 포함한 '도시'에 개원을 진지하게 고려하고 있다면, 적어도 이 수치보다는 안정적인 매출이 나오는 동네에 개원하시기를 바랍니다. 실제로 저는 제 후배나 친구들에게도 이 수치를 보여주며 적어도 이것보다는 통계적으로 괜찮은 곳에 개원해야 한다고 말합니다. 상식적으로도 그게 맞지 않나요?
아니, 너는 서초에 들어갔으면서 대충 상식이라며 얼버무리지 말고 실제로 설득해 보라고요? 네 해보겠습니다.

여러분이 저 매출 통계를 보는 '눈'을 어디에다 두는가에 따라 해석이 많이 달라집니다. 누군가는 월 2억(연 24억)을 먼저 보는 사람이 있는 반면, 누군가는 월

5천(연 6억)을 먼저 볼 겁니다. 높은 매출을 먼저 보면 강남이 더 매력적으로 보이는 아이러니한 상황이 생기죠. 월 3억 > 2억 > 1억 5천 치과 비중이 높은 순으로 순서를 매기면 강남이 전국 6위입니다.

그런데 통계는 항상 '생존 편향'되어 있음을 다시 한번 주지하시기를 바랍니다. 강남구에 월 2억 하는 치과가 10%(56개)나 된다고 해서, 내가 들어가서 그 10%에 들어갈 수 있다고 생각하는 사람은 별로 없을 겁니다. 넉넉한 자본을 바탕으로 한 공격적인 운영 전쟁에서 생존할 수 있는 신규 치과는 많지 않다고 생각합니다. 기존에 치과를 운영하던 노하우와 환자 풀을 가지고 강남으로 확장 진출한 치과가 아니라면요.

제가 개원한 서초구 치과들의 실제 매출은 어땠을까요?

서초구	2022년	2021년	2020년	2019년
강남역	247억 4,700만	-	-	-
신논현역	112억 4,100만	88억 7,500만	59억 5,600만	6억 2,700만
신논현역	-	92억 5,600만	88억 1,900만	84억 4,100만
강남역	75억 9,300만	76억 9,800만	71억 2,900만	70억 3,200만
신논현역	74억 8,300만	43억 4,900만	22억 5,700만	2억 1,800만
강남역	61억 5,800만	69억 2,500만	59억 7,900만	63억 8,400만
강남역	-	65억 7,200만	57억 1,800만	65억 8,400만
신논현역	44억	23억 4,900만	10억 500만	-
강남역	39억 1,000만	38억 2,300만	25억 3,600만	22억 1,300만
교대역	36억 9,200만	36억 5,000만	36억 5,100만	30억 7,700만
강남역	32억 8,100만	31억 8,200만	29억 4,600만	32억 6,300만
강남역	21억 2,800만	22억 3,900만	21억 6,700만	26억 400만
서래마을	17억 9,000만	16억 7,900만	16억 6,300만	17억 9,800만
교대역	17억 300만	18억 3,400만	16억 7,200만	-
교대역	12억 9,900만	12억 1,300만	10억 8,800만	-
교대역	12억 9,400만	11억 3,200만	-	-
교대역	10억 1,600만	4억 4,800만	-	-
교대역	10억 1,400만	10억 1,500만	8억 5,100만	8억 4,800만

서초구	2022년	2021년	2020년	2019년
교대역	9억 8,400만	8억 9,300만	9억 3,900만	8억 4,900만
교대역	9억 8,200만	9억 2,200만	9억 3,100만	10억 5,500만
교대역	-	8억 3,200만	8억 800만	8억 7,600만
교대역	3억 5,500만	8,100만	-	-
교대역	5억 5,900만	6억 900만	6억 2,400만	6억 6,600만
교대역	-	7억 6,100만	-	12억 100만
교대역	-	-	5억 3,300만	6억 5,200만
교대역	-	-	4억 8,900만	5억 2,600만
서초역	4억 8,600만	4억 4,400만	4억 6,100만	4억 5,100만

서초구에 월 1억 원 이상 하는 치과 비율이 15%나 된다고 하는데, 실제 1억 원 이상 매출 치과는 대부분 강남역 주변에 모여있는 것을 알 수 있습니다.
강남역이 위치한 강남대로를 기준으로 서쪽은 서초구, 동쪽은 강남구라 사실상 행정구역이 '서초구' 이기는 하지만 '강남역' 치과인 곳이 다수 존재해 서초구 전체 평균을 끌어올리는 형국인 것이죠. 즉, 실제 서초구 치과들의 실질적인 상황은 통계자료보다 좋지 않을 확률이 높다는 겁니다. 이 실제 매출표에 적지 않은 작은 치과들도 정말 많고요.

아무튼 상황이 이러니, 폐업한 치과는 이미 제외되어 버린 '걸러진 매출' 통계를 맹신할 수는 없는 거예요. 그렇기 때문에 이런 매출 통계를 볼 때는 항상 '높은 매출'보다는 '생존 가능성'을 점치는 도구로 사용하는 것이 훨씬 좋다고 생각합니다.
예를 들어 충남 서산시는 월 3천(연 3억 6천) 미만으로 나온 치과가 없다고 합니다. 모든 치과가 월 3천 이상은 한다는 이야기죠. 충남 서산시, 충북 진천군, 경북 칠곡군, 경남 통영시, 경기 여주시, 경기 동두천시, 경기 양주시, 전북 남원시는 80% 치과가 월 4천(연 4억 8천) 매출을 올린다고 합니다. 이 정도면 정말로 가서 망하지는 않지 않을까요? 제가 개원한 서초구는 월 4천 이상 치과가 55%밖에 안 되는데요. 운영 경비는 위에 나열한 지방보다 훨씬 많이 들 거 아닙니까. 아까 말했죠, 제가 월 4천 하면 수익 0원이라고. 실제로는 기타 잡비 때문에 적자입니다. 저도 본격적으로 대출받고 직원 공고 내려고 알아보기 전에는 몰랐어요. 월 고정비용이 이렇게나 많이 들 줄은 몰랐습니다. 그런데 어떡하나요, 이미 달리는 기관차에 올라탔는데. 고정비용에 가장 큰 비중을 차지하는 인건비와 임대료는 지방이 더 쌉니다.

이 장 처음에서 만약에 여러분이 최소한으로 벌어들여야 하는 돈에 대한 감이 잡혔다고 하면, 진지하게 한 번 계산을 돌려보세요. 여러분이 목표하는 그만한 돈을 버는 데에 있어 격전지는 도움보다 걸림돌이 될 가능성이 훨씬 큽니다. 주거비용도 많이 들 것이고 치과 운영 고정비도 훨씬 많이 들 게 뻔하니까요. 같은 매출을 올려도 순수익은 적어지고, 나가는 돈은 커질 게 분명합니다. 저도 개원 본격적으로 준비하면서 대출 다 받고 나서 알았다니까요?

까놓고 다시 봅시다. 월 4천 하려면 상위 55%에 들어야 하는 경쟁 강도와, 똑같이 월 4천 하려면 상위 80% 안에 들면 되는 경쟁 강도. 둘 중에 웬만하면 후자를 고르는 게 좋겠죠. 그러니 다시 말씀드릴게요. 여러분이 만약에 개원을 고려하고 있다면, 웬만하면 강남/서초/송파보다는 안정적인 매출이 나오는 동네에 개원하시기를 바랍니다. 설득이 좀 되셨나요? 이 통계는 그렇게 활용해 볼 수도 있습니다.

피하고 싶은 동네

자 그러면, 통계상 강남 3구보다 더 불안한 동네가 과연 어디에 있을까요? 어디든 다 거기보다 낫지 않겠느냐고요? 아니요, 대표적으로 경기도 과천이 있습니다. 경기도 과천은 정부청사 직원들이 대거 세종시로 강제 이주한 뒤 + COVID19 직격탄을 맞아서 상권이 완전히 죽어버렸습니다. 물론 지식정보타운(지정타) 신도시가 아주 순탄하게 지어지는 중이라 점점 상황이 좀 나아지겠지만, 그 틈새를 또 대형 치과가 미리 파고들었죠. 과천청사역을 사이에 두고 양쪽에 새로 지어진 오피스텔 상가에 2023년에만 대형 치과 두 곳이 문을 열었습니다. 주공 4, 5, 8, 9, 10단지 아파트가 줄줄이 재건축이 예정되어 있어 단기적인 악재*도 있고요. 그 결과 2021년 전후로 과천 치과 원장님들께서 많이 고생하셨을 것으로 짐작합니다.

	치과수	연 36억	24억	18억	12억	9억6천	7억2천	6억	4억8천
과천시	23	-	-	-	5%	15%	20%	35%	45%

*(재건축/재개발이 예정된 경우 일단 아파트나 빌라촌을 대규모로 철거하고 주민들이 타지로 이주해야 해서 배후 인구가 일시에 감소하는 단기 악재로 작용합니다. 물론 대략 3~5년 뒤 신규 입주하는 규모가 보통은 철거된 세대수보다 많으므로 추후에는 호재로 작용할 수도 있지만, 인구구성이 변화하고(대개는 평균연령이 많이 젊어집니다) 구매력에도 차이가 날 수 있다는 점(신축 아파트 영끌해서 여유자금이 없거나, 임대아파트 입주자이거나 등등)이 불안요소로 작용할 수도 있습니다. 물론 과천 같은 경우에는 제 개인적으로 보았을 때 주민들 구매력이 안 좋아지지는 않을 것 같네요)

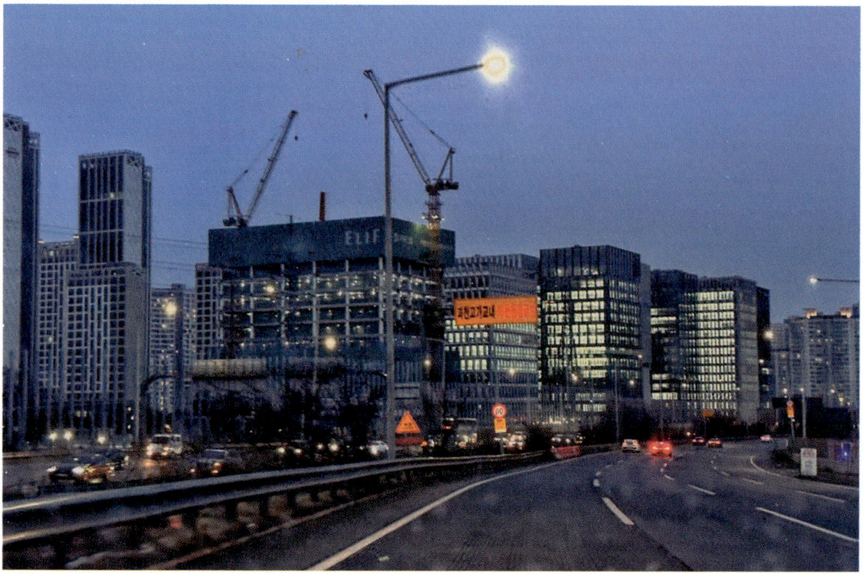

그리고 또, 충청남도 공주 같은 경우에도 아주 많이 안 좋은 것은 아니지만 신규개원 후보지로는 우선순위가 떨어질 수 있겠습니다. 앞으로 BRT(광역버스) 개통이 예정되어 있는데 빨리 개통될수록 더 힘들어지지 않을까 싶기도 해요. 그런 특수한 운송수단으로 공주에서 세종/대전으로의 왕래가 간편해지면 치과 진료 파이를 더더욱 많이 잃게 되지 않을까 걱정이 됩니다.

	치과수	연 36억	24억	18억	12억	9억6천	7억2천	6억	4억8천
공주시	27	-	-	-	-	15%	40%	50%	60%
세종시	100	5%	5%	10%	15%	25%	40%	55%	65%
대전	554	5%	5%	10%	15%	20%	30%	40%	55%

공주시는 2023년 보험매출 순위에서도 151위(2,336만 원)를 해 신규 개원 후보지로서의 매력은 좀 떨어지는 편인 것 같습니다. 세종시가 75등(2,737만 원)인데요. 일평균 청구 건수도 14.5건으로 공주(9.9건)보다 많습니다.

과천과 공주 두 곳만 제 기호에서 후순위인 것은 아니지만, 여러분이 이 매출표를 활용하실 때 이렇게도 볼 수 있다는 힌트를 드리고자 예시로 들어보았습니다.

아무튼, 이 매출표를 활용할 때 가장 기초적인 지식은, 바로 치과의 규모별로 올릴 수 있는 매출이 다르다는 겁니다. 당연하겠죠, 원장 1인에 진료실 2인 구성의 소규모 치과가 연 12억, 월평균 1억 매출을 한다는 건 현실적으로 불가능합니다. 월 1억 매출을 하기 위한 '하드웨어'가 갖춰지지 않은 상태니까요. 직원 1인당 1500 매출 정도면 준수한 수준이라고 하는데, 월 1억 하려면 직원 8명에 직원당 1,500 매출 규모이거나 또는! 직원 5인에 직원당 2,000 매출로 업무로드나 객단가가 높아야겠죠. 직원당 2,000도 매우 어렵지만, 그 이상은 정말로 희귀하고 거의 불가능하다고 합니다(물론 하는 사람은 하겠죠). 이런 차이를 염두에 두면서 분석에 활용하시기 바랍니다.

여기서 <일평균 청구 건수>를 언급했는데요, 이게 또 꿀 자료인 것이, 청구 건수가 많다는 건 일환 수가 많다는 건데 일환 수가 많아야 매출을 올릴 가능성도 많다는 뜻 아니겠습니까. 생짜로 신환을 불러오는 것보다 이미 예약이 잡혀 있는 환자에서 객단가를 올리는 게 상대적으로 비용이 덜 들고 동의율도 좋잖아요. 그러니까 앞에서 몇 번 이야기한 충북 진천, 그리고 전북 군산과 인천광역시 중구(new face!), 충청남도 당진시, 강원도 양양군 같은 경우에는 일 청구 건수가 각각 16.4건 > 16.3건 > 16.2건 > 16.1건 > 15.8건으로 전국 1~5위인데요. 이런 데서 이미 개원하신 원장님들께서는 능력 있는 실장님을 채용하시거나 좀 액티브한 직원들로 진료실 세팅이 되면 '예약 어레인지만 잘해도 매출이 1.5~2배는 뛴다'고 합니다. 저도 좀 해보고 말씀을 드려야 하는데, 개원 초짜라 들은 얘기만 전달해 드려서 좀 죄송하네요. 저도 나중에 해보고 다시 말씀드리겠습니다. 다만 이거는 '신규 개원'하는 저나 이 책을 읽는 대부분의 원장님들께는 해당 사항이 없는 일이고요, 이미 개원하신 분들 중에 일환은 준수한데 매출이 안 나오시는 선배님들께서 한 번 고민해 보실만한 문제라고 생각합니다. 신규개원은 일단 신환으로 밥 벌어 먹고사는 건데요. 다만 일환이 이렇게나 많다는 건 입지 선정에 참고해 볼 만하겠네요.

인수개원에 대하여

저도 물론 인수개원을 생각하지 않은 것은 아닙니다. 인수개원 자리도 직접 찾아가 원장님과 이야기를 한참 나누기도 하고 여러 군데 소개도 받아보고 했었는데요. 결국 제가 '고가 심미진료'를 하기로 하고서는 제 운영 콘셉트에 맞는 치과를 찾을 수가 없어져서 인수개원을 포기하게 되었습니다.
좋은 자리를 이어받기 위한 목적으로 인수 개원을 하더라도, 제가 원하는 콘셉트를 만들려면 결국 치과 문을 닫고 돈을 들여 인테리어를 새로 하면서 + 거기에 더해 수가와 진료 콘셉트에 변동이 생기고 기존 차트를 활용하지 못하는 상황이 될 것이라는 예상이 되었습니다(인수하려는 치과 기존 수가가 저렴하면 저렴할수록 더더욱 그렇겠죠). 제 욕심을 채우려면 신규개원을 하는 게 맞았던 거죠.
인수개원을 한다는 게 꼭 다 그런 것은 아니지만, 저는 인수개원은 기본적으로 안정적이고 초기 자금 부담 및 적자 걱정 없이 기존 환자 pool을 데리고 가는 개원콘셉트라고 생각을 하거든요. 그러니 불필요한 리스크를 짊어지지 않기 위해 매물을 볼 때 계약하기 전까지 신경 써서 봐야 할 것이 신규개원보다 많다고 생각합니다. 작정하고 숨기려면 솔직히 눈탱이 칠 수 있는 건덕지가 너무나도 많잖아요. 실제로 원장님께서 나이가 많고 노쇠했다는 이유로 정체를 알 수 없는 대리인과 양도양수 절차를 진행하는 경우도 있습니다. 그러면 어쩔 수 없이 뭔가 좀 더 방어적이게 되죠. 그치만 일단 그 단계를 넘어서 계약하고 나면 신규개원보다 훨씬 간편하고 빠르고 안정적인 운영이 가능할 겁니다. 이게 인수개원의 최대 단점과 장점인 것 같아요. 정보의 불균형 vs 빠르고 안정적인 개원.

제가 앞에서 인수개원은 '자금 부담'을 덜 수 있다, '가성비'가 가능하다고 해놓고, 장점 결론에다가는 '빠르고 안정적인' 개원만 적은 이유는, 제가 만약 인수

개원을 하더라도 실제로 들어가는 비용은 신규개원이나 비슷하다고 보았기 때문입니다. 다만 그 돈을 개원 초기에 쓰느냐, 나중에 쓰느냐의 문제였죠. 이제 와서 무슨 소리냐고요?

인수개원이 초기 투입하는 자금은 적지만, 결과적으로 보면 신규개원이랑 비슷하다고 보았던 이유는, 저는 치과를 어쨌든 한 번은 갈아엎고 싶었기 때문입니다. 실제로 치과를 인수하면 기존 환자들의 이탈을 막기 위해 기존 원장님과 함께 진료하는 기간을 짧게 거치고, 치과 이름이나 직원분들이나 인테리어 무엇 하나 건들지 않고 운영하다가 - 라포가 형성되었다 싶을 때쯤 + 주변 재개발 아파트 입주를 앞두고 한 번 완전히 리뉴얼을 할 계획으로 접근했던 인수매물도 있었습니다.

인수한 치과를 계속 리뉴얼 없이 운영하시는 분들도 계시고 여러분도 그렇게 하시겠다면 저랑은 완전히 다른 이야기가 되는 겁니다. 그런데 만약에 언젠가는 치과를 그만두고 양도하실 수도 있고, 또 치과 입지 변화 따라 계속해서 신규로 들어오는 경쟁자들과 맞붙기 위해서 더 좋은 입지로 확장 이전을 계획하시거나, 혹은 같은 자리에서 인테리어와 장비를 갈아엎는 리뉴얼을 감행하셔야 할 수도 있다고 생각합니다. 그러면은 결국에 드는 비용은 같아지겠죠. 기존에 투입한 권리금과 철거비용이 신규개원보다 더 들어갈 수도 있겠네요. 만약 이런 계획이 있으시다면 실제로는 비용이 적게 들어가는 것도 아닙니다. 이런 생각이 있으시다면 애초에 '가성비'로 접근하시는 건 아니신 거죠. '자리'와 '차트'를 가져온다는 느낌으로 접근하신 겁니다.

물론 모든 것이 불안한 개원 초기에 큰 자금을 투입하지 않는다는 점에서 인수개원이 큰 장점이 있죠. 처음부터 끝까지 가성비 콘셉트로 운영하시겠다 하면 인수개원이 first choice가 맞으나, 반대로 본인 콘셉트가 뚜렷하고 하고자 하는 바가 있다면 인수개원은 '자리와 차트'를 가져온다는 느낌으로 접근하셔야지 '비용을 덜 쓰겠다'고 접근하는 것은 아니라고 생각을 합니다. 내가 원하는 콘셉트로 바꾸는 비용이 드니까요.

이 생각에 이르게 되니까 저는 인수 개원에 큰 매력을 느끼지 못하게 되었어요. '저렴한 개원'과 '안정적인 운영'도 물론 하고 싶고 욕심났지만, '나만의 콘셉트'가 저는 좀 더 하고 싶었습니다. 그게 제가 개원을 하기로 마음먹은 이유였으니까요. 치과 개원에 있어 단일 품목으로는 인테리어 비용이 가장 큰 비중을 차지하기 때문에, 인테리어를 다시 한다면 확실히 비용적으로 가성비 전략에서는 멀어진다고 생각합니다.

하지만 앞에서 말씀드렸듯이, 치과대학 정원이 감축되지 않는 한 앞으로는 '인수개원'이 점차 많아질 수밖에 없다고 생각합니다. 특히 서울에서는 말입니다.

별거 아닌데 에너지 쓰게 만드는 고민들

① 냉장고 용량 : 저는 소독실에 152L짜리 냉장고를 넣었는데요. 소독실 공간이 애매해서 일단 수납장 먼저 배치해 보고 남는 깊이에 맞는 모델을 고르느라 애매한 152L짜리를 골랐습니다. 그런데 전혀 부족함이 없더라고요. 초반에 미노사이클린염산염 연고와 제오민 보툴리눔 주사를 많이 샀는데, 그거 안 산다고 치면 빈공간이 텅텅입니다. 냉동고에 아이스팩 넣어놓을 공간이 좁기는 하지만, 그렇다고 부족하냐 하면 절대 부족하지 않아요. 그러나 152L를 직원 간식 보관용으로 재료와 함께 사용한다고 하면 분명히 부족하실 겁니다.

직원실에는 255L짜리 냉장고가 별도로 있는데요. 직원 4명이 사용하기에 아주 넉넉한 사이즈입니다. 더 작아도 됐을 뻔했는데 제가 간식 먹는 걸 좋아하다 보니 직원들 뽑을 때도 간식은 안 떨어지게 하겠다고 해서 꽉꽉 채워놨어요.

② 정수기 : 인터넷 가입할 때 사은품 주듯이 현금지원이 있을 수 있습니다. 여러 명에게 컨택하시고 가장 혜택 좋은 사람의 견적을 가장 믿을만한 사람에게 제시하시고 맞춰달라고 하세요. 정수기 렌탈 가격은 각 회사 홈페이지에 제시된 가격보다 저렴합니다. 기존에 사용하던 구형 정수기를 회수하는 보상 판매 조건으로 구매하시는 게 좋은데요. 해당 부분은 영업사원에게 문의하시면 됩니다.

저는 대기실에 냉/온 정수기, 직원실에 얼음/냉/온 정수기를 갖춰두었는데요. 대기실 정수기는 디자인이 예쁜 빌트인 정수기를 구입하려다가 "어르신들한테 그거 사용법 알려주는 것도 직원들한테는 일이고, 치과로서는 노동력 손실이다"라는 선배 원장님의 조언을 듣고 버튼식 정수기로 바꾸었습니다. 인테리어를 조금 해칠 수는 있으나 그편이 훨씬 환자들에게도, 직원들에게도 스트레스 없는 방식이라고 생각합니다.

③ 직원들이 좋아한다는 각종 기계들 : 알지네이트 오토믹싱 기계, 핸드피스 오일링 기계, 또 식기세척기 비슷한 기구 세척 기계들도 있죠. 아무튼 본인이 필요하다고 생각하지 않는데 견적 받으면서 꼬임에 넘어가 구매하지는 않으셨으면 좋겠습니다. 서초에서도 직원들이 면접 볼 때 그거 가지고 있냐고 물어보는 사람 아무도 없었고, 있다고 이야기한들 그게 뭔지도 모를 수도 있으며, 안다고 해도 그렇게 메리트라고 생각하지 않습니다. 일하면서 중간에 사줘도 고마워할까 말까 한 기계들인데 처음부터 갖고 있는 건 저는 권장하지 않는 쪽이에요. 물론 반대 의견 갖고 계신 원장님들도 많겠지만, 저는 그 돈 아껴서 운영자금으로 쓰든, 마케팅을 하든, 다른 걸 사는 게 낫다고 생각합니다.

④ 플라즈마 소독기 : 저는 핸드피스 멸균에만 사용하고 있는데, 이걸 돈 주고 샀다면 좀 돈이 아까웠을 것 같습니다. 물론 임플란트 패키지 안에 들어 있는 것도 결국 내 돈 주고 산 거나 마찬가지긴 하지만요. 수술 많으신 원장님들은 키트가 부족할 수 있으니 플라즈마 소독기 구비해놓는 것을 추천드리지만, 저처럼 수술 많지 않은 콘셉트 개원이라면 일단 소독실에 자리만 비워놓고 나중에 구매하시는 것도 나쁘지 않은 것 같습니다. 물론 임플란트 패키지 구매 시 프로모션이 있는데 다른 제품으로 교체도 안 된다고 하면 하나 받아두시고요.

⑤ 수술실 무영등 : 하나 두면 정말 멋있습니다. 근데 그 멋있음이 우리끼리 "멋있다 우왕"하는 거라는 게 문제지 실제로 환자들한테 멋있음이 전달되지는 않는 것 같습니다. 옛날에 비뇨기과 갔을 때 생각해 보면 제가 거기 수술실에 무영등 있다고 멋있다고 생각하지 않았거든요. 겁나서 벌벌 떨기 바빴지, 무영등을 달아 놓으면 그곳이 '수술실'이라는 아이덴티티를 주는 데에는 도움이 되긴 할 텐데요. 그 외 부수적인 마케팅적 효과는 크지 않다고 생각합

니다. 이미지컷 찍을 때 '전문성'을 드러내 주는 용도로 무영등 아래에서 수술하는 듯한 사진을 찍기는 하지만, 해당 사진에서 미묘한 공포감을 느끼는 환자들도 더러 있다는 걸 보면 저는 솔직히 그 값을 하는지는 잘 모르겠습니다. 또 실제 무영등의 무영 효과보다는 헤드라이트 하나 쓰고 있는 것이 더 효용성이 크다고 대부분 말씀하기도 하시고요. 그래서 치주 수술로 유명하신 원장님께서는 농담조로 '빈 껍데기 무영등' 아이디어를 내놓기도 하셨는데요. 차라리 그게 나을지도 모르겠습니다 정말로.

무영등 중에서는 덴티스에서 판매하는 무영등이 가장 잘나가는 편입니다. 천장에 브라켓으로 달아놓는 무영등이 가장 멋있고 효과도 좋습니다. 그런데 요즘 체어에 달아놓을 수 있게끔 나오는 간이 무영등도 있는데요. 밝기가 밝다는 장점은 있지만 실제 무영(그림자를 없애주는)효과는 거의 없고요. 제 개인적으로 무영등을 갖고 있다는 '멋짐'도 조금 덜하지 않나 싶더라고요.

⑥ 직원 스크럽 스타일 : 지퍼 형태로 할지, 뒤집어쓰듯 입는 일반적인 스크럽으로할지 고민되는 원장님들도 계시죠. 직원 면접 보다 보면 어떤 직원은 지퍼를 원하고, 어떤 직원은 일반적인 스크럽을 원합니다. 뭘 고르든 호불호가 갈리고 불편해하는 사람이 나오기 마련이라, 그냥 원장님께서 원하시는 스타일로 구입하시면 됩니다. 스크럽이 마음에 안 들어서 퇴사하는 직원은 없어요. 직원들 허리 숙일 때 속옷 보이는 게 불편하실 것 같으면 지퍼 구입하시고, 그런 거 모르겠고 알아서 잘 가리겠지 싶으면 일반 스크럽 하셔도 되고요. 저는 일반 스크럽으로 샀습니다.

Case 5

임상 입지; 특화 진료

Case 5

임상 입지; 특화 진료

이 부분은 저도 계속해서 공부하고 다듬어나가야 하는 부분인데요. 그래도 제가 개원을 준비하는 동안 어떤 생각을 했고 여러분이 거기서 어떤 부분을 어떻게 자기 색깔대로 적용하실 수 있을지 몰라 도와드리고 싶은 마음으로 작성한 섹션입니다.

지금까지는 부동산 입지에 대한 이야기를 많이 했습니다. 다들 부동산 입지가 가장 중요하다고 생각하시죠, 그렇지만 임상적으로도 물론 입지 선정이 필요합니다. 아까 이야기했듯이 노인분들이 많은 동네에서 소아치과나 교정치과를 열면 좀 힘들겠죠. 그런 것처럼 내가 어떤 부분에서 특화를 하고 비교우위를 가져갈 것인가 고민하는 시간을 가져야 한다고 생각합니다.

롤플레잉 게임을 시작할 때 내 캐릭터 직업을 고르는 경우를 생각해 보자고요. 캐릭터에 따라 부여된 특성이 다르고 게임을 즐기는 방식도 달라야 망겜이 아니듯이, 치과를 운영하는 데에도 그런 차별화된 무기를 가지고 있어야 치과 운영이 조금이라도 즐거울 거라고 생각합니다.

새로 개원하는 우리 치과의 '차별화' 포인트는 개원을 준비하는 원장님들이 공통적으로 머리를 싸매고 고민하는 지점이라고 생각합니다. 그런데 저를 포함한 대부분의 치과의사들은 최초에 '임플란트' 진료를 기본으로 깔아두고 거기에서부터 차별화를 고민하는 경향이 있다고 생각합니다. 그러다 답이 안 나오니 저수가로 가는 것이죠. 대한민국 치과계는 임플란트가 먹여 살린다는 말이 맞는 말이긴 하지만, 오히려 작은 규모의 치과라면 틀린 말이 되기도 합니다. 작은 규모 치과는 보험 임플란트 아니고서야 엄청나게 많이 심을 수 없는 시장구조가 이미 만들어져 있잖아요.

나의 무기 고르기

송파구의 더바름치과병원 민재홍 원장님께서, 그래도 개원하려면 나만의 무기 한 가지는 가지고 개원해야 한다고 조언해 주신 적이 있습니다. 뭐든 할 줄 알고 잘하는 '완성된 상태'여야 한다는 말씀보다는 훨씬 현실적이고 또 저에게 도움이 되는 이야기였어요.

원장님께서 이야기하신 '무기'란 꼭 진료적으로 특화할 만한 아이템을 말씀하신 거라기보다는, 맥락상 제가 느끼기에 치과 운영 시스템이나 상담법, 진료 스타일 그 자체, 또는 뛰어난 홍보방안 그리고 특화 진료 등을 모두 아우르는 말씀이었다고 생각합니다.

예를 들어 거의 모든 진료가 당일날 끝나는 콘셉트를 완성시킬 수 있다면 그 또한 하나의 무기가 된다고 생각합니다. 여러 차례 내원해야 하는 건 분명 누구에게나 불편한 일이니까요.

명문고를 나와서 서울대 치대에서 수석하고 교정과 수련받아 서울대병원에서 교수까지 역임하고 나왔다면 그 자체로 무기가 될 수도 있겠죠.

아니면 진짜 손이 빨라서 절대 20분을 넘기는 일이 없다고 한다면 그것도 분명 무기로 벼를 수 있을 겁니다.
마취를 정말로 안 아프게 할 수 있는 기술이 있다면 그 또한 무기가 되겠죠. 언변이 좋은 것도 무기입니다. 외모가 뛰어난 것도 물론이고요.
꼭 의식하진정 진료가 무기여야 하는 것도 아니고, All on X, 석션덴쳐, 치아재식, 양악수술, 무주수 임플란트 같은 '남들이 안 하는 진료'가 무기가 되어야 하는 것도 아니라고 생각합니다. 진료과목이 아닌 것으로도 분명히 무기를 만들 수 있다고 생각해요.

봉직의/수련의 때부터 준비하기

봉직의 또는 수련의 시절 진료를 열심히 하면서 본인이 어디에 강점이 있고 무엇을 좋아하는지, 어떤 모델으로 치과를 꾸려나가야 할지 생각을 깊게 해보면 좋겠죠. 미리 생각해 두면 좋다는 건 누구든지 다 알고 있을 겁니다. 근데 그게 생각만큼 쉽지 않으시죠?

봉직의로 근무하면서 이미 톱니바퀴가 딱딱 맞게 굴러가고 있는 열차를 나 혼자 세우고 시스템에 뭔가 끼워 넣기가 쉽지 않은 게 사실입니다. 새로운 시도를 한다는 건 대표원장한테도 쉬운 일이 아닌데, 하물며 봉직의는 더더욱 그렇겠죠.

그러니 내가 원하는 개원 콘셉트로 진료하고 있는 치과에서 일해보는 것이 가장 best choice라고 다들 말씀하시는 것 같아요. 물론 쉽지 않은 일입니다. 어디가 어떻게 운영되고 있는지는 실제로 일해보기 전에는 알 수 없잖아요. 소개로 입사하게 되는 경우도 있지만 절대다수는 그렇지 않기도 하고요. 그렇기는 하지만 결국 '개원'을 목표로 하고 계신다면 불편을 감수하고서라도 내가 하고 싶은 진료를 시도해 보시는 게 좋다고 생각합니다.

제가 봉직의로 일하던 곳 이야기를 하자면, 저는 운이 좋게도 초년차 페이닥터 근무를 하러 갔던 밀양 보스톤치과 최정훈 원장님께서 포토 찍는 것도 좋아하시고 다양한 술식으로 케이스 만드시는 것도 좋아하셔서 많은 도움이 되었습니다. 임상 카메라 촬영에 그전부터 관심은 있었지만 원래 단순히 멋진 케이스 만들 생각으로 겉멋 부리던 것이 아예 진단과정에서부터 환자분께 보여드리기 위해 중간중간 사진 찍어 기록하는 습관으로 그때 몸에 뱄고요. 대표원장님께서 손이 워낙 빠르셔서 저도 발을 맞추려다 보니 빠르게 진료하는 스킬도 많이 늘었고, 제가 석회화 근관 뚫느라 땀 뻘뻘 흘리고 있을 때나 처음해 보는 술식 시도해 보느라 시간이 오래 걸릴 때는 쌓여있는 환자분들 싹 정리해 주시고 임상적으로나 멘탈적으로도 지지를 많이 해주셔서 참 좋은 직장이었다고 생각합니다. 다만 너무 많은 환자를 보느라 몸이 지친 것이 문제였죠.
봉직의 때 하루 적게는 30명, 많게는 60~70명 정도(더 많은 적도 물론 있었고요) 일반진료 환자를 보다 보니, '이렇게는 못 살겠다' 싶은 생각이 들었던 게 제가 지금 '정가' 혹은 '고수가'를 받고 싶어 하는 원동력이 된 것도 같습니다. 그렇다 보니 시골보다는 도심지 개원을 찾게 된 거고요. 반대로 생각하면 이렇게도 logic이 짜일 수 있겠네요. 뭐가 맞는지는 저 스스로도 잘 모르겠습니다. '하이엔드 진료하고 싶다 > 심미 수요는 도심에 있다 > 고수가 받아야겠다'의 사고과정과 '일반진료 이렇게 해서는 못 살겠다 > 고수가 받아야겠다 > 하이엔드 진료해야겠다'의 사고과정 둘 다 복합적으로 작용하지 않았나 생각합니다.
서울로 직장을 옮기고 나서도 짧은 기간이나마 목동 새이플란트치과 이기훈 원장님께 많이 배웠습니다. 임플란트 케이스도 차근차근 알려주시고 수술 리뷰도 해주시고요. 그러고 보면 정말 운 좋게 좋은 원장님들만 만났던 것 같습니다. 하고 싶은 임플란트 케이스 있으면 언제든 말씀하시라고 해주셨는데, 제가 개원을 마음먹게 되면서 죄송한 마음이 들어 하고 싶다고 말씀을 못 드렸거든요. 근데 원장님께서는 그래도 한 번씩 먼저 부원장실에 오셔서 제가 심으면 좋을 케이스가 있는데 해보시겠냐고 권해주시고 정말 말도 안 되게 잘해주셨던 게 기억에 남습니다.
그래서 제가 좋은 원장님들만 만난 탓에 너무 긍정적으로 생각하는 것인지는 모르겠지만 페이닥터 생활하면서 여러 가지 시도해 보시고 개원해서 주력으로 삼을 진료의 바탕을 봉직의 때(또는 수련의 시절부터) 쌓아가시는 게 좋겠습니다. 물론 봉직의로서 도리(?)는 성실히 다해야겠죠. 봉직의와 대표원장은 서로 give and take로 win-win 하는 관계인 것이 좋다고 생각합니다. 저도 언젠가 봉직의와 함께 진료하게 될지 어떨지는 모르겠지만, 대표원장님들께 배운 대로 하고자 합니다.

세미나로 준비하기

그러나 결국 대다수는 임상 세미나를 통해서 특화 진료를 배우고 개원하면서 본격적으로 시도해 보게 되는 것 같습니다. 저 또한 마찬가지이고요. 그러니 무언가 '완성된 상태'로 개원을 하는 것이 아니라, 일단 개원을 해놓고 완성해 나가는 것이죠.

사실 "개원하려면 이것도 할 줄 알아야 하고 저것도 알아야 한다. 근데 할 줄만 아는 게 아니라 '잘해야' 한다. 할 줄 아는 것과 잘하는 것은 천지 차이다!" 말씀들을 많이 하시지만, 그런 이야기를 많이 들은 후배들일수록 개원을 못 하고 계속해서 페이닥터로 남아있게 되는 것도 같습니다. 물론 정말로 맞는 말씀이지만, 솔직히 말해서 개원하고 실력이 느는 분들이 훨씬 많지 않나요? 저는 개원부터 하고 본인이 하고 싶은 대로 꿈을 펼치며 진료영역을 정교화해 나가는 분들이 훨씬 많다고 생각합니다. 물론 후향적으로, '이미 개원하신 원장님들께서 지나고 보니 페이때 다 해보고 개원했으면 더 좋았겠다' 싶을 수는 있겠죠. 그렇지만 현실적으로 어렵다는 것도 다들 공감하시리라 생각합니다.

저도 심미치과를 하려고 본격적으로 준비를 하다 보니, 심미치과 분야에 대해서 모르는 것이 너무나도 많더라고요. 그냥 프렙 예쁘게 하고 잘하는 기공소와 거래하고 레진 쉐이드 잘 맞춰주는 게 심미치과가 아니라는 걸 본격적으로 심미치과 개원을 알아보면서 알게 되었어요. 그렇다고 해서 제가 심미치과로 개원을 못 할 일이냐? 하면 저는 그렇지 않다고 보거든요. 어차피 제가 원하는 심미치료는 일반 봉직의 신분으로 배워가며 시도하기는 힘들다고 생각합니다. 그러니 내 치과 개원을 해서 하나씩 해보고 싶은 것이고요. 개원하고 나서 배우면 안 되는 게 있습니까? 저는 그런 건 별로 없다고 생각합니다.

부동산 입지와의 매칭

임상 입지는 부동산 입지와 매칭이 되어야 합니다. 여태까지 그것 때문에 입지 분석한 거잖아요? 치과 할 자리가 내가 할 임상적 무기를 사용할 수 있는 자리인지 따져봅시다.
일단 치과가 잘 될 자리를 알아보고 거기다 맞춰서 콘셉트를 정하실 생각이시면 그것도 괜찮아요. 소아 한 번도 안 봐봤지만, 신도시에 개원해서 소아 많이 보면서 가족 단위 치과로 끌려가시는 것도 좋겠죠. 제가 좋다고 생각하는 건 그런 성공 모델 치과가 분명히 있기 때문입니다. 그리고 어차피 대다수는 '임플란트 많이 심을 수 있는 동네'를 원하시기 때문에, 그냥 그 콘셉트로 찾아보시는 것도 좋습니다. 그게 본인한테 맞는 분들이 훨씬 많을 겁니다. 근데 그렇게 하기보다 내가 하고 싶은 진료가 명확하신 분들도 있을 거잖아요, 그럴 땐 좀 더 꼼꼼하게 따져보셔야겠죠.

개원 해놓고 벼르기

물론 준비한 대로 안 되는 게 인생이라고, 야심 차게 특화 진료로 꾸민 진료과목이 빛을 발하지 못할 수도 있습니다. 대신 하다 보니 잘 팔리는 진료가 있을 수도 있고요. 생각지도 못한 부분에서 매출에 도움이 되는 진료가 있다면 그 부분을 좀 더 발전시키는 게 어쨌든 도움이 될 거라고 생각합니다.

저는 개원하면서 EMS AirFlow라는 1,200만 원짜리 외장 스케일러를 구입했거든요, 이걸로 착색 심한 분들이랑 과민증 있으신 분들에게 파우더 스케일링을 해드리고 있는데요. 이게 생각보다 동의가 잘 돼서 개원 초에 깜짝 놀라기도 했어요. 스케일링하러 오신 분들에게 착색제거 에어플로우와 GBT 양치질 교육 프로그램, 미백, 투명교정까지 통으로 묶어 환자분들에게 권해드리고 있는데 이거 솔직히 개원 전에는 '이걸 누가 하지' 싶은 생각이 있었거든요. 근데 막상 해보면서 생각이 완전히 바뀌게 되었어요.
그런데 한편으로는 이런 생각도 듭니다. 이게(치아 연마나 삭제 없이 에어플로우 파우더로 착색 제거하는 것에 20만 원 수가 받는 게) 과연 서울/수도권이나 대도시가 아니었다면 가능했을까요? 솔직히 의문입니다. 환자분들이 일상에서 그만한 효용을 느끼는 분들에게나 동의가 가능하지 않을까 합니다. 극단적으로 제가 교도소에 공중보건의사로 있을 때, 거기서는 신경치료도 동의가 잘 안되고 발치를 원하는 비율이 높았거든요. 분명히 입지에 따른 환경적인 요인이 작용한다고 생각합니다. 그러니 '부동산 입지와의 매칭'이 필요한 거겠죠.
또 레진빌드업 치료는 애초에 제가 주력 진료 콘셉트로 삼아 개원한 것이기는 하지만 이 또한 동의율이 굉장히 높았습니다. 저는 봉직의 때 한 번도 구치부 레진빌드업 해본 적이 없거든요. 하고는 싶었는데 봉직의로서 쉽지 않더라고요. 그래서 개원 준비하면서 세미나 듣고 혼자 공부도 하고 해외 유명 치과의사 치료도 찾아본 뒤에 개원해서 본격적으로 시작한 진료입니다. 레진빌드업은 일반적인 인레이와 비교하면 당일 치료가 된다는 게 굉장한 장점이라고 생각합니다. 물론 그에 걸맞은 방습 테크닉이 필요하겠죠. 그걸 저도 외대 에이블치과 최민욱 원장님 접착 세미나에서 배웠습니다.

제가 임상이 뛰어나지도 않고 치과 업력도 길지 않아서 뭐라고 더 깊은 이야기를 해드릴 수 없다는 게 아쉽기는 하지만, 어찌 되었든 임상적인 부분도 '입지'적인 요소로 다룰 수 있다는 것을 소개해 드리고 싶었습니다. '입지'라는 것은 어쨌든 기본적으로 'positioning' 전략이라고 생각하거든요.

시장 규모 가늠하기

그렇다면 지금 우리가 '특화 진료'로 삼고 싶어 하는 진료를 과연 시장에서는 얼마만큼의 관심도를 가지고 있는지 궁금할 수 있잖아요? 저는 앞니치료를 잘하고 싶었고 흥미도 가지고 있었기 때문에, 개원하면서 처음부터 '라미네이트' 진료를 밀고 싶었습니다. 그런데 예전에 어느 개그우먼이 올린 영상 때문에 라미네이트에 대해서 사람들이 아직도 부정적인 인식을 갖고 있으면 어떡하지? 걱정됐어요. 속으로는 하고 싶은 사람이 있더라도 주변 사람들이 부정적이면 수요가 위축되잖아요. 그래서 제가 라미네이트를 전면에 내세우는 것이 가능한 일인가 소소하게나마 검증을 좀 해보고 싶었습니다.

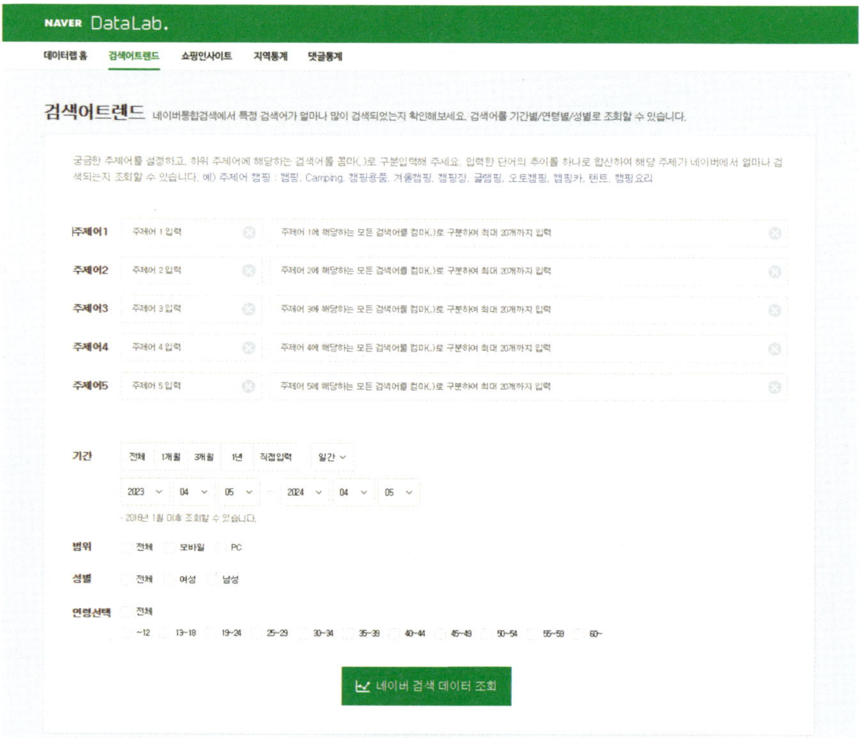

네이버에서 제공하는 네이버 데이터랩(http://datalab.naver.com)의 〈검색어트렌드〉탭입니다. 여기서 사람들이 네이버에 쳐보는 키워드 검색량의 상대적 추이를 비교해 볼 수 있습니다.

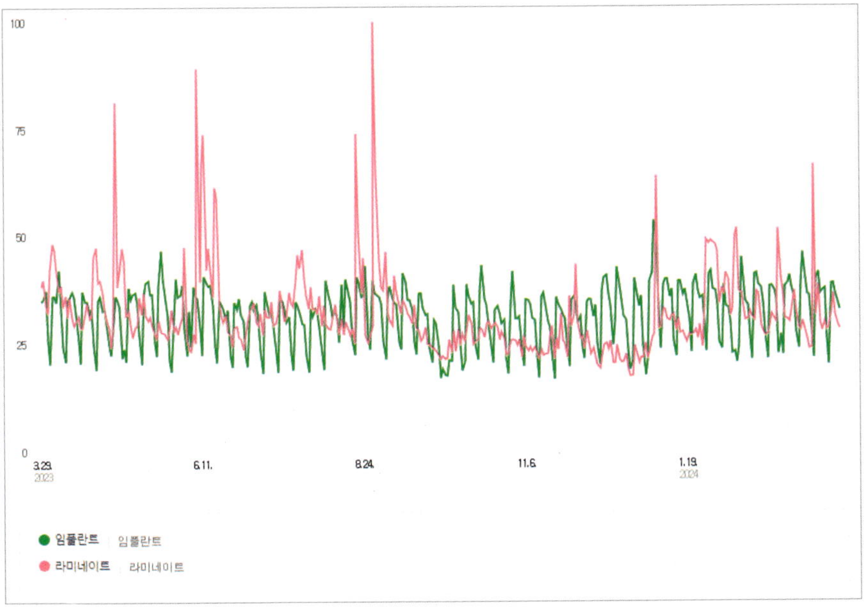

'임플란트'라는 검색어 키워드와 '라미네이트'라는 검색어 키워드의 상대적 검색량이 거의 대동소이하죠. 이 지점에서 저는 라미네이트가 분명히 수요 있는 진료라고 생각이 들었습니다. 그래서 그런지 강남권에서는 라미네이트 안 하는 치과를 찾아보기 어려웠죠. 특히 요즘 수도권에서는 강남권이 아니어도 너도나도 라미네이트에 뛰어드는 추세였고요, 잘 안 하시던 분들도 요즘 많이들 배우고 적용해 보시는 것 같습니다. 그럼 과연 지방에는 라미네이트를 원하는 환자들이 없을까요? 지방에 계신 원장님들께서 라미네이트 치료에 대해 회의적이고, 혹은 하기 싫어하고, 환자들이 물어봐도 권하지 않거나 심지어는 안 좋게 이야기한다고 해서 그 환자분이 평생 라미네이트를 하지 않을까요? 예를 들어

정형외과에서 아무리 성형미인이 별로라고 이야기한다고 해서 성형외과에 가 미용성형 받는 사람들이 줄어들지는 않을 겁니다. 사실은 스스로 '미용치료'를 배제하고 진료 범위를 스스로 제한했을 뿐이라고 생각할 수도 있는 거예요. 그것이 '브랜딩' 맥락을 거스르지 않는다면(예를 들어 예방치의학을 전공했고 미용/심미보다 구강 기능과 질환 예방에 특화된 콘셉트를 갖고 개원했다면) 매우 훌륭하겠지만, 그렇지 않은 경우가 훨씬 많죠. 니즈를 갖고 있는 사람이 있다면, '잘' 해드리면 될 일입니다. 어디 가서 이상하게 해오는 것보다 훨씬 낫죠. 그게 치과의사가 할 일이라고 생각합니다. 무삭제 적응증이 아닌데 진짜 삭제 안 하고 라미네이트 만들어 붙이는 치과도 많습니다. 요새 하도 무삭제가 인기니까요. 근데 그거는 저는 아닌 것 같아요. 기공소에서는 이거 무삭제 안 만들어진다고 말 안 하고 어떻게든 만들어 오거든요. 그게 그렇게 해도 돼서 그 모양으로 만들어 오는 게 아니고요. 말이 샜는데 아무튼 그렇습니다.

제가 지금 "라미네이트 검색량이 이렇게나 많으니 라미네이트 진료를 꼭 하시라"고 말씀드리는 거는 아니고요, 제가 개원하면서 생각했던 알고리즘을 알려드리는 한편으로, '임플란트' 누구나 다 하고 싶은 진료이지만, 그에 못지않은 시장이 분명 있다는 말씀을 드리려고 '라미네이트'라는 키워드를 끌고 왔을 뿐입니다. 그저 우리가 놓치고 있는 파이가 어디에 있을까 고민하면서 찾아본 결과였습니다.

그럼 라미네이트 이야길 좀 더 해볼까요, 라미네이트에 특정 상표를 가진 치과들이 있습니다. 그분들도 그 방면으로 브랜딩에 성공하신 것이죠. 실제로 검색량을 알아보겠습니다.

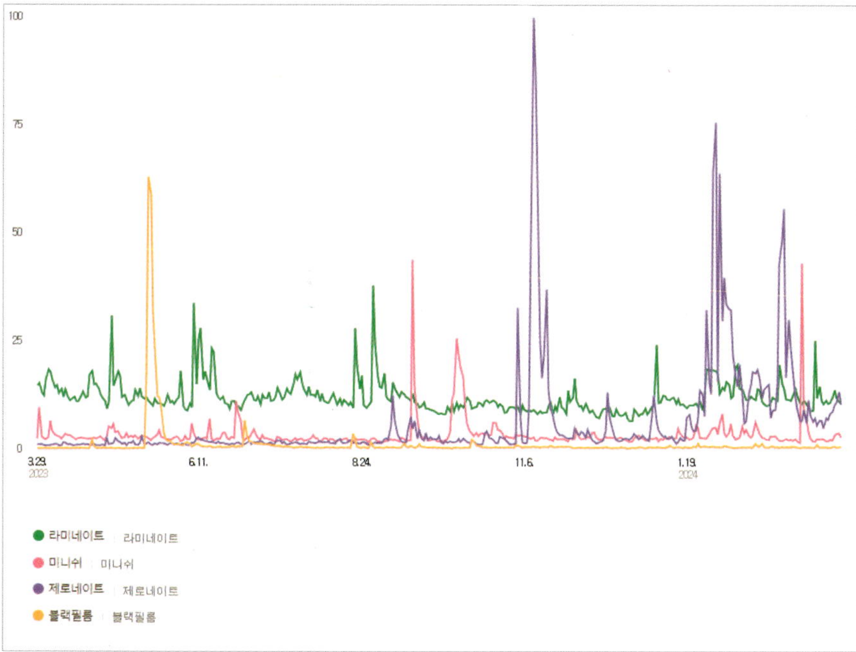

라미네이트라는 검색어만큼이나 특정 상표의 검색량도 대단하죠. 대부분의 라미네이트 파이를 강남, 압구정, 신사 권역에서 다 먹고있기는 하지만, 강남 신사까지 가기 싫은 분들도 분명 있습니다. 그런 분들에게 라미네이트 진료를 제공해 주실 수 있다면 경영적인 도움을 받으실 수 있으리라고 생각합니다.

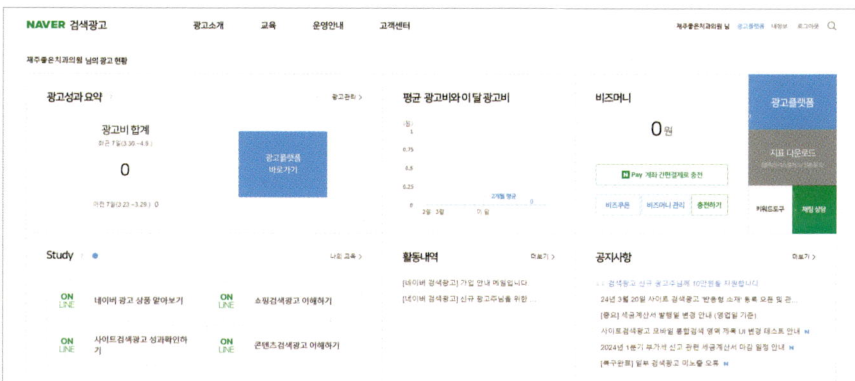

네이버 데이터랩의 검색량 비교 기능과 별개로, <네이버 검색광고> 사이트(https://searchad.naver.com/my-screen) 안에 <키워드 도구>라는 기능을 더 많이 사용하기는 하는데요. 이 기능은 '절대적인 검색량'을 나타내줍니다. 위 스크린샷에서 오른쪽에 보시면 조그마한 정사각형 버튼이 있어요.

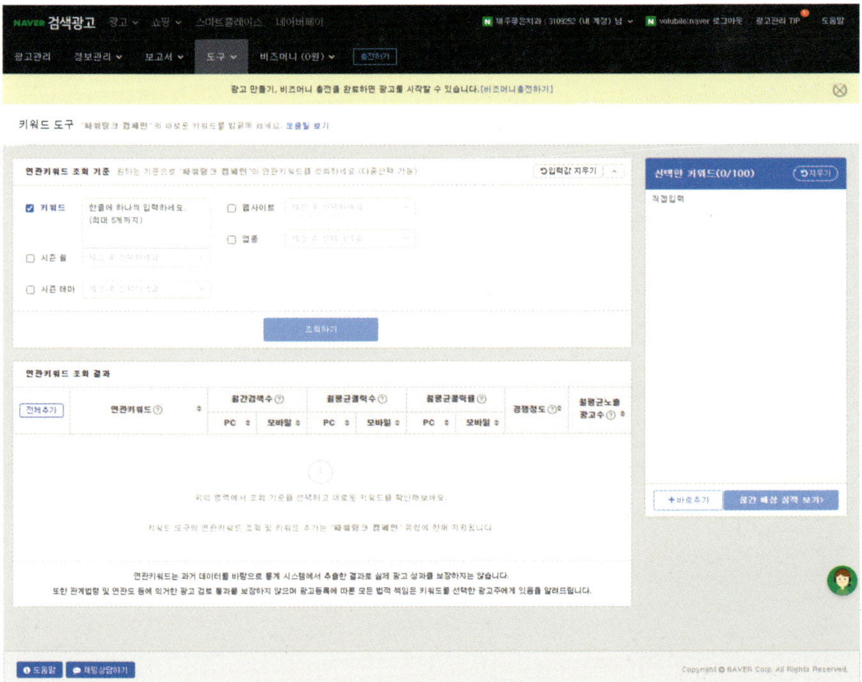

키워드 도구 버튼을 누르면 이런 화면이 뜨는데, 여기다가 제가 위에서 다룬 '임플란트, 라미네이트, 미니쉬, 제로네이트, 블랙필름' 이렇게 다섯 가지 키워드를 전부 넣어서 연관 키워드의 검색량을 비교해 보겠습니다. 그러면 밑에 '연관키워드 조회 결과'가 좌라락 뜹니다.

2024년 3월 기준	월간검색수		월평균클릭수		경쟁정도
	PC	모바일	PC	모바일	
제로네이트	2310	44800	1	11.9	중간
라미네이트	5100	40700	5.2	115.1	높음
임플란트	11300	42800	21.3	268.8	높음
미니쉬	1840	13800	5.7	38.4	낮음
블랙필름(일부노출)	340	1380	0	0	낮음
무삭제라미네이트	3320	5210	3	29.1	높음
치아성형	150	1110	0.3	7	중간
라미네이트가격	680	8100	0.3	60.4	높음
제로네이트가격	310	6360	0	9.4	중간
제로네이트후기	70	840	0	0.6	중간
제로네이트비용	30	250	0	0.5	중간
티유제로네이트	10	90	0	0	중간
앞니벌어짐	400	3340	0	6.5	높음
앞니라미네이트	310	1870	0.2	6	중간
치과라미네이트	500	220	0.2	2.3	중간
강남라미네이트	140	170	0.4	4.4	높음
최소삭제라미네이트	30	130	0.4	0.5	높음
원데이라미네이트	10	90	0.2	1.8	중간
압구정라미네이트	40	60	0.1	0.5	높음
강남역라미네이트	30	20	0	0.8	높음

쓸데없는 키워드는 제외하고 보면 이렇게 나오더라고요. 라미네이트 검색량 보라고 적어놓은 거는 아니고 이렇게 키워드 도구를 활용해서 특정 키워드의 검색량을 구체적으로 알아낼 수 있다는 걸 알려드리려는 겁니다. 이 기능은 사실 많은 분들이 알고 계시지만 또 널리 알려주는 분들이 잘 없죠? 이렇게 우리가

흔히 알고 있는 '많이 팔리는 진료'의 검색량과, '내가 하고 싶은 진료'의 검색량을 〈데이터랩〉에서 '상대적'으로 비교해 보고, 〈키워드 도구〉에서 '절대적'인 검색량을 확인해 보시면 됩니다. 그래서 충분한 시장이 형성되어 있는 진료를 특화하시면 좋겠죠.

이 검색량은 최근 한 달 사이의 검색량이기 때문에, 항상 이렇게 검색량이 나온다는 보장이 되지는 않습니다. 그래서 데이터랩의 '검색어 추이'와 함께 비교해 보시는 게 좋습니다. 현재는 미니쉬보다 제로네이트의 검색량이 몇 배나 많지만, 언제나 그런 것은 아닙니다. 데이터랩 보시면 2023년 말에 제로네이트 검색량이 빵 터졌다가 2024년 들어서는 꾸준히 미니쉬를 앞지르고 있죠? 이렇게 추이도 확인하실 수 있습니다. 이건 아마 덱스(남자 연예인) 같은 연예인들이 뭐 받았다고 하면 갑자기 뜨는 그런 효과라고 생각합니다.
표에서 검색 수 뒤에 〈월평균클릭수〉와 〈경쟁정도〉는 키워드 광고를 하시는 분들이 보는 지표입니다. 광고 클릭수와 광고 경쟁정도니까 블로그를 하는 데에 그렇게 필수로 참고할 정도는 아닙니다.

여기서 진짜 중요한 게 있는데요, 키워드 도구 안에서도 각각의 세부 연관키워드를 클릭하시면 월별 검색어 추이와 성별, 연령별 정보까지 보여주니까 꼭 참고하시기 바랍니다. 내 고객이 누구인지 알 수 있는 중요한 정보잖아요. '라미네이트'라는 검색어, 누가 제일 많이 검색할 것 같으세요? 미용진료니까 20대 여성이 압도적일 거라고 생각하시나요?

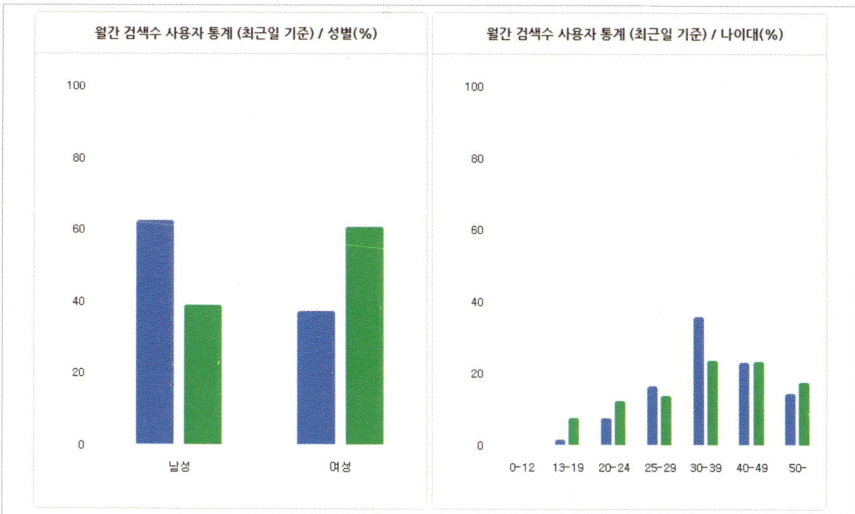

정답은 30대 여성입니다. 근데 그게 중요한 게 아니고요, 40대가 20~30대 못지않은 검색량을 보여준다는 게 중요합니다. 40대가 모바일 검색량(42,800건) 중에서 23.54%의 점유율을 갖고 있어요. 라미네이트 검색하는 사람 1/4이 40대라고요.

미쳤죠? 50대 이상도 엄청 검색합니다. 이게 진짜 중요합니다. 20~30대만 라미네이트 하고 싶어 하는 게 아니었어요. 그러니까 원내에서 자신감 있게 권해보세요. 속으론 하고 싶을 수 있잖아요. 케이스 잘 잡아서 '이거(치간공극/누런니/크레이즈라인 등) 치료하려면 라미네이트가 딱이다. 라미네이트로 하는 게 가장 좋다.' 이렇게 건드려주어야 합니다. 니즈가 있다니까요? 이분들은 광고로 잡는 게 아니고, 원내에서 우리가 찾아내야 합니다. 물론 잘 배워서 해야죠. 무삭제 케이스 아닌데 무삭제로 해서 충치 만들면 안 됩니다.

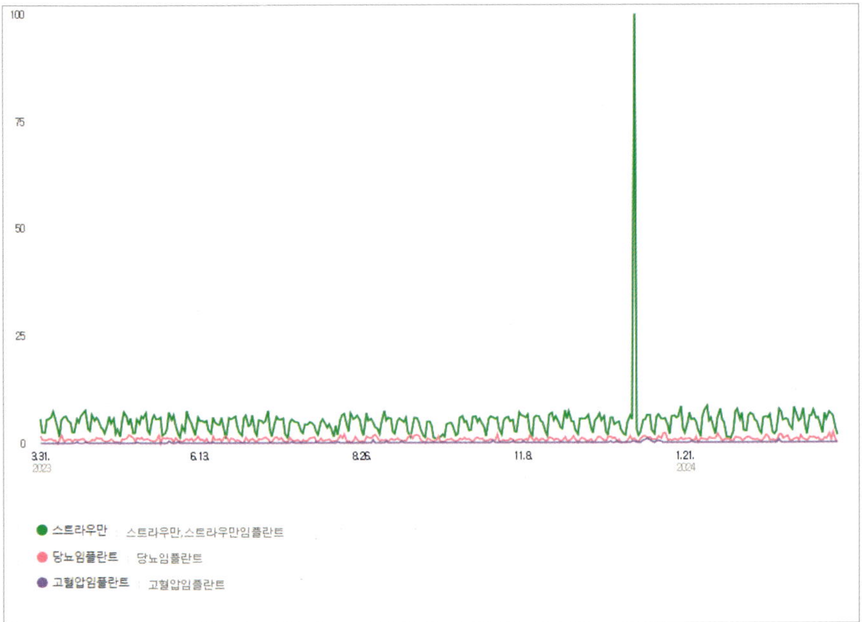

아무튼 또 하나, '스트라우만 임플란트'입니다. 다시 네이버 데이터랩으로 돌아와서 '상대적인 검색량'을 비교해 봅시다. 스트라우만 임플란트는 오스템, 덴티움, 덴티스 같은 임플란트 회사에 비하면 검색량이 굉장히 낮은 편이지만, 분명히 찾으시는 분들이 있는 외산 임플란트입니다. 〈당뇨 임플란트〉, 〈고혈압 임플란트〉라는 키워드의 검색량보다 '언제나' 많기까지 하고요. 수요가 있는데 공급이 원활하지 않다고 생각합니다. 특히나 픽스쳐 자체가 너무나 고가이기 때문에(BLX 기준 539,200원) 치과의사로서도 부담이 되죠. 그러나 그만한 수가를 받으면 된다고 생각합니다. 물론 저보다 더 높은 수가로 치료하고 계신 원장님들도 많으시겠지만요.

한편으론 요즘 〈수면임플란트〉 키워드 좋아하시죠? 수면임플란트와 비교하면 스트라우만 임플란트는 어떨까요? 수면임플란트가 요새 화젯거리인 거 다들 아니까 대조군으로 놓고 비교해 보는 겁니다.

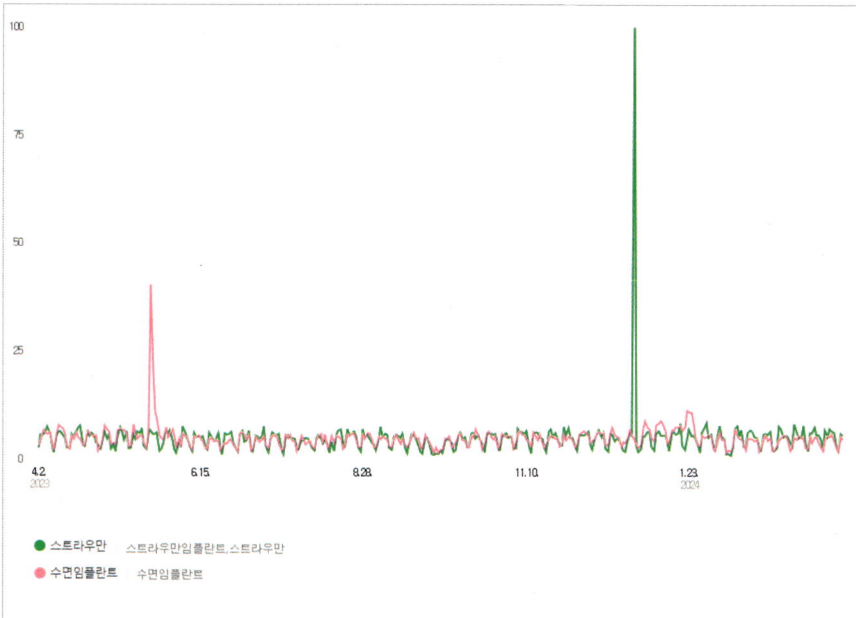

'스트라우만임플란트'만 비교하면 수면임플란트에 비해 절반 정도의 검색량을 가지지만, '스트라우만'이라는 단어까지 포함하면 수면임플란트의 검색량과 스트라우만 임플란트가 거의 동일한 검색량을 보입니다. 어때요? 도움이 좀 되시나요? 이런 식으로 사람들의 관심도를 확인해 볼 수 있습니다.

내가 알고 있는 '요즘 잘 팔리는 키워드'를 대조군으로 설정해 놓고, 내가 특화하고 싶은 키워드를 하나씩 실험군에 끼워 넣어보세요. 내가 차별화 포인트로 생각한 그게 너무 매니악하거나 시장에서 외면받는 포인트가 아니라 과연 '먹히는 차별화 포인트'인지 조금은 가늠해 볼 수 있다고 생각합니다.

여기서 하나 조금 더 깊게 파고들자면, 시장 규모를 판단할 때는 검색량이 많은 것을 찾으시는 게 좋고, 내가 내 입지를 포지셔닝 할 때는 검색량이 많은 키워드보다는 검색량이 적고 경쟁정도가 낮은 키워드를 선점하시는 것이 좋습니다. 무슨 말이냐면요,

(큰 시장 규모) + (작은 키워드) = 타겟

마케팅을 대행업체에 맡기시면 '검색량이 많은' 키워드를 잡고 싶어 합니다. 그리고 그 키워드로 블로그 글을 적고 있다는 것을 어필하며 광고하는데요. 그러나 검색량이 많은 키워드는 그만큼 경쟁이 세고, 소비자들도 그 검색어를 통해서 구매 결정을 하지 않는 경향이 있습니다. 예를 들어 소비자 100명이 검색하는 키워드에 공급자 10,000명이 뛰어들어 있고, 그 10,000명 중에 내가 100등을 하면 상위 1%! 정말 멋진 일이지만, 소비자 입장에서 100등 치과에 한 명은 올까요? 1등 치과에 70명, 2등 치과에 20명, 3등 치과에 10명 이렇게 가지 않을까요?
그러나 검색량이 적은 키워드들은 그렇지 않은 경우가 있는데요. 다 그런 건 아니지만 '누가 이렇게 검색해?' 싶은 키워드는 이미 구매를 결정한 사람이 '구매처'만 찾고 있는 경우가 많습니다. 10명이 검색하는 키워드를 잡아서 1등을 해야 10명 중에 7~8명이 우리 치과에서 구매하는 효과가 난다는 것이죠. 인기 있는 키워드로 글을 써서 100명이 우리 치과 홈페이지나 블로그에 유입되더라도 그중에 한 명도 우리 치과를 안 찾아온다면 의미가 없는 겁니다.

예를 들어 앞에서 이야기했던 '라미네이트'가 예시들기 좋은 키워드입니다. 라미네이트라는 키워드는 분명 수요가 풍부한 키워드이지만, 내가 그 키워드를 잡을 수 있을 확률은 높지 않습니다. 수많은 경쟁 압박을 이겨내고 소비자에게 내가 선택받을 확률은 더 낮겠죠. 그러니 앞서 이야기한 특정 상표가 아닌 라미네이트들은 사실 라미네이트 외 다른 치료를 받기 위해 내원한 일반 환자에게 어필해 수요를 창출해야 합니다. 라미네이트 받으면 딱 좋아 보이는 분들에게 지속적으로 권해야겠죠. 한두 케이스 쌓아가며 before & after 사진을 상담에 활용해 숨어있던 니즈를 꺼낼 수도 있고요. 앞니 임플란트 등 치료를 받으시면서 옆에 있는 앞니까지 싹 예쁘게 하시면 웃을 때 훨씬 잘생겨(예뻐) 보이실 것 같다, 권하는 것만으로도 간간이 좋은 효과를 낼 수 있을 겁니다. 이것은 '오프라인', 특히 '치과 내부'에서 이루어져야겠죠.

그러나 그렇다고 해서 라미네이트라는 키워드를 완전히 배제해야 하느냐고 물어본다면, 그것은 또 아닙니다. 내가 라미네이트라는 단어를 꼭 써먹어야겠다고 하면, 라미네이트라는 단어만 쓰기보다는 거기서 파생되는 '작은 키워드'를 잡는 것이 좋습니다. 예를 들면 이런 식으로요.

건강·의학 인기글

재주좋은치과의사 · 2024.02.01.

강남 **라미네이트 충치**, 지금 무삭제냐 삭제냐가 문제가 아닙니다

정말 운이 좋아서 부분 **라미네이트** 한 치아에 접착면 쪽에는 **충치**가 없다면 썩은 부분만 치료할 수는 있겠죠. 그러나 일반적인 **충치**가 생긴 경우라면 접착에 문제가 생겼을 가능성도 배제할 수 없기 때문에 오염된 것은...

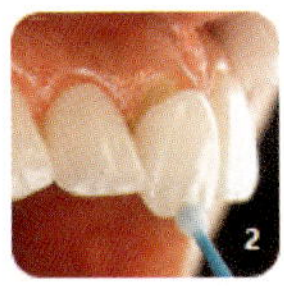

저는 '라미네이트 충치'라는 키워드를 잡아 2월부터 현재 4월까지 1등을 지키고 있습니다. '강남 라미네이트'라는 키워드는 몇 시간 정도 1등 했었는데 이제는 찾아볼 수가 없네요.

그러니 네이버 검색을 통해 브랜딩을 하기로 하셨다면 너무 인기가 많은 키워드보다 검색량이 적지만 '나에게서 구매할 가능성이 높은' 키워드를 찾아보세요. 그리고 그 키워드가 내 병원 콘셉트와 일치하도록 블로그/홈페이지/플레이스/인스타그램 등 홍보 맥락을 잘 꾸미신다면 분명 효과를 보실 겁니다.

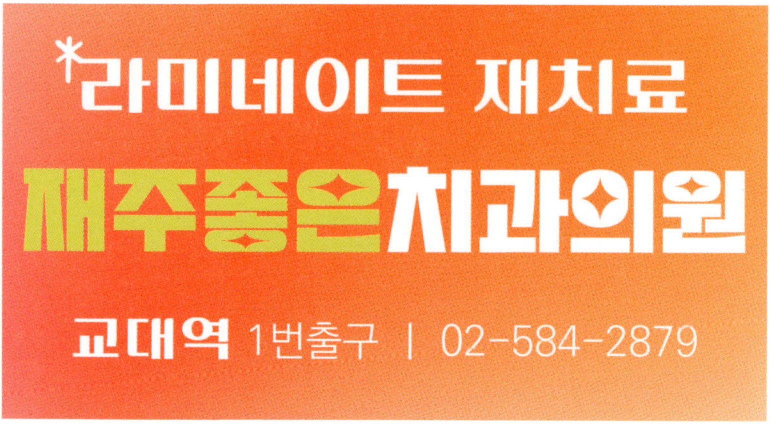

저는 '라미네이트 재치료'를 특화 진료로 걸어두고 있습니다. 그러니 '라미네이트 충치'가 제 브랜딩 맥락에는 더 잘 맞겠죠? 위 이미지는 전자 게시대(전광판) 3곳에다 VAT 포함 월 165만 원에 송출 중인 브랜드 광고입니다. 전광판 광고가 환자를 직접 데려다주는 광고는 분명 아니지만, '라미네이트'만큼은 광고를 해야 치과에 찾아온다고 생각해서 진행 중이에요. 그래서 다른 진료과목 대신 '라미네이트 재치료'만 넣어 광고중 입니다.

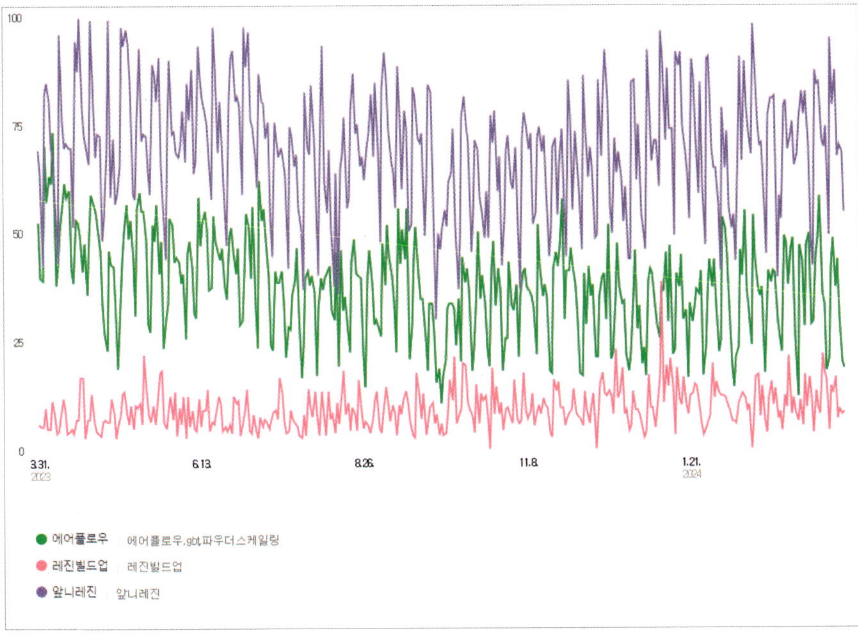

제가 치과에서 특화 진료로 생각하고 있는 세 가지 진료에 대해서 검색어 트렌드를 살펴보자면, 신흥에서 수입하는 '에어플로우' 기계를 활용한 '파우더 스케일링' 검색량이 생각보다 많다는 것을 알 수 있습니다. 파우더 스케일링을 하려면 꼭 에어플로우 기계가 있어야 하느냐? 그거는 물론 아닙니다. 에어플로우 기계가 없어도 파우더 스케일링이 가능합니다. 메트로덴이 수입하는 영국의 아쿠어케어 장비를 구매하셔서 'sylc'이라는 파우더를 사용하시면 되고요, 또는 신원덴탈이 수입하는 durr(뒤르) MyLunos 핸드피스와 파우더를 구매하셔도 됩니다. 그러나 제가 알기로 회사 자체에서 브랜딩과 마케팅을 도와주는 기기는 에어플로우가 유일하다시피 하고, 비주얼적으로 보기에도 장비가 훨씬 고급스러워 보이거든요. 그 점 때문에 저는 에어플로우를 활용하고 있습니다.

또 '앞니레진'이라는 키워드는 경쟁도가 높아 실익이 별로 없다고 생각합니다. 대신 '앞니안쪽레진'같은 키워드는 검색량도 그렇고 경쟁도도 굉장히 낮거든요. 그런데 이런 키워드로 검색하는 사람이 분명 있습니다. 그 사람 한 명 잡아 오는 게 훨씬 좋지 않겠어요? 한 달에 10명 미만이 검색하는 키워드인데요. 그중 3명만 신환으로 들어와도 대박이죠.

2024년 3월 기준	월간검색수		월평균클릭수		경쟁정도
	PC	모바일	PC	모바일	
앞니레진	510	3740	0.3	9	높음
앞니안쪽레진	<10	<10	0	0	낮음
앞니사이충치	70	690	0	0	중간
앞니레진치료	30	70	0	0	높음
앞니벌어짐	430	3260	0	6.5	높음
레진빌드업	170	510	0	0.3	높음

인기글

재주좋은치과의사 · 2023.07.07.

오래된 아말감 교체해야 할까요? **앞니 안쪽** 충치 **레진** 수복 이...

뒷면, **앞니 안쪽**에 때운지 오래된 아말감이 앞에서도 조금 까맣게 비쳐 보인다고 하셨어요. 제거하면서 보니까 정말 깊게 때워져 있었습니다. © 재주좋은 치과의사 소현수 이건 제가 찍은 치료 후 사진인데요 아말감이 ...

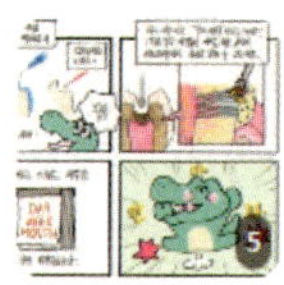

오래된 **앞니 레진** 변색 재치료 + 잇몸성형이 필요해 찾아온 치과의사

앞니 사이 충치, **앞니 레진** 변색 재치료 이야기

책 쓰고 있는 지금은 제가 1등인데 순위는 또 언제 어떻게 바뀔지 모르죠. 아무튼 이런 식으로 활용해 보시라는 겁니다. 저는 언행일치하려고 정말 노력을 많이 합니다. 안 하는 것, 영양가 없는 것 말씀드리는 거 아니에요. 물론 제가 지금은 매출이 보잘것없지만 케이스가 쌓이고 홍보자료가 쌓이면서 점차 나아질 거라고 믿습니다. 여유를 갖고 진득하게 천천히 해보아야죠. 분명 제가 가려는 길이 급하게 가는 길은 아니라고 생각합니다.

건강·의학 인기글

재주좋은치과의사 · 2일 전

오래된 **앞니 레진 변색** 재치료 + 잇몸성형이 필요해 찾아온 치...

활용해 치아모양을 잡아줍니다. 그리고 안쪽에다가 미리 봐놓았던 색상에 맞는 레진을 층층이 쌓아 올려줬어요. 치료 후 얼굴사진(crop) 환하게 웃으시니 저도 기분이 좋네요. 사실 이분은 **앞니 레진 변색**도 변색이지만 ...

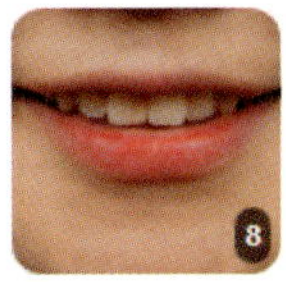

앞니 사이 충치, **앞니 레진 변색** 재치료 이야기

'앞니레진변색' 키워드도 괜찮고요. 제가 1등이죠. 저도 공부해 가면서 노력하고 있습니다. 저라고 다 알겠습니까, 이렇게 하고 있으니 여러분도 여기서 힌트를 얻으셨으면 하는 바람으로 알려드리는 것이니 어떻게 적용할 수 있을지 고민해 보셨으면 합니다. 위 블로그 검색 사례에서 제가 다 1등이라고 하니 좀 아니꼬워 보이실 수도 있겠다 싶기는 한데요. 저는 제가 해봤더니 되는 것만 알려드리느라고 제가 1등인 걸 보여드리는 것이지, 제가 1등이라고 자랑하려는 게 진짜로 아닙니다. 제가 잘하고 있는 꿀단지 풀어서 저한테 좋은 게 뭐가 있겠습니까. 진짜 그냥 제가 아는 선에서는 최대한 도와드리고 싶은 마음입니다.

'레진빌드업'도 경쟁이 빡셉니다. 레진빌드업이라는 키워드만 내세우기에는 매력도가 좀 떨어집니다. 레진빌드업 세미나계에 숨은 1타강사 한 분이 계셔서 저도 그분한테 배우긴 했습니다만 '레진빌드업' 키워드 잡는 건 정말 힘들고요, 대신에 이런 게 있습니다.

건강·의학 인기글

서울덴치과 정규범원장 인플루언서 · 2024.01.17.

세라믹 하이브리드 **인레이 깨짐**, 크라운치료 안하고 이맥스 인...

치료로 **인레이** 치료, 온레이 치료가 있습니다. 과거에는 금으로 많이 치료하였지만 적절한 가이드라인을 따르지 않으면, (혹은 단단한것을 많이 먹는 사람이라면) 치아균열증후군, 치아에 크랙을 일으킬수 있어서 최근...

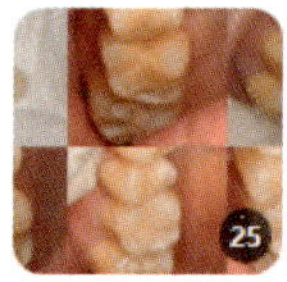

골드 **인레이** 했던 어금니 **깨짐**, 치료는 레진코어 지르코니아 크라운

해온미소치과 대표블로그 · 2024.03.05.

인레이 깨짐 발견 시 빠르게 내원해야 하는 이유

인레이는 인공물질 중 하나인 만큼 자연치아와 맞닿게 되면 자연치아에는 적응 기간이 필요하기 때문인데요. 물론 시림 증상은 2주가 넘어가는 일이 많지 않고, 4주가 넘어간다면 치료처 방문이 꼭 필요하니 참고 바...

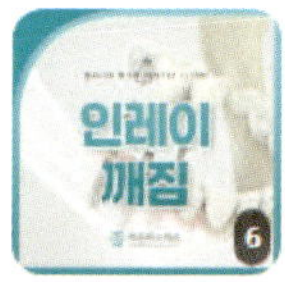

청주 솔치과 · 4주 전

인레이 깨짐 충치일까? 크라운을 꼭 해야할까?

양치질로써 구강 내 산성 물질이 잔류하는 시간을 줄여준다면 인레이의 수명도 치아의 수명과 같이 덩달아 늘어날 수 있기 때문인데요. 다만 이 때는 칫솔질 외에도 치실, 구강청결제 모두 사용하는 것이 필요하니 참...

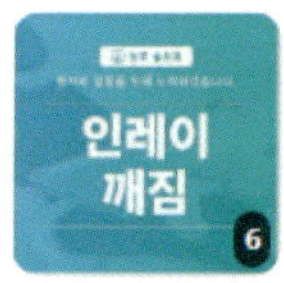

❤영도스마트치과❤ 영도대교 다이소 5층 · 2주 전

어금니**깨짐** 비용 **인레이** 크라운 차이점 비교

어금니**깨짐 인레이** 비용은 얼마인가요? 전국 치과 의원 기준 평균 비용은 금 : 35~40만원 세라믹 : 30~35만원 입니다. 금 **인레이**의 경우 크기에 따라 (**인레이**, 온레이)비용이 달라질 수 있어 정확한 건 내원하셔서 충분한...

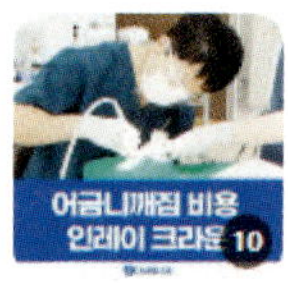

재주좋은치과의사 · 4주 전

교대역 **인레이 깨짐**, 레진 빌드업으로 당일 재치료!

치실질하다가 치아가 깨졌어요 보통 이런 경우에는 예전에 때워놓았던 치경부 레진/GI가 떨어져서 오신다거나, 혹은 예전에 치료받았던 **인레이**가 탈락된 경우가 많습니다. 오늘 치료해드린 환자분도 기존에 치료 받...

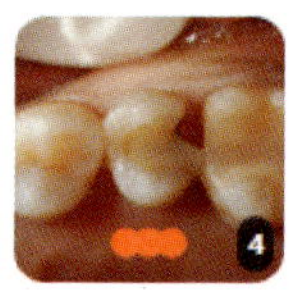

인레이 한 치아 **깨짐**, 레진 빌드업 접착술식으로 신경치료 안하고 당일 재치료

'인레이 깨짐'이라는 키워드로 '레진빌드업'을 먹는 겁니다. 레진빌드업을 보통 언제 할까요? 그냥 충치가 있을 때도 많이 하지만, 인레이가 깨졌을 때도 재치료로 레진빌드업만 한 게 없습니다.
이 키워드에서 제가 전체 1등은 아니지만, 지방 치과 원장님들 제외하면 서울에서 2등이고요, 강남권에선 1등이죠. 게다가 인레이 깨진 걸 인레이로 재치료 안 하고 레진으로 '당일' 치료가 가능하다는 제목과 내용으로는 제가 유일합니다. 이거 보고 오시는 분들이 있어요.

감이 좀 잡히시죠? '큰 키워드'에 '작은 검색어'를 잡으시든지 또는 '우회 키워드'를 접목하세요.
근데 그럼 제가 '레진빌드업'이라는 키워드를 완전히 포기하느냐? 그거는 아닙니다. 왜요? 당연히 레진빌드업이라는 진료 자체가 제 특화 무기니까요. 그 키워드를 뺄 수는 없는 거예요. 라미네이트라는 단어도 마찬가지고요. 앞에서 약한 키워드를 잡으라고 했다고 메인키워드를 버리는 분들이 있어 노파심에 말씀드리는 겁니다. 원장님, 제발 너무 깊게 들어가지 마세요. 블로그 제목을 지을 때 생각을 단계 단계별로 깊게 들어갈 때마다 이상한 제목이 탄생합니다. 정말 아무도 검색하지 않는 제목을 만들어내실 수도 있어요. '주력 키워드'는 넣고, '검색이 될 만한 세부 키워드'를 입혀서 '말이 되는 문장'을 만들자! 쉽게 쉽게 생각해서 짓는 게 좋습니다.

건강·의학 인기글

의료업계 분들이 선택한 '김동건바른치과' · 6일 전

앞니파절 앞니깨짐을 최소삭제 **레진빌드업**으로 치료한 증례 [...

옵티본드 FL 앞니를 치료하는 레진의 종류는 색깔별로 회사별로 다양합니다. 제가 앞니 **레진 빌드업** 시에 주로 사용하는 제품은 essentia(Gc제품), Empress direct(ivoclar vivadent 제품), estelite(tokuyama 제품)입니...

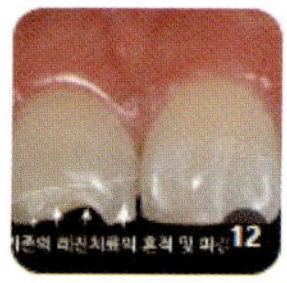

치아크랙 및 골드인레이(금인레이)를 제거하고 **레진빌드업**(레진치료)시행. 이갈이마우스피스...

동암역치과 충치가 깊어도 신경치료 안하는 방법? '**레진빌드업**' 부평치과

레진빌드업에 진심인「 레진치과의원 」· 2주 전

충치때문에 치아에 구멍이 났어요, **레진빌드업**으로 자연치아 ...

이 때, sectional matrix band를 이용하여 위의 목표를 모두 달성할 수 있는 인접면 **레진빌드업**을 하는 것이 레진치과의 노하우라고 볼 수 있겠습니다 ! **레진빌드업**이 마무리 되었습니다! <**레진빌드업** 치료 후 사진> <...

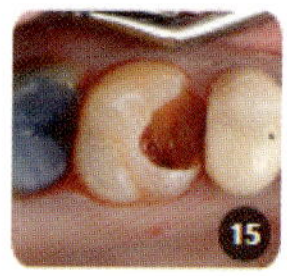

앞니 사이 벌어짐 레진, 다이아스테마 **레진빌드업** - 부산레진치과의원, 대연동치과

부딪혀서 앞니가 깨졌어요, 노출된 치아 신경 **레진빌드업**으로 자연치아 살리기 - 부산 동래...

고르다치과의원 공식블로그 · 2주 전

레진빌드업 자연스러운 진료 완성

간혹 **레진빌드업** 이라고 하는 수단을 제시하는 곳도 있었어요. 레진이나 인레이, 크라운 보다는 대중적이지 않은 치유 방법이다 보니까 생소하게 느끼시는 분들도 계실테지만 마찬가지로 손상 된 구강상태를 건강하게...

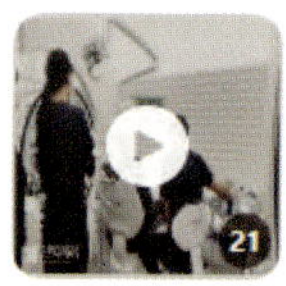

레진빌드업 상황에 맞는 적용으로

임플란트 노트 - 서울건치과 부천시 소사역 · 2주 전

레진빌드업 치료받기 전에 확인하면 좋은 tip

레진빌드업 또한 레진 자체가 단단한 수복물이 아니기 때문에 우리가 음식물을 섭취할 때 큰 저작운동을 하는 어금니의 경우 **레진빌드업**을 적용하게 되면 사용 기간이 짧아질 수 있는 부분도 고려하는 것이 좋습니다....

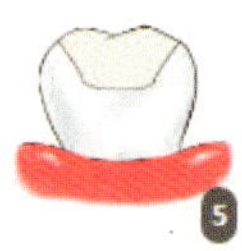

우리사랑치과원장 · 2023.02.01.

어금니 충치치료와 크랙치료의 새로운방법 BRD개념에 대해서;...

AP-X라는 덴틴 성질의 **레진**으로 덴틴을 만들어주고그 위에 최종적으로 에나멜 성질의 Estelite **레진**을 **빌드업**해줍니다. 이렇게 마무리되었습니다.치아의 형태도 원래 자연치아가 갖고 있던 모습대로 최대한교두 ...

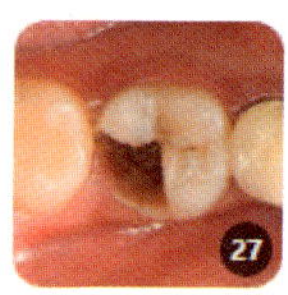

닥터루덴스의 치과사용설명서 · 3주 전

강한 교합압에 의한 크랙으로 씹을때 아프고 시리던 치아_ **레진**...

얇은 레진이 필링되어있고, distal로 crack line이 어마어마합니다. crack이나 fracture는 예후가 나쁠 수 있다. 이치료로 증상이 좋아지지 않을 수 있다. 이런 설명은 기본으로 깔고 들어가요. 실제로, 크랙이나 vertical fract...

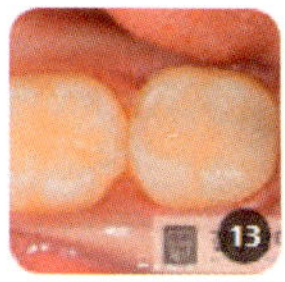

어금니 2차 충치와 사이 충치 제거하고_ **레진빌드업**

씹을 때 아픈치아 **레진빌드업**으로 치료 후, 1년 팔로업까지

재주좋은치과의사 · 4일 전

인레이 한 치아 깨짐, **레진 빌드업** 접착술식으로 신경치료 안하...

모양대로 레진을 빌드업하고 잘 치료해 드렸는데 그냥 이렇게 행복하고 아름답게 끝난거면 좋겠으나 이번엔 달랐어요... 처음 오셨을 때 사진이고요, 보시면 인레이가 깨진 게... 이미 레진 다 준비해놨단 말예요..는 농담...

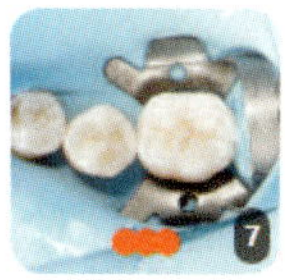

멀리서 오신 의사분의 인레이 탈락, 즉시 **레진 빌드업**

교대역 인레이 깨짐, **레진 빌드업**으로 당일 재치료!

레진빌드업이라는 키워드에서도 제가 원고 쓰고 있는 지금 이 시기엔 인기 글 끄트머리 7등에 간신히 올라가 있기는 합니다만 이것도 언제 내려갈지 모릅니다. 키워드 경쟁이 심하다는 걸 어떻게 알 수 있나요?

인기글에 올라와 있는 글들의 작성 시기를 한 번 보시죠. 6일 전/2주 전/2주 전/2주 전/2월 1일/3주 전/4일 전이죠. 블로그 글 리젠(regeneration)이 굉장히 빠르다는 이야깁니다. 우리 같은 초보 원장이 이런 키워드를 타겟으로 하면 안 됩니다. 핵심 키워드를 넣기는 넣되, 다른 키워드에 걸리도록 교묘하게 제목을 잘 지어야 해요.

지금 이 내용들이 우리가 개원을 준비하는 데에 있어 '임상적인 아이템'을 어떻게 결정할 것인가 감을 잡는 데에도 도움이 되겠지만, 바로 뒤에서 다룰 '온라인 입지'를 확보하는 데에도 도움이 됩니다.

이렇게 특화 진료 콘셉트를 어떻게 가져갈 것인가, 고민하는 시간을 한 번 가져보세요. 여러 가지 무기가 있으면 좋겠지만, '분명한 한 가지 무기'를 벼르는 것이 더 도움이 될 수도 있습니다.

그래서, 실제로 블로그를 잘해서 얻은 이익이 무엇이 있는지 궁금하시죠? 블로그로 유입된 사람들이 소위 진상은 아닐지, 과연 '높은 가격'에도 치료를 받고 가는지, 궁금한 것이 많으시리라 생각합니다. 물론 제 치과가 진짜 높은 가격인지는 조금 의문이기는 하지만요.

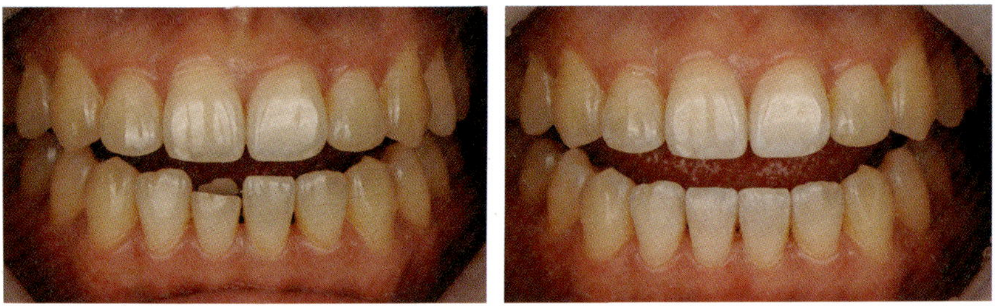

41번 레진 치료부위 파절 재치료 75만 원

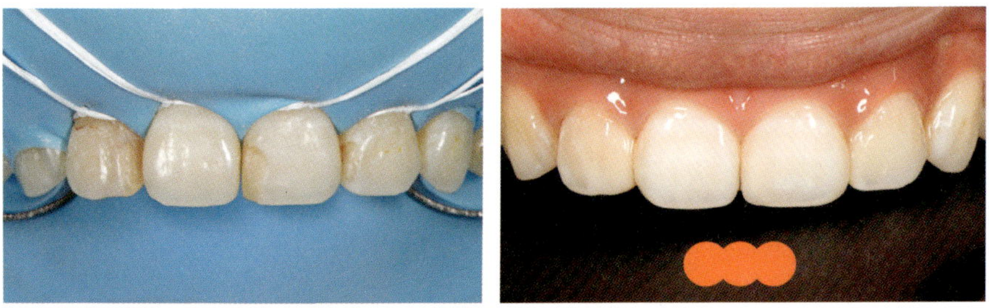

12(근심), 11(원심), 21(근심), 22(근심), 23(원심)번 레진 190만 원

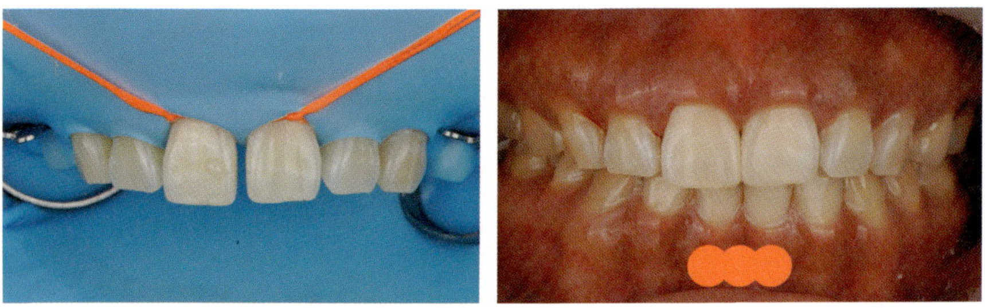

Diastema 레진 100만 원

제가 인스타그램이나, 블로그에 올리는 케이스들을 보시고 몇몇 원장님들은 제게 "진짜 그 수가 그대로 받아요?"하고 물어보시는 분들도 있었습니다. 인스타그램에는 제가 실제로 받은 가격을 적어두고 있거든요.

보통 원장님들께서는 앞니레진보다는 사실 어금니 레진빌드업에 더 관심이 많으신 것 같았는데, 그렇게 물어봐 주신 분들에게 저는 "올려놓은 그대로 받고 있다"고 말씀드리고, 레진빌드업 상담할 때 "인레이는 하루 더 와야 하고 레진빌드업은 오늘 바로 치료받고 갈 수 있다는 장점이 있다. 인레이보다 치아 삭제가 적으며 그리고 기공사 손을 빌리지 않고 치과의사가 직접 구강 내에서 하는 난이도 높은 술식이기 때문에 비용은 더 비싸다"고 설명하고 있다고 말씀드렸습니다. 그동안 찍어놓은 증례들 보여드리면서 상담하고요. 그러면 다른 원장님들도 '맞네! 내 시간 내 노동력이 더 들어가는데, 인레이보다 더 받아야 하네!'하고 생각을 하시는 것 같아요. 그러니 레진 치료에 대해서 점차 수가를 올리는 원장님들이 많아지시길 바랍니다. 저도 다른 원장님들 따라서 하는 중이고 저보다 더 많이 받으시는 분들도 잘되는 걸 보고 용기를 얻어서 수가 올린 거니까요.

지금 저도 솔직히 앞니레진에서 라미네이트보다 낮은 수가를 받고 있다는 게 조금 마음에 걸립니다. 앞으로 점차 올려야죠. 적어도 동등한 수가를 받고 싶습니다. 제가 지금 Diastema 레진 직접 수복을 보통 100만 원 받고 있는데, 라미네이트로 하면 부가세 제외하고 140만 원이니까요. 시기를 잘 봐서 라미네이트도 수가 좀 올리고, 레진도 같이 올려야겠습니다.

제 치과 진료 수가는 난이도별 차등수가제로 운영하고 있어서 진단 후에 그때그때 제가 실장님께 얼마 받아달라고 말해주고 있습니다. 사실 모든 진료가 전부 다 고수가는 아닙니다.

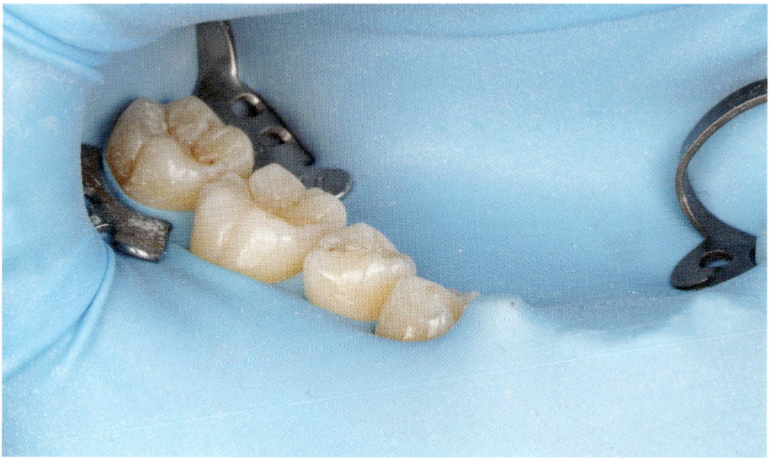

46번 버칼 핏 레진 10만 원

이 케이스는 환자분이 치과의사라 할인해 드린 것도 있긴 합니다. 아무리 버칼 핏 레진이라고 해도 보통 10만 원 부르진 않고 있습니다.

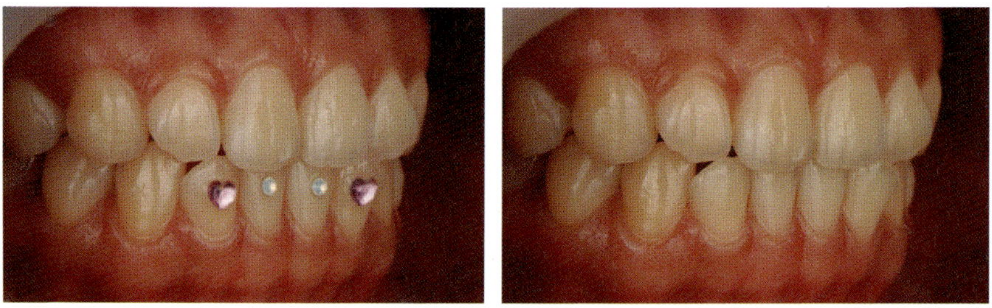

투스젬 제거 20만 원(치아 당 5만 원)

투스젬 제거는 블로그에 글을 올린 후 이따금 환자 유입이 이루어지는 진료과목인데요. 투스젬 업계에서 광고하는 사항들을 숙지하고 해당 문구들을 하나하나 저격하면서 상담하고 있습니다. 고화질 카메라로 찍어 보여드리면 확실히 동의율이 높아진다고 생각합니다.

N 투스젬 제거

블로그 카페 이미지 지식iN 인플루언서 동영상

5. 투스젬 제거 / 비용

1. 자연적으로 떨어지게 놔둡니다. 투스젬의 유지기간은 평균 6개월 정도이기 때문에, 자...
2. 치과에서 제거합니다. 투스젬 제거를 받아주는 치과는 많이 없습니다. ...

2023.04.15.

gyoung0hak.tistory.com › 투스젬-가격-비용-시술시간-하는곳-부작용-제거-뜻

투스젬 가격 비용 시술시간 하는곳 부작용 **제거** 뜻

건강·의학 인기글

재주좋은치과의사 · 3일 전

강남역 근처 치과, **투스젬 제거**는 여기로 와야합니다

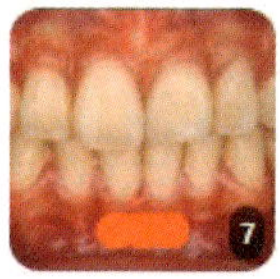

투스잼 제거하러 한분이 오셨습니다. 한지 6개월 정도 되신 것 같다고 말씀을 하셨는데 볼까요? 양쪽 치아에 있다고 말씀을 하셔서 간단히 떼어드리기로 했습니다. 보이시죠? 투스젬... **투스젬 제거**도 노하우가 필요합니...

강남/서초 교대역 **투스젬 제거**, 투스잼 떼러오신 분 이야기

투스젬 제거 교대역 치과에서 깨-끗-이! 투스잼 제거하러 오세요

하는 방법은 **잼스톤과 투스잼 전용 레진을 이용해 붙입니다.**
얼만큼 부착하는지에 따라서 소요 시간이 달라질 수 있지만 대부분 30분 내외로 끝나는 만큼 비교적 간단해요.
제거방법은 따로 없고요.
3개월 정도 지나면 레진이 자연적으로 떨어진다고 해요.

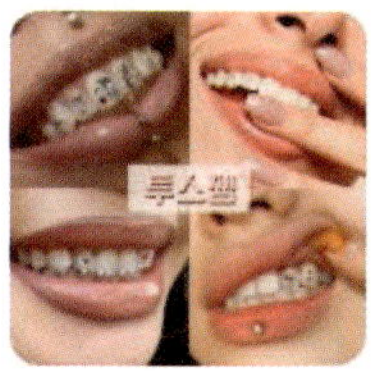

2023.05.22.

blog.naver.com › doublesholdings

이영지 **투스**젬 체리 **투스잼** 뜻 가격 **제거** 관리 방법

건강·의학 인기글

재주좋은치과의사 · 4주 전

투스젬 제거 교대역 치과에서 깨-끗-이! **투스잼 제거**하러 오세요

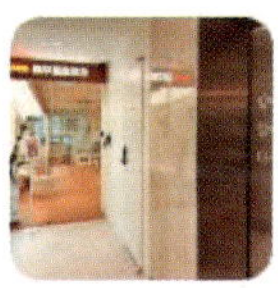

biofilm)을 제거합니다. 그리고 충치예방을 위해 전문가 불소도포까지 진행해주면 그제야 좀 안심이 되겠네요. 이미 충치가 생겼다면 레진으로 치료해드릴게요. 투스젬 한 번 붙이고 얼마나 마음에 드셨는지 저는 알 수...

강남/서초 교대역 투스젬 **제거**, **투스잼** 떼러오신 분 이야기

강남역 근처 치과, 투스젬 **제거**는 여기로 와야합니다

블로그 글을 쓰기 전에는 전혀 문의조차 없던 진료과목인데, 이렇게 블로그를 활용해서 우리 치과에서는 투스젬 제거를 '어떻게 해준다.'라는 걸 알린 후에 문의가 많이 늘었습니다. 보시다시피 실제로 오신 분들도 계시고요.

블로그로 유입된 분 중에 진상이라 할만한 분은 아직 없었습니다. 오히려 제가 이야기하는 바를 더 잘 수용해 주시고 이해도도 높으셨어요. 수가가 비싸더라도 이미 '여기서 해야겠다'하고 마음을 먹고 오신 분들이라 가격에 대한 저항도 거의 없다시피 했고요.

한가지 이야기를 해보자면, 제가 개원 준비하는 동안에도 블로그를 꾸준히 했는데 사실 그때 어떤 원장님께서 제게 뼈아픈 조언 댓글을 달아주신 적이 있어요. 차별화나 특화 다 너무 좋은 말이지만, 개원 치과에 처음부터 그렇게 전문적으로 찾아오는 수요는 없다고요. 결국 모든 진료과목을 다 봐야 하는 올라운드 플레이어가 되어야 한다고 말씀해 주셨습니다. 공감하는 바가 있습니다.
그러나 그럼에도 불구하고 저는 '타겟'은 확실히 잡고 가야 한다고 생각합니다. 실제로 제가 개원하고 초반에 앞니치료 수요가 없었을까요? 제 블로그나 인스타그램을 계속 보고 계신 선생님들은 아시겠지만, 그렇지 않았거든요. 첫 달엔 에어플로우 파우더 스케일링이나 미백을 시작으로 앞니치료 케이스 계속 올라왔죠. 물론 제 생각만큼 충분하지는 않았지만요. 그러면 또 파우더 스케일링이나 미백 할인 이벤트 한 거 아니냐고 생각하실 수도 있는데, 파우더 스케일링 20만 원, 미백 38만 5,000원 그대로 받았습니다.

전문적인 수요는 스스로 발굴할 수도 있고, 이끌어 올 수도 있다고 생각합니다. 물론 온라인뿐만 아니라 오프라인에서도 마찬가지이고요. 내가 뭘 보여주느냐가 곧 전문성과 직결되는 거라고 생각해요.

당연히 개원 원장은 올라운드 플레이어가 되어야 한다고, 저도 그렇게 생각합니다. 하지만 제 치과에 올지도 모를 잠재 수요자들한테 제 치과를 보여줄 땐 분명 뭔가 뾰족한 무기가 있어야 한다고도 생각합니다. 이 두 가지는 서로 다른 이야기라 공존할 수 있습니다. 이제 그 이야기를 해볼까요?

6

Case

치과개원
자리와 입지 점찍기

온라인 입지; 브랜딩

Case 6

온라인 입지; 브랜딩

오프라인에서 입지 선정을 마쳤다면 온라인에서도 입지 선정을 해야겠죠. 앞에서 '키워드'로 대략적인 온라인 입지 선정 감을 잡아보았지만 실제로는 '비주얼'적인 부분도 중요합니다. 브랜딩은 결국 오프라인으로까지 나아가야 하지만, 개원을 준비하는 단계에 있는 원장님들 입장에서는 오프라인 브랜딩까지 깊게 손댈 수는 없다고 생각합니다. 저도 그렇고, 오프라인 브랜딩은 운영하면서 직접 환자분들과 부대끼며 브랜드를 쌓아나가야죠. 그러나 온라인 브랜딩은 개원 준비 단계에서부터 상당 부분 쌓아놓을 수 있다고 생각합니다. 여기서는 그래서 온라인으로 확인할 수 있는 부분에 좀 더 초점을 맞춰보겠습니다.

브랜딩이 뭔가요?

쉽게 말해 '지독한 콘셉트충'이 되는 겁니다. 어떤 하나의 콘셉트를 정하고, 집요하게 그 콘셉트를 지켜나가는 것이 브랜딩이라고 저는 그렇게 생각합니다. 치과로 '브랜드'를 만들기 위해서는 소비자(환자)들의 마음속에 '저 치과는 OO한 곳이야'라는 '인식'이 생겨야 하는데요. 그 인식을 만드는 방법은 집요한 반복밖에 없다고 생각하거든요. 그 반복이 꼭 시간이 오래 걸리는 방법이 아니어도 됩니다. 웹페이지 한 장 안에서도 잘만 하면 브랜드가 싹틀 수 있는 거죠. 그러나 물론 대부분은 오랜 시간을 두고 길게 보아야 합니다. 그렇기 때문에 힘든 일이고요.

다만 브랜딩은 가치판단과는 별개라는 것을 아셔야 합니다. 어떤 사람, 어떤 사업이 브랜딩이 됐다고 해서 다 '좋다'는 건 아닙니다. 예를 들어 '디자인 구린 기업'이라는 이미지도 어떻게 보면 브랜딩이 되어버린 거거든요. 또 '양심치과'라고 불리는 어떤 치과도, 우리에게 결코 '좋다'고 할 수는 없겠지만 어쨌든 그런 브랜드가 만들어진 건 부정할 수 없습니다. 그러니 우리가 브랜딩을 할 때도, 브랜드가 만들어졌다고 해서 꼭 그게 시장에 선택을 받으리라는 보장은 없습니다. 너무 마이너한 시장을 공략한 브랜딩은 그만한 보상밖에 못 받겠죠.
그러나 그 부분이 본인이 직접 생각해 낸 시장과 콘셉트라면 그것을 버리기란 정말로 어려운 일입니다. 내가 생각한 콘셉트가 시장에서 선택받을 수 있는 일인지 검증이 필요해요. 봉직의 때부터 미리미리 여러 방면으로 알아보시기 바랍니다.

브랜딩, 그게 꼭 필요한가요?

브랜딩을 한다고 해서 큰 보상이 나오는 것도 아닌데, 그럼 그걸 왜 해야 하냐고 반문하실 수 있습니다. 맞습니다. 잘못하면 오히려 독이 될 수도 있습니다. 그냥저냥 남들 하는 대로 따라가는 게 나을 수도 있을 거예요. 그런데요, 브랜딩이 '잘' 되면 소비자를 설득하는 데 쓰이는 에너지가 줄어듭니다. 한번 뭔가 잘하는 사람으로 브랜딩이 되면, 그 사람이 뭘 하든 그다음 번에도 분명 잘할 거라는 기대감이 생기거든요. 공감하시죠?

10명의 소비자를 만난다고 했을 때 10번 직접 설득할 것인가, 2명분의 에너지를 '브랜딩'에 쏟고 8명은 거저 얻어갈 것인가. 하는 문제라고 생각해요. 20:80까지는 안되더라도 50:50, 아니면 80:20만 되어도 이득은 이득이죠. 저는 그걸 '블로그'를 활용하기로 했습니다. 블로그는 대표원장 대신, 그리고 상담실장 대신 24시간 365일 일하는 직원이거든요. 게다가 내 글을 읽는 사람은 이미 '니즈'를 가지고 '스스로' 검색해서 들어온 사람입니다. 이보다 더 좋은 상담 환경이 있나요?

그러나 블로그를 한다고 처음부터 다 노출이 되고 유입이 되고 환자가 예약하고 동의가 되는 건 아닙니다. 초반에는 분명 투입하는 자원 대비 실익이 '0'인 구간이 있습니다. 그런데 원장님들은 대부분 그 시기에 모든 에너지를 불태우시죠. '블로그만 하면 환자가 쏟아져 들어오겠지?' 하는 생각으로 말입니다.

그러나 절대 그렇지 않습니다. 저는 유튜버 주언규(前 신사임당)라는 사람의 말에서 굉장히 힌트를 많이 얻는데요. "유튜브 내가 하란 대로 꾸준히만 하면 되는데 사람들이 중간에 다 나가떨어지는 이유는 초반에 열정을 전부 쏟아내기 때문이다. 제발 열정적으로 하지 마라. 그냥 숨 쉬듯 해라. 내가 대단한 노력을 기울여야 할 정도의 리소스를 투여하지 마라. 이 유튜브 채널이 망하면 언제든 삭제하고 다시 다른 채널을 열 수 있을 정도의 자원만 투자해라. 유튜브 한다고 카메라 사지 마라. 편집툴 사지 마라. 편집자 고용하지 마라. 당신이 1억을 가지고 있다면 1억을 한방에 다 쏟아부어서 사업하지 마라. 100만 원짜리 사업을 100번 할 생각으로 시작해라. 10만 원짜리 사업 1000번은 더 좋다" 주언규의 지론입니다. 블로그도 글 하나하나에 너무 정성을 쏟기보다는, 일단 해보는 게 중요합니다.

돈이 안 되는 것 같은 일에 에너지를 쏟다 보면 누구나 현타가 올 수 있습니다. 재미라도 있으면 모르겠는데, 결과를 도무지 예상할 수 없는 작업에다 시간을 써야 하니까 중간에 포기하기 쉽죠. 그런데요, 저는 그런 일에 가치가 있다고 생각합니다. 우리가 치과의사라는 이른바 전문직이 될 수 있었던 그 배경에도, 눈에 보이는 성과가 나오지 않는 동안 묵묵히 보내온 학습 시간이 있었던 것처럼 말입니다. 분명 아무나 다 할 수 있는 것은 아니지요.

누구였나, 사업적으로 꽤나 성공하신 분의 강의를 들으러 갔는데 그분이 그러더라고요? 함께 시작한 사람들이 나가떨어질 때, 그때가 진짜 게임이 시작되는 순간이라고요.

사업은 저는 모르겠습니다. 제 치과가 아직은 '사업'도 아니고요. 자영업이죠. 그러나 블로그는 진짜 조금 압니다. 블로그도 초반에 열정을 쏟아 넣으면 안 됩니다. 그러면 금방 그만두거든요. 제발 각 잡고 하지 마시고, 그냥 노트 적듯이 아무렇게나 시작하시기 바랍니다. 만약 공보의 선생님께서 이 책을 읽고 계신다면, 지금 당장 시작하세요.

브랜딩, 혼자 할 수 있나요?

개업일지로 유명한 강익제 원장님의 말씀에서 언젠가 <100가지가 넘는 배려 리스트>를 본 적이 있는데요. '친절한 병원을 만들겠다'는 흔한 포부를 무엇이 친절한 것인가 실질적으로 '특별하게 보여주는' 세부 항목에 대한 설명이었다고 생각합니다. 자칫 '저게 뭐야' 싶을 수 있는 것들도 모두 적어두셨던 것 같은데 저는 그런 것 하나까지 신경 쓴 디테일이 먼저 보였거든요. 제가 지향하는 원장으로서의 애티튜드와도 잘 맞아서 굉장히 인상 깊게 보았던 것 같아요. 아무튼 브랜딩이란 그렇게 사소한 MOT (Moment of Truth: 마케팅에서는 고객과 기업이 만나는 접점을 뜻합니다), 환자와–병원 서비스의 접점에 사소한 touch를 가하는 일이라고 생각합니다. 그러니 집요해져야겠죠.
환자가 병원을 찾아야겠다는 니즈를 느끼는 순간부터 시작해, 찾아와서 서비스를 받고 나가고, 재내원하는 모든 과정의 접점마다 그들을 인도해야 한다는 투의 이야기를 하는 사람들은 정말 많습니다. 세련된 브랜딩을 하려면 MOT 관리가 중요하기는 하지요. 그러나 정말로 어떤 접점에 어떻게 신경을 썼는지 구체적으로 짚어주는 사람은 드뭅니다. 원장님들 대부분 공감하실 거예요. 치과뿐만 아니라 다른 브랜딩/마케팅/경영 관련 서적을 다 떠들러 봐도 마찬가지입니다. 영업비밀이라고 생각했을 수도 있고, 실제로 자기가 한 결과물을 공개하는 데 자신이 없거나, 혹은 자기가 직접 한 게 아닐 수도 있을 거라고 생각합니다. 강 원장님은 그 부분에서 자신의 사례를 공개해 실전적인 도움을 주시는 분이라고 생각합니다. 저도 강익제 원장님처럼 사소한 부분에다 제 자취를 남기는 것에 관심이 많고 재미있어하기 때문에 제 치과를 개원하면서도 이 부분만큼은 즐겁게 작업했던 것 같습니다.
이 분야의 디자인 작업을 흔히 '경험 디자인'이라고 많이 말하는데요. 이런 경험 디자인의 영역은 스마트폰 어플리케이션과 웹디자인 분야에서 UX (User eXperience) / UI (User Interface) 디자인이 주목받으면서 IT업계에서 먼저 널리 쓰인 개념입니다. 쉽게 말해 웹사이트나 어플리케이션을 쓸 때 사용자가 버벅대지 않고 유려하게 다음 단계로 넘어갈 수 있도록 하는 디자인 분야라고 생각하시면 됩니다. 소비자에게 도움이 되는 한편으로, 경영적으로도 도움이 되는데요. UX/UI 디자인을 통해 구매과정을 더 쉽게 만들어서 중간에 구매를 포기하는 비율을 획기적으로 줄이기도 하고, 아래에서 위로 swipe 해 무한스크롤로 영상을 볼 수 있는 플래폼으로 사용자들의 시청 지속시간을 어마어마하게 늘리기도 했죠. UX/UI 디자인이란 그런 분야인데, 그게 병원경험디자인, 환자경험디자인까지 넘어왔습니다.

그런데 저는 일단은 환자경험디자인은 병원을 경영하면서 다듬어나가야 한다고 생각합니다. 이런 고민은 개원 준비 이전에, 그리고 개원 이후에 충분한 시간을 들여 고민해야 하고 개원을 준비하는 단계에서는 일단 흔히들 '브랜드 디자인'이라고 말하는 '비주얼 디자인'에 먼저 신경을 써야 한다고 생각해요. 유튜브도 내용보다 썸네일이 먼저잖아요?

재주좋은치과는 그래서 뭘 어떻게 디자인했는지 봅시다. 먼저 로고입니다.

재주좋은치과 로고는 재주좋은 치과의사, 재주좋은 치과위생사, 재주좋은 치과기공사가 원팀으로 함께 일한다는 것을 동그라미 세 개로 표현했는데요. MS Office 파워포인트를 이용해서 영상도 만들어봤습니다.

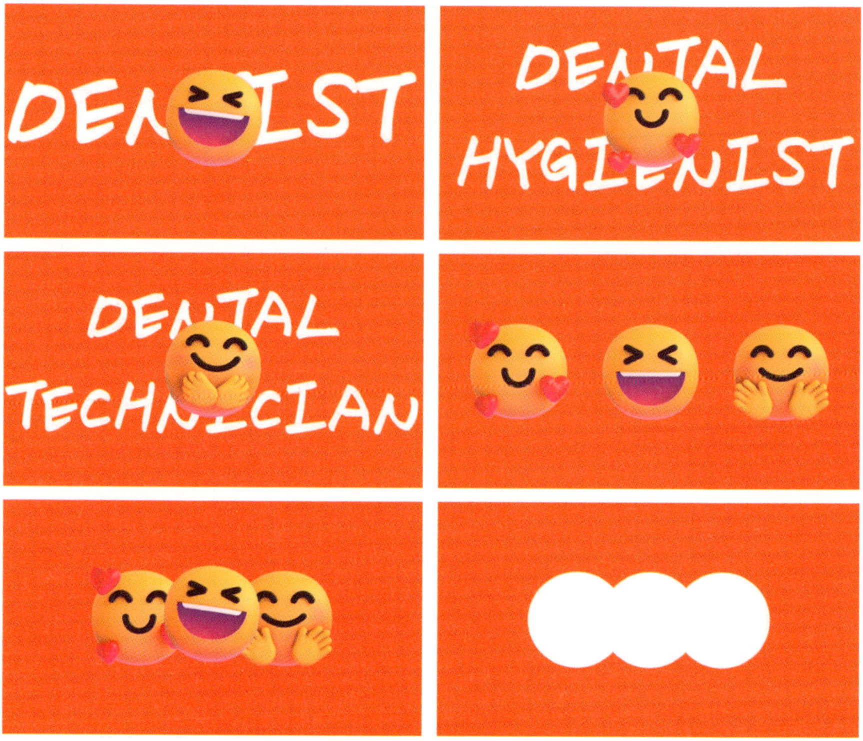

원팀으로 기능하는 치과 구성원의 이미지가 제게 중요했던 이유는, 제가 기존에 직접 운영하던 블로그에서 계속 강조하던 진료 철학에 있습니다. 저는 프로필에 긴 약력을 중구난방으로 주절주절 적는 대신 심미치과에 집중해 온 이력 위주로만 적어두었는데요. 그리고 그 밑에다가 다음과 같은 문구를 적어놓았었거든요.

약력을 새로 적으면서 어떤 것을 얼마나 써야 할지 고민을 하다가, 저희 치과에 관심이 생긴 분들에게 제가 치과대학에 다닐 때부터 현재까지 꾸준히 정진하고 있는 분야에 대한 정보를 드리고 싶다는 기준으로 몇 가지 선택하여 적어보았어요.

아름다운 수복물과 보철물로 치료한다는 건 그렇지 않은 경우에 비해 시간과 노력, 그리고 원가비용이 많이 드는 일입니다. 어느 정도 이상의 수준은 노력으로 도달할 수 없는 재능의 경지도 있겠죠. 저뿐만 아니라 진료 팀원들이 함께 노력해 주어야 하는 부분도 있고요.

한계를 느낄 때마다 적당히 만족하는 대신, 좋은 학회와 세미나에서 선배 및 동료 원장님들의 지혜를 빌려 난관을 헤쳐 나가는 중입니다. 지나온 약력이 아니라 현재의 치료 결과로 이야기하는 치과의사가 되도록 매 순간 힘쓰겠습니다.

여기에 밑줄 친 저 부분, 저 부분에서 로고의 의미를 이끌어낸 것이죠. 대기실 사이니지 TV를 이용해 로고의 의미를 지속적으로 전달할 생각이고요, 물론 홈페이지에도 써 놓아야겠죠.

여기서 느끼시겠지만, 비주얼 브랜딩도 눈에 보이는 것들을 보기 좋게 만드는 것에만 그치는 일이 아닙니다. 제가 로고를 먼저 보여드렸지만, 그 로고를 만드는 과정은 이미 오래전에 써두었던 문장, 오래된 생각, 기존에 내가 가지고 있던 무언가에서 시작하는 거예요. 그 무언가가 원장님께서 오랜 시간 쌓아둔 것이고 이미 잘 보이게 만들어놓았다면 훨씬 더 좋겠죠. 그게 아니라 앞으로 지켜나갈 가치관이 있다면 그걸 사용해도 됩니다. 어찌 되었든 예전부터 원장님께서 일관성 있게 생각하고 계신 것이 있다면, 그런 것들을 모아 세련되게 가꾸는 것부터가 바로 브랜딩이라고 말할 수 있습니다.

재주좋은치과라는 이름은 원래 제가 2019년 공중보건의사로 발령받으면서 연 블로그의 제목이었습니다. 몇몇 분께서 제가 치과를 개원했다고 오해하셔서 〈재주좋은 치과의사〉라고 바꿨는데요. 그 이름 그대로 책도 내고 활동도 많이 하게 되어서 치과 이름을 또 〈재주좋은치과의원〉으로 열게 되었어요. 처음부터 개원하면 재주좋은치과로 해야겠다고 생각한 건 아니고, 여러 가지 후보 이름이 있었습니다. 약간 B급 감성 이름을 좋아해서 여러 가지 생각해 뒀었거든요. 친한 친구들은 알고 있지만 민망하니, 따로 말씀드리진 않겠습니다. 아무튼 제가 정식 출판된 〈재주좋은 치과의사〉라는 도서와 나름대로 잘 운영하고 있던 동명의 블로그까지 갖고 있었기 때문에 그 둘을 십분 활용하기 위해서 〈재주좋은치과〉라는 이름을 사용하게 되었습니다.

주제 색상은 〈재주 감귤색〉이라는 고유명사를 붙여 부르기로 했습니다. 브랜드 패키지 작업을 함에 있어 이렇게 색상의 이름을 붙이는 건 꽤 중요한 작업이라고 생각하는데요. 디자인 작업 의뢰 시에 '주황색으로 해주세요'보다 '재주 감귤색으로 해주세요'라고 말하고 팬톤 컬러 코드나 RGB* 또는 CMYK* 값을 주는 게 훨씬 브랜드 일관성을 지키기에 좋다고 보기 때문입니다.

* RGB나 CMYK는 그냥 색상을 부르는 명칭입니다. 모니터나 스마트폰으로 보는 색상은 RGB로 디자인하고요, 인쇄물 색상은 CMYK로 디자인해요. Red, Green, Blue 빛의 3원색으로 나타나는 색상값이 RGB고요, Cyan, Magenta, Yellow, Key (Black)로 나타나는 색상값은 CMYK라고 합니다.
RGB로 디자인한 걸 그대로 인쇄하면 색이 탁해지거든요, 그게 CMYK로 임의로 변환되어서 그렇습니다. 빛은 색을 섞을수록 밝아지는데 인쇄물은 색을 섞을수록 어두워져서 나타나는 현상이에요. 그러니 주제 색을 고를 땐 RGB와 CMYK값을 제대로 알고 있는 게 좋습니다. 물론 몰라도 상관없어요. 디자이너분들이 알아서 잘 추출해 줍니다.

그렇게 만든 치과 로고는 인스타그램에서 반복해서 사용하고 있습니다.

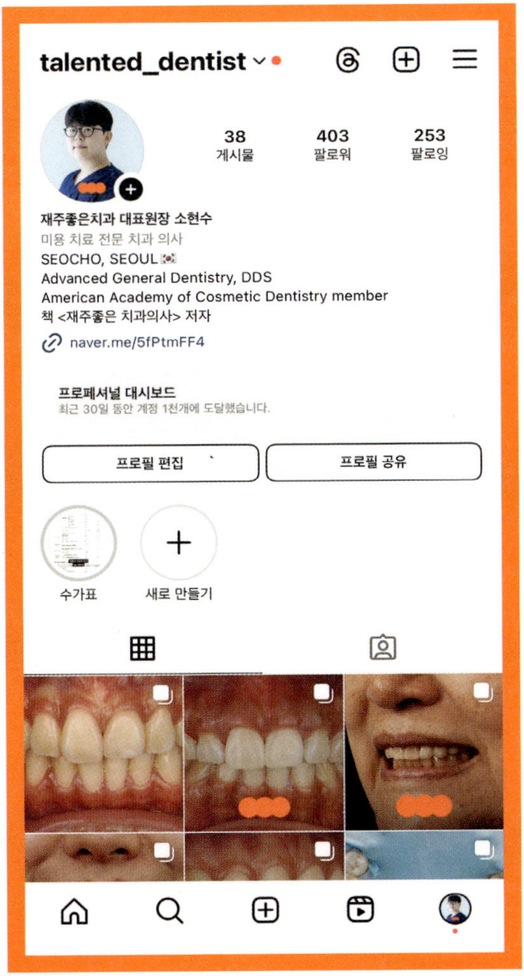

로고와 색상을 포함해서 제가 처음 치과를 디자인할 때 직접 챙겼던 것들은 이런 것들이 있습니다.

Slogan	웃는 게 예쁘다는 말, 이제 당신의 이야기.
Name	재주좋은치과 Talented Dental Office
Font	한글_ 평창평화체 영문_ Micelle
Logo	원팀 탕후루 (One-Team Tanghulu)
Color	Talented Mandarine 재주 감귤색
Interior	with AVEC design
Recommendation Letters	존경하는 원장님, 동료들, 함께 일했던 실장님, 치과위생사 선생님, 그리고 가족의 추천사
Brand book	추천사와 인테리어 및 디자인 디테일, 재주좋은치과의 철학을 담은 브랜드북 제작 대기실 비치
Books	재주좋은 치과의사(글/그림 에세이) 무엇이든 물어보세요! 치과진료 Q&A(글/그림 치과 전문서적)
Location	서초구 서초동의 High-end 이미지
Profile	심미치과에 집중해온 이력 위주 약력 기재 학회 가입 연도 기재로 신뢰성 제고
Blog	직접 운영하는 재주좋은치과의사 네이버 블로그
Uniform	인테리어 색상과 어울리게끔 블랙 위주로 선정 (보통 착용하는 네이비 색상과 인테리어 톤이 안어울림) HERMES 스카프(실장) 착용으로 '재주 감귤색' 반복
Pen	서초 Carand'ache 부티크 주문제작 재주 감귤색 볼펜
Acryl Goods	직접 디자인해 주문제작한 재주감귤색 로고 모양 명찰 + 옷장 열쇠고리 + 굿즈 가격표
Documents	직접 디자인한 초진기록지 등 문서

Mouth rinse	올리브영 1위 가글 리:브러쉬 모든 진료 전 CPC가글 시행 진료 수진자 대상 노마진 판매 병행
Equipments	당신의 치과의사는 안다, Dentium Dentsply Sirona Primescan 3D IOscanner EMS AirFlow GBT Novacare 살균 청정수 시스템
Desk monitor	금속 재질의 치과 데스크 상판과 색상 매치 위해서 금속 재질 뒷판을 가진 모니터 설치
Payment terminal	흔한 카드단말기 대신 카드 결제 속도가 빠르고 LCD모니터에 홍보 이미지 노출 가능한 토스 단말기 설치
Reciept	재주 감귤색 감열지(영수증 용지) 사용
Desk Lamp	IK 일광전구 스노우맨22 테이블 스탠드 butter
Counseling room floor lamp	IK 일광전구 스노우맨22 플로어 스탠드 butter
Counseling room desk lamp	Office 분위기가 나는 데스크 조명 ARTEMIDE 아르떼미떼
Timer	재주 감귤색 버튼이 포인트로 들어간 간편 조작 타이머 시계
Stress ball	뚱랑이 스트레스볼
Toilet	수선 의무가 없는 공용화장실 리모델링 치과 경험의 연장선이 므로 자비로 올수리
Scent	Diptyque AMBRE candle Diptyque Softening handwash
BGM	잔잔한 재즈풍 가사 없는 음악
Camera	인물사진 작가들의 미러리스 카메라 초고화소 바디 소니 알파7R 기종 도입
Mission	모두가 마땅히 누려야 할 먹고 말하는 즐거움과 본래의 아름다운 웃음을 되찾아주는 일

환자들에게 보여줄 수 있는 분야에서도 신경을 쓰다 보면 혼자 할 수 있는 게 생각보다 많이 있다고 생각합니다. 제가 고른 색상의 일관성을 최대한 주기 위해서 인테리어 디자인 팀과도 소통을 많이 하고요, 스카프도 비슷한 색상인 에

르메스 스카프를 고르고, 환자들에게 쥐여줄 스트레스 볼도 일부러 주황색의 뚱랑이를 고르고, 인상재 굳는 타이밍 재는 데 사용하는 스톱워치 버튼 색상, 스태프들이 주머니에 꽂고 다니는 펜의 색상, 항상 신고 다니는 신발의 색상까지 자잘하게 '재주 감귤색'을 환자에게 각인시키기 위해 집요할 정도로 노력해 보았습니다. 영수증 용지도 마찬가지로 같은 색상이고요. 영수증 용지에 색상 넣는 건 예전에 제주항공 항공권 받아보고 감동한 기억이 있어서 저도 그렇게 해봤습니다(무인 체크인 말고 데스크에서 체크인하시면 제주항공은 주황색 항공권을 줍니다).

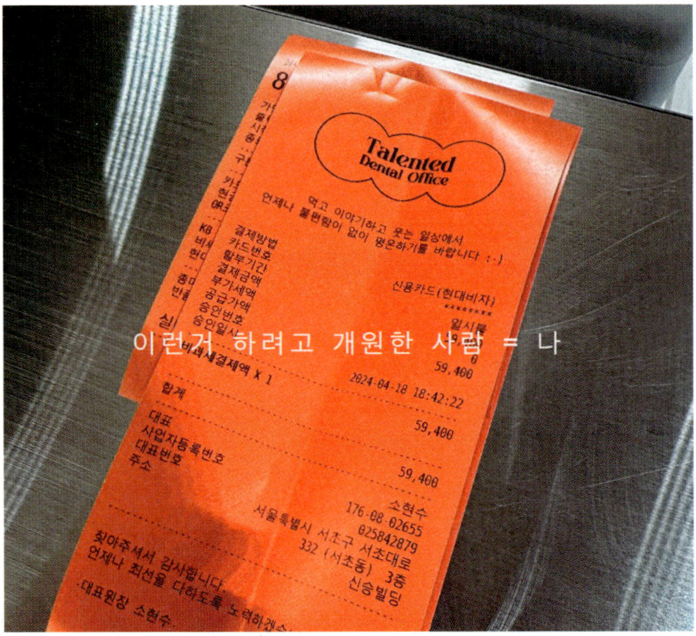

그런데 사실 이런 것들이 환자들의 구매 결정이나 소비 여정에서 아주 크리티컬한 부분들은 또 아니긴 하지요. 엄청 중요하다고는 말할 수 없습니다. 그러나 분명 우리가 신경 쓸 수 있는 부분인데 이런 부분들을 놓치고 간다면 '아쉬움'이 있는 것도 사실이에요. 할 수 있는데 안 하는 건 아쉽죠.

브랜딩 시작하기

세간에 브랜딩에 관해서 이야기하는 사람들은 하나같이 너무 많은 것을 신경써야 한다고 말하기 때문에 이 분야에 처음 발을 들여놓는 사람들을 질리게 만드는 경향이 있습니다. 아마도 원장이 직접 할 수 있게 만들기보다는 자신의 비즈니스를 이용하도록 만들어야 하기 때문이라고 생각해요.

물론 브랜딩은 정말로 '일관성'을 지키는 게 가장 중요하기는 하지만, 수십 년간 같은 일관성을 지키기 위해서 '지금' 무언가를 결정해야 한다는 사실에 압도되는 원장님도 많을 것으로 생각합니다. 내가 지금 결정하는 게 너무 중요하다고 생각한 나머지 아무것도 결정하지 못하는 것이죠. 저는 그 마음을 정말로 깊이 이해합니다.

그러나 무엇이든, '일단 시작하는 것'이 가장 중요합니다. 중간에 바꾸셔도 괜찮아요. 브랜딩을 한다고 해서 꼭 아무것도 바꾸어선 안 되는 게 아닙니다. '리브랜딩'이라는 말도 있어요. 실제로 기존 브랜드를 부수고 리브랜딩에 성공하는 브랜드도 많습니다. 대기업들은 물론 헤리티지가 오래 쌓인 명품 브랜드조차 리브랜딩으로 흥망성쇠가 갈리는데, 우리같이 작은 점빵 치과는 어떨 것 같으세요?

그래서 저는 제가 만든 브랜드와 브랜딩 포인트를 공개하는 데에 거리낌이 없습니다. 제가 자신 있게 제 브랜드를 공개한다고 해서 제 것이 너무나 완벽하고 좋은 것이니 이것 좀 보라고 거들먹거리는 건 아니에요. 저도 제가 예전에 만든 디자인 중에 '이건 좀 별로였다'고 생각하는 경우가 꽤 많습니다. 실제로 제 치과 브랜딩도 나중에 가서 다시 보니 좀 짜치는 것 같다는 생각이 들면 그때 바꾸면 되거든요?

또 한편으로는, 경쟁 치과가 내 아이디어를 베껴가면 어떡하나 생각이 드실 수도 있다고 생각하는데요. 저도 물론 그런 생각이 들 때가 있지만, 그러나 누군가 저의 아이디어를 베껴가더라도 괜찮다고 생각합니다. 겸손이 아니라 제 아이디어나 디자인도 사실은 전부 다 어디선가 누구에겐가 영향을 받은 것들이라고 스스로 생각하고 있고, 그게 아니더라도 세상에 정말로 새로운 것은 별로 없다고 생각합니다. 그리고 저는 새로운 걸 또 만들 수 있지만, 제 걸 베껴간 사람은 영원히 제 뒤에 있을 뿐이라고 생각하거든요. 그러니 여러분도 여러분의 브랜드를 만들고 공개하는 데에 주저함이 없으셨으면 합니다.

브랜딩은 어찌 되었든 우리가 어떤 사람이고 우리 치과가 어떤 치과인지를 남들에게 보여주는 작업입니다. 제가 위에서 표로 밝힌 것들처럼 아주 사소한 것에서부터 시작할 수 있어요. 원장님께서 원장님 병원의 이름을 확정했을 그때부터, 혹은 로고를 만들었을 그때부터, 집기류들을 고를 때부터, 데스크 모니터를 고를 때부터, 인테리어 톤을 고를 때부터, 유니폼을 골랐을 때부터, 언제인지 알 수 없는 그 순간에 이미 브랜딩은 시작된 겁니다.

한 개만 보여주기

이제 브랜딩을 해보기로 마음먹으신 분들이 공통적으로 하는 실수가 있죠. 바로 '잡탕' 만들기입니다. 원장님께서 차별화, 브랜딩을 시작하시면서 이것도 준비하고 저것도 준비하고 또 다른 것도 준비해서 전부 다 보여주고 싶은 마음, 진심으로 이해하지만 그렇게 하면 안 됩니다. 브랜딩은 되도록 '하나만' 집중해서 보여주셔야 합니다. '차별화 포인트를 여러 개 모아서 보여주면 더더욱 많이 차별화가 되지 않겠나?' 하는 발상, 그것은 착각입니다.

그런 생각이라면 이런 것밖에 못 만듭니다. 이 로고는 실제로 꽤 오랫동안 사용된 통신사 로고입니다. 이게 진짜 로고로서의 기능을 잘 하고 있는 건가요? 너무 많은 것을 보여주고 싶었던 나머지 그만 사약을 만들어버린 아주 대표적인 사례라고 생각합니다.

보여주는 걸 늘리는 건 쉽고, 줄이는 건 어렵습니다. 어려운 길로 가야 차별화가 됩니다. 준비해 놓은 걸 곧이곧대로 다 보여주면 안 되고, 함축해서 한 가지 혹은 두 가지만 보여주셔야 해요. 원장님께서 갖고 계신 수많은 장점 중에서 '꺼내 보여줄 것을 고르는 기준'을 확실히 세우셔야 합니다. 그리고 그 기준을 바꾸지 않고 계속 지키는 게 바로 브랜딩에서 가장 중요하다고 말하는 브랜드의 '일관성'이고요. 그 기준에서 벗어나는 걸 골라 보여주면 브랜딩 맥락상 뜬금없는 게 소비자들에게 보여지는 것이고, '엥?'스러운 일이 반복되면 브랜드가 흔들리게 되는 거죠. 저 로고는 과연 뭘 기준으로 골랐을까요? 아마 기준이 없었던 게 아닌가 짐작합니다. 그냥 다 자랑하고 싶었던 거죠. 그랬더니 촌스러워져 버렸고요. 여러 가지 포인트를 갖고 있는 게 잘못된 건 아닙니다. 분명 좋은 생각입니다. 강점이 여러 가지가 있으면 좋죠, 그러나 소비자에게 보여줄 때는 반드시 선별해서 보여주어야 한다는 겁니다.

재주좋은치과는 심미치과이니, 다른 것보다 '앞니'에 더 집중하기로 했습니다. 그래서 집요하게 앞니에 대한 메시지를 줍니다. 앞에서 이야기했듯이 메인 슬로건은 〈웃는 게 예쁘다는 말, 이제 당신의 이야기〉이고요, 치과 명을 기재할 때는 단순하게 〈앞니에 집중, 재주좋은치과〉라는 문구를 씁니다. '앞니만 강조하다가 다른 환자들이 안 오면 어떡하지? 특히 임플란트 환자 다 놓치는 거 아니야? 사랑니는 또 어떡하고?' 이런 걱정, 저라고 안 들겠습니까? 당연히 그런 걱정 듭니다. 그래도 메인 콘셉트는 확실히 지켜야 한다고 생각합니다.

워킹(마케팅 아닌 간판, 입소문 등)으로 환자분들이 찾아올 때 제 이런 온라인 슬로건을 보고 오지 않습니다. 그러나 어금니 치료를 하다가 "앞니를 잘하면 다 잘한다, 재주좋은치과"같은 글을 읽으면 갑자기 본인이 평소에 가지고 있던 앞니 콤플렉스를 꺼내기 시작할 수 있죠. 실제로 그런 일이 왕왕 일어납니다. 카드 넣기 전에 볼 수밖에 없는 단말기에 저렇게 우리 치과의 최대 강점 혹은 마케팅 포인트를 적어놓는 것만으로도 조금은 브랜딩에 도움이 된다고 생각합니다.

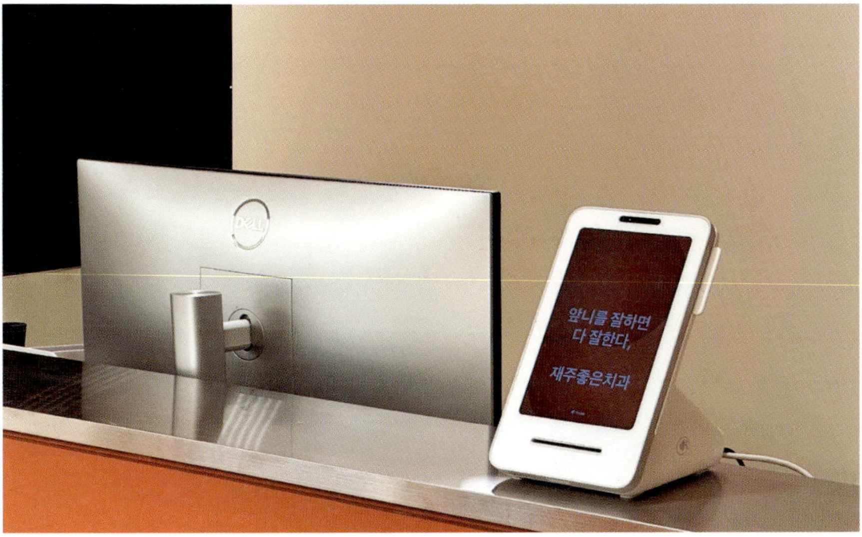

부산에는 '레진치과의원'이라는 치과가 있습니다. 레진을 기가 막히게 잘하시는 원장님이신데, 치과 이름에다 '레진'이라고 해놓았다고 해서 '레진'치료만 하게 될까요? 그렇지 않거든요. 그 원장님은 레진 말고 다른 진료도 다 잘하시더라고요.

업의 정의

이제 여러분이 대중에게 보여줄 것을 선별하는 '기준'을 정하는 작업을 해야 합니다. 그걸 저는 우리의 '업을 정의하는 일'이라고 말합니다. 우리가 하는 일이 무엇인지 각자 스스로의 언어로 정립하는 일 그 자체가 바로 브랜딩의 기준이 된다고 생각하거든요.

브랜딩을 시작할 때는 단순히 보기 좋은 것을 때려 박는 것이 아니라, 내가 가진 징짐이나 강점을 찾는 데에서 시작해야 합니다. 어찌 되었든 시장에서 소비자에게 선택받기 위한 일이니까요.

이때 모든 언어는 환자의 입장에서 써야 합니다. "우리 치과는 어떤 치과다!"라는 선언 보다는, "당신에게 어떤 이익을 주겠다"라는 접근이 좋습니다. 그러나 처음부터 이렇게 생각하기는 쉽지 않으니, '우리 치과는 어떤 치과다'라고 '나'가 주인공인 문장 여러 개를 생각해 보시고, 하나하나 환자의 입장으로 바꾸어 써보는 연습을 해보세요. 그게 훨씬 쉽습니다. 쓰다 보면 영 말이 안 되고 별 메리트가 없어 보이는 것들이 생기실 겁니다. 그러면 미련 갖지 말고 지워버리세요. 아까 말했던, "그래서 환자에게 어떤 이익이 있나요?"와 일맥상통하는 말입니다.

이 부분은 제가 예전에 블로그에 작성했던 개원 일기 글을 그대로 복붙해서 넣겠습니다. 한번 읽어봐 주세요.

(2023년 7월 24일) 개원 준비 노트 1. 업의 정의

'어느 날 갑자기 수중에 100억 이 생긴다면 내가 계속 이 일을 할까?'
'단순히 돈을 많이 버는 게 목적이라면, 나는 왜 굳이 치과의사를 해야 하는 걸까?'
이 질문에 대해 내가 왜 치과의사라는 직업을 갖고 일을 하는지 나 자신을 설득하는 일, 그것은 이 일에 대한 태도와 내가 하는 '업'을 정의하는 일이다.

NASA에서 일하던 어떤 청소부는, 여기서 당신이 하는 일이 무엇인지 묻는 존 F 케네디 전 대통령의 질문에 이렇게 대답했다고 한다.

"우주비행사를 달에 보내는 일을 하고 있다"

1. 업(業)의 정의

나는 무슨 일을 하는 사람인가?
나는 내가 낸 책은 물론 블로그 소개 글과 임상 포스팅 마지막에 항상 적어놓듯이, 내가 하는 일을 이렇게 정의하고 있다.

'모두가 마땅히 누려야 할 먹고 말하는 즐거움과 본래의 아름다운 웃음을 되찾아주는 일'

개원가 임상에서 환자들을 마주하는 치과의사들은 결국 다 비슷해진다거나 다 같은 일을 하고 있다고 생각할 수도 있겠지만, 나는 그렇게 생각하지 않기로 했다. 내가 하는 일이 도대체 무얼 하는 일인지 정의하는 데에서 브랜딩이 시작된다고 생각했기 때문에.

각자가 각자의 업을 뭐라고 정의하든, 그것을 자신의 언어로 표현하는 순간 우리는 서로 '다른 일'을 하는 사람이 된다. 즉 그 자체로 차별화의 시작이 되는 것이다.

이건희 회장은 호텔업을 '장치 산업'으로 정의했다고 한다.
트럼프는 같은 호텔업을 '부동산 임대업'으로 정의했다.

정말 이 둘이 같은 일을 하는 사람이라고 단순히 말할 수 있을까?

호텔업이 무엇인지 정답을 찾는 건 의미가 없다. 이렇게 '업'을 대하는 다른 관점 그 자체가 가치 있는 것이고 그렇게 함으로써 서로 다른 브랜드가 만들어지기 때문이다. 업을 정의하지 않는 사람들도 우리가 만든 업의 정의 한 문장을 훔쳐 쓸 수는 있지만, 그 말이 갖는 무게감은 전혀 다를 수밖에 없다. 그들 스스로의 언어가 아니기 때문이다. 브랜딩은 한 사람이 가진 이야기에서 시작된다.

업의 정의를 찾을 때 개인적으로 도움이 됐던 질문은 이 세 가지인데,
'내가 잘하고 싶은 욕심이 드는 것은 무엇인가?'
'내가 자랑하고 싶은 것은 무엇인가?'
'내가 흥미를 느끼고 별도의 시간을 쓰는 것은 무엇인가?'
혹시 자신이 하는 일을 자신만의 언어로 정의하고 싶다는 생각을 가진 사람이 있다면 이 질문에 대한 답을 생각하면서, 단지 '요즘'에 드는 생각이 아니라 '학생 때부터 꾸준히' 혹은 '저년차부터 꾸준히' 가진 유사한 취향이나 생각이 있었다면 그것을 찾는 시간을 가져보는 게 좋을 것 같다.

2. 경쟁자 확립

1등과 같은 운동장에서 경쟁하지 않는다.
사업가 주언규(전 신사임당)는 신사임당 채널을 직접 운영하는 동안 자신의 경쟁자를 '게임채널'이라고 생각했다. 다른 경제채널, 이를테면 삼프로TV처럼 구독자 수가 더 많거나 김작가TV처럼 같은 주제를 다루는 여타 채널들이 아닌, 전혀 쌩뚱맞은 게임 채널을 경쟁상대로 인식한 것은 그가 유튜브 생태계의 원리를 이해하는 인사이트를 가졌기 때문이다.

어차피 유튜브를 켠 사람은 유튜브 안에 있는 뭔가를 보고 있다는 건데, 그게 경제 콘텐츠인지 게임 콘텐츠 인지가 중요하지- 경제 콘텐츠 보는 사람은 삼프로도 보고 김작가도 보고 신사임당도 보고 월부도 보고 어차피 다 본다는 것이다(시청 지속시간의 차이는 있겠지만).
그러니 당시 주언규는 유튜브를 켠 사람이 게임 콘텐츠가 아니라 경제 콘텐츠를 보게 만드는 일에 집중하기로 했다. 어차피 유튜브에서 시간을 쓰는 사람을 대상으로 하는 경쟁이라면, 그 시간에 게임이 아니라 재테크 얘기를 듣게 만들겠다는 포부였다. 주언규가 행했던 이런 '동료와 경쟁하지 않는 전략'은 유튜브에서 특히 유용한 방법이고 치과 산업에 적용하기 어려운 면이 있지만, 여기서 얻어가야 할 것은 시장의 1등과 아예 다른 경기를 뛰었다는 점이다.

초창기 투명 교정장치로 적극적인 교정치료를 했던 치과들, 서울에서 먼저 무삭제 라미네이트를 대중화시킨 치과들, 지방과 서울에 레진빌드업으로 유명한 몇몇 치과들, 지방에서부터 심미보철로 탄탄한 입지를 다져 압구정에 자리 잡은 치과의사, 지방에서 치주성형수술에 특기가 있는 치과의사, 지방에서 수면 진료를 적극적으로 도입한 치과의사 등등, 모두 다른 운동장을 발견하신 분들이고 각자 브랜드를 갖고 계신(혹은 계셨던) 분들이다. 물론 이렇게 한 가지 특화 진료에 집중하는 방식도 있고, 다른 방식들도 있을 거라고 생각한다. 모두 지역 내 경쟁 치과와 치열하게 다투는 대신 파이를 전국으로 늘리는 방법이다.

윤여정 배우는 아카데미 여우조연상 수상 소감에서 함께 후보에 올랐던 사람들을 향해 이렇게 말했다.

“All the nominees, five nominees, we are the winner for the different movies. we play the different role. so we cannot compete each other”
“우리는 각자 다른 역을 연기했고, 서로 경쟁 상대가 될 수 없다. 우리 5명의 후보 모두 위너다”

3. 내가 아닌 타인의 인식

실체에 기반, 실체보다 나은 인식
브랜딩은 ‘내가 보는 나’ 대신 ‘남들이 보는 나’를 만드는 작업이다.
‘내가 진료를 잘하는가?’ 보다 ‘사람들이 내가 진료를 잘한다고 생각하는가?’가 좀 더 중요하다.
내가 잘한다고 생각하게 만들려면 어떻게 해야 할까?

사람들이 미용실을 선택할 때 어떤 과정을 거치는지 생각해 봤다.
요즘 마케팅 좀 한다는 미용실은 대개 인스타그램이나 네이버 플레이스를 활용해서 자신이 손질한 머리를 사진으로 찍어 포트폴리오를 만든다.
손님들은 지역명+머리 스타일 조합의 검색어를 통해 해당 포트폴리오를 찾아보고 마음에 드는 미용실과 디자이너를 선택한다.
그런데 이 과정에서 내가 찾은 미용사의 포트폴리오가 한두 개뿐이라면 어떤 생각을 할까?

‘왜 이것뿐이지? 잘 된 것만 올린 건가’

사진이 스타일별로 10개 정도 되면 어떨까? 이제 '잘 하나보다' 하고 생각한다.
그럼 100개면? 10개 정도 올린 것과 별로 큰 차이는 없겠지만, 잘된 결과물이 그 정도 쌓여있다면 그 미용실 디자이너가 시장에서 선택받을 확률도 올라가는 건 자연스러운 일이다. 그러니 일단 정말 '잘 해야'하는 건 당연하고, 그것을 '보이는 곳에 쌓아 둬야' 한다. 당연히 시간이 필요하다. 사람들의 인식은 이러한 실체가 있을 때라야 오래갈 수 있다고 생각한다.

예전에 광화문 근처에 꽤 유명한 밥집이자 술집이 있었다. 쌀을 주제로 해서 갓 지은 쌀밥, 그리고 쌀 막걸리를 파는 집이었다. 내가 이곳에 대해 큰 기대를 갖고 방문한 적이 있는데, 막상 가보니 마케팅-브랜딩 되어 있는 명성에 비해 별나를 것 없는 그냥 음식점이라고 생각했던 것은, 방문해서 직접 특색을 느낄만한 부분에 대해 전혀 별다른 안내가 없었기 때문이다. 인터뷰 기사나 책으로 대표가 말해왔던 것과는 전혀 달랐다. 쌀을 큐레이팅해 준다며 브랜딩 했지만 글쎄?
아니나 다를까 이곳은 임금체불/직원4대보험금횡령/식품위생법 위반 등으로 유죄가 확정되고 도주한 대표와 함께 세상에서 사라졌다.

4. 돈을 많이 벌기 위한 것이 아니라 돈이 아니더라도 이 일을 계속할 가치를 발견하는 일

지방 소도시 또는 군 단위 동네에 가서 평수 큰 대형 치과를 차려 주변에 마케팅 없이 운영하는 치과를 초토화 시키는 콘셉트의 개원이 오랜 기간 유행이다. 그렇게 해서 임플란트 수가를 낮추면 돈을 많이 벌 수 있다는 소문이 났고 나도 그런 전략에 대해 물론 진지하게 고민했다. 시골에 가서 사는 것에 대한 거부감이 별로 없는 나 같은 사람에게 특히나 매력 있는 선택지이기도 하다.
그러니까 누구든지, '브랜딩이 진짜 필요한가?'하는 의문이 들 수 있다. 이 주제에 대한 아주 근본적인 물음이다. 나 또한 이 부분에 대해 고민한 적이 있다. 그리고 그 답은 첫 부분에 밝힌 머릿글 내용과 동일하다.
내 수중에 100억 이 있더라도 이 일을 지속할 수 있도록 나 자신을 설득하는 일.

이제 다시 1번으로 돌아가자. 1번에서 찾은 내 문장에 다시금 내가 설득이 되는지, 30년이 지나도 같은 말을 할 수 있을 것 같은지.
브랜딩에는 '끝'이란 게 없다고 한다. 그러니 개원할 때 잠깐 고민하고 끝나는 것이 아니라, 치과를 운영하는 내내, 혹은 내가 치과의사로서 세상에 존재하는 내내 계속해서 고민하고 정교하게 다듬어 나가야 하는 일이 아닐까 한다. 그 과정 자체가 빛나는 결과가 되기를 바라면서.

제가 요즘 올리는 블로그 글 끝에는 언제나 비슷한 말이 쓰여 있습니다.

> 단순히 치아 하나를 때우고 붙이는 게 아니라
> 여러분이 먹고 이야기하고 웃는 일상에서
> 언제나 불편함이 없이 평온하시기를 바라는
> 치과 치료의 최종 목적을 생각하며 진료합니다.
>
> 읽어주셔서 감사합니다.

> 재주좋은치과는 여러분이
> 먹고 이야기하고 웃는 일상속에서
> 불편함 없이 언제나 평온하시길 바랍니다.
>
> 언제나 최선을 다하도록 노력하겠습니다.

여기서 제가 언제나 사용하는 문장은 '먹고 이야기하고 웃는'입니다. 이 이야기는 블로그 초창기 2020년 6월 5일 공보의 일기(52) : 치아의 기능이라는 글에서 언급한 내용인데요.

[저작, 발음, 심미]라는 치아의 기능은 결국 일상 속에서 [먹고, 말하고, 웃는] 것으로 나타난다고 생각했습니다. [저작 발음 심미] 같은 교과서의 언어가 아니라, 일상의 언어로써 [먹고 말하고 웃는 것]이 중요하다고 생각했고, 그 중 '심미'라는 부분을 만족시키는 것은 굉장히 어려운 일이기 때문에 제가 그 부분에 더더욱 집중해 보기로 마음먹은 일화를 지금 제 치과에까지 끌어들인 것이고요. 이렇게 나름대로 일관성을 지켜가고 있습니다.

이런 게 아무 의미 없다고 생각하시는 분들도 많을 거라고 생각합니다. 환자들이 이렇게까지 내 과거 글을 찾아볼 거라고는 상상도 못 할 일이죠. 그러나 실제로 그런 일이 가끔 벌어집니다. 그분들이 소위 진상이라고 생각하실 수도 있겠습니다만, 경영자로서 어느 편에 설지 결정하는 것은 개인 선택이겠죠. 저는 그렇게까지 저에 대해 알아보시고 제 치과를 찾아주시는 분들에게 '감사'하기로 했습니다.

그리고 좀 부끄럽기는 하지만, 직원들이 찾아봅니다. 우리 원장님이 어떤 사람인지, 제가 직접 말 안 해도 알 수 있게 해줍니다. 제가 일관된 말을 하는 사람인지, 말과 행동이 같은지, 어떤 진료 철학을 가졌는지 진짜 다 찾아보더라고요. 찾아보고, 동의하는 직원들이 면접 보러 찾아옵니다. 직원들을 하대하고 믿지 않는 분들이 많습니다만, 뭐가 맞는지는 모르겠습니다. 제가 업력이 길지 않으니까요. 저는 일단 직원 관리 역시 제 책임이라고 생각하려고 합니다. 요새 치과위생사 선생님들 월급이 진짜 세기는 합니다만, 그래도 제가 하는 행동과 진료에 직원들이 동의하고 자부심을 가지는 건 정말 좋은 일이라고 생각합니다.

이제 온라인에서 우리가 쉽게, '돈 안 들이고' 할 수 있는 브랜딩을 알아봅시다. 뒤에서 알려드리는 세 가지는 꼭 하셨으면 좋겠습니다.

브랜딩 실전 1) 네이버 스마트 플레이스

다른 건 몰라도 이건 손 보셔야 합니다. 블로그 안 하셔도 괜찮아요. 근데 플레이스는 하셔야 합니다. 마케팅 도구로 중요하다는 이야기는 누구나 다들 하는 뻔한 이야기죠 근데 그것과는 별개로 이게 정말 중요한 게, 플레이스 작업이 안 되어 있으면 '신규 자리 물색하는 원장님들의 표적'이 됩니다. '여기 원장님들 마케팅 안 하는구나! 찾았다! 내 입지!' 거짓말 같겠지만 지금도 어딘가에서 일어나고 있는 110% 실화입니다. 요즘 신규 개원하시는 분들이야 당연히 하실 거라고 다들 생각하지만, 가끔 진짜 혼자 개원하시는 원장님들이나 오래된 치과 매물 인수하시는 원장님들 중에서 플레이스 아예 안 건드시는 분들도 계신 것으로 압니다. 그런데 정말로 플레이스 하나는 꼭 하세요. 내가 방금 개원했는데 나 잡으러 또 신규개원하는 꼴은 최대한 막아봐야 하잖아요.

네이버에 치과 이름 쳤는데 대표 사진이 '거리뷰' 사진인 경우에는 정말로 신규 원장님들의 표적이 되기 쉽습니다. 물론 지역에서 굉장히 잘하고 계시고 터줏대감 치과로 탄탄한 입지를 가지고 계신 분들도 많겠지만, 그럼에도 불구하고 대형 덤핑 신규 치과의 진입이 달갑지는 않으실 거 아니에요. 방어하고자 하는 의사가 있으시다면 네이버 플레이스 관리를 딱 한 번은 해주시면 좋겠습니다. 신규로 개원하신 원장님들도 컨설팅이고 뭐고 아무 도움도 없이 혼자서 하셨더라도, 네이버 스마트 플레이스는 꼭 꾸며주세요.

미리캔버스

www.miricanvas.com 사이트에 가입하시고, 좌측 '템플릿'에 들어가셔서 '소셜 미디어 정사각형'을 선택하세요. 또는 '카드뉴스'를 고르셔도 됩니다. 여러 가지 예시 디자인 중에 마음에 드는 템플릿을 고르시고 원장님이 넣고 싶은 이미지와 글귀로 꾸며서 저장하세요. 해당 이미지를 인스타그램이나 네이버 플레이스 사진으로 등록하셔도 됩니다.

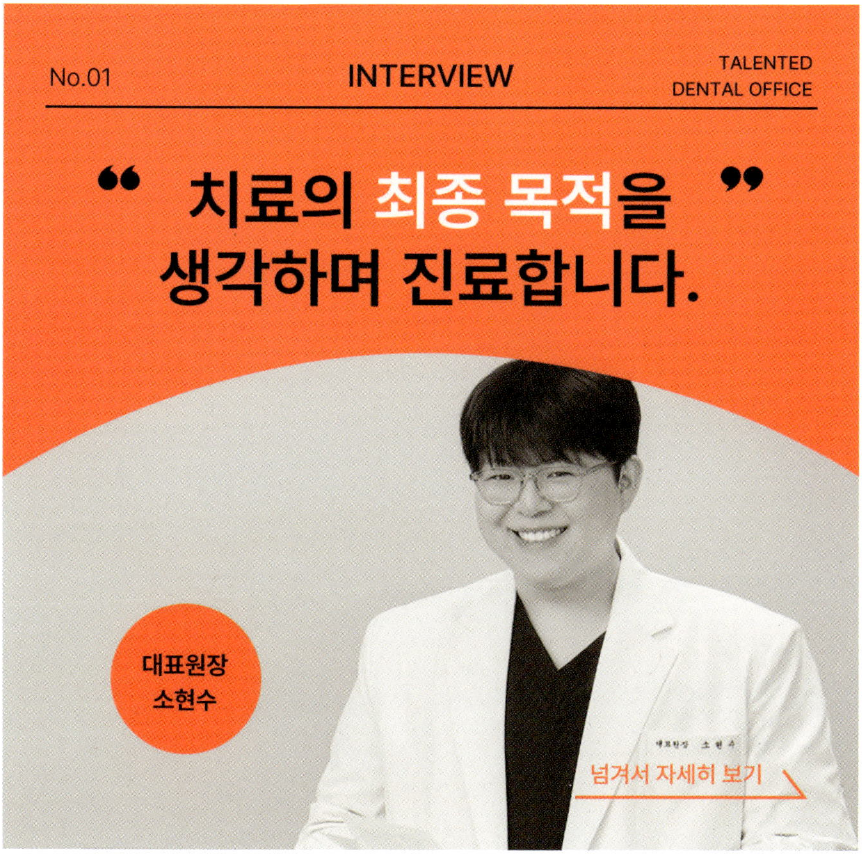
No.01
INTERVIEW
TALENTED
DENTAL OFFICE
“ 치료의 최종 목적을
생각하며 진료합니다. ”
대표원장
소현수
넘겨서 자세히 보기

미리캔버스를 활용하시면 이 정도의 이미지를 금방 만들 수 있어요. 미리캔버스 말고도 '망고보드' 또는 '캔바' 같은 사이트를 이용하시면 좋습니다. 유튜브 썸네일은 물론 블로그 썸네일, 카드뉴스 템플릿, 인스타그램 템플릿, 치과 내부 홍보물 디자인까지 활용할 수 있는 부분이 정말 많으니 꼭 사용해 보세요.
물론 '디자인'을 해주는 거지, 내용은 원장님께서 직접 생각해서 넣으셔야 합니다. 요즘 chatGPT 같은 AI 글짓기도 가능하고 미리캔버스 내에도 비슷한 기능이 있다고 하더라고요. 활용해 보셔도 좋겠습니다.
이미지를 만들 때는 반드시 환자의 입장에서, 우리 병원을 한번 눌러보고 싶게끔 만들어주세요. 주변 원장님들이 얼굴 사진 많이 걸어놨으면 다른 이미지를 넣어보시고, 다들 치과 내부 사진 걸어놓으셨으면 우리는 얼굴 사진을 걸어보는 것도 좋겠죠. 물론 얼굴 거는 게 최고라고는 하지만, 다 얼굴을 걸어놨으면 나는 좀 다르게 해보는 것도 좋다고 생각합니다.

브랜딩 실전 2) 네이버 블로그

블로그가 한물갔다고 생각하시는 원장님들이 계시죠. 맞습니다. 블로그 한물간 건 맞는데, 또 아직 그만한 게 없습니다. 구글이 치고 올라와 그렇게 되기는 했지만, 네이버는 아직 여전히 국내 검색 점유율이 1위이고 특히나 네이버는 사용자를 네이버 안에 가두는 것을 좋아합니다. 네이버에 검색하면 네이버 블로그, 카페 검색결과만 우선으로 보여줍니다. 게다가 아직도 '장문 텍스트 기반' SNS 중에서는 블로그를 대체할 만한 것이 거의 없고요. 아까 말씀드렸듯이, 블로그는 나 대신 24시간 365일 일하는 원장이고, 상담실장입니다.
해봤자 안된다고요? 아뇨 하면 됩니다. 위에서 어떻게 하는지 다 알려드렸잖아요. 대신 시간이 필요합니다. 제가 알려드린 그대로만 먼저 해보세요. 키워드 찾는 거는 본인 노력이 필요합니다.
제가 1등 먹고 있는 키워드들도 몇 개 보여드렸죠? 더 있는 데 진짜 중요한 것들만 좀 보여드린 거예요. 한동안 1등 했다가 경쟁에 치여 내려간 것들도 많고요. 그러니 꾸준히 치열하게 해야 하는 거죠.

방금 제가 네이버는 사용자를 네이버에 가두는 것을 좋아한다고 했는데, 이게 큰 힌트입니다. 네이버에서 제공하는 서비스를 전부 이용하셔야 네이버도 우리를 도와줍니다. 그중에서 우리에게 진짜 도움이 되는 게 바로 앞에서 처음 이야기한 '스마트 플레이스'고요, 그리고 두 번째가 '블로그'예요. 솔직히 작은 동네에 개원하면 이게 모객 행위에는 큰 효과가 없을 수도 있다고 생각합니다만, 경쟁자 진출 막는 데 도움이 되는 건 진짜입니다.

블로그를 작성할 때는 '제목'이 가장 중요합니다. 본문 내용에 적은 키워드도 중요하기는 합니다만, 제목에 비할 것은 못 됩니다. 대부분은 제목에 써놓은 단어로 검색이 되고 안되고 가 결정됩니다. 사람들이 검색할 만한 단어를 여러 가지

조합해서 문장을 만드는 게 좋아요. 앞에서 알려드린 키워드 도구를 활용해서 여러 가지 진료 키워드를 직접 발굴하셔야 합니다. 경쟁이 없는 키워드를 찾아서, 내가 넣고 싶은 키워드를 붙여 자연스러운 문장을 만들어보세요.

블로그 잘하는 법 중에 여러 가지 공식처럼 나오는 것이 있는데, 글자는 1,000자 이상 써라, 사진은 2개 이상 넣어라, 이모티콘을 써라 쓰지 말아라, 세간에 이런 것들이 있지만 제 생각에 중요한 건 '체류시간'이지 그런 게 아닙니다. 블로그 글을 읽는 사람이 내 블로그에서 얼마나 오래 있는지가 가장 중요하다고 생각합니다. 그중에 몇 가지 방법이 1,000자 글쓰기, 사진 넣기 등등이죠. 요즘 사람들은 글보다 사진에 익숙하기 때문에, 글 몇 문장보다 사진을 오래 응시하고 있습니다. 그래서 사진을 넣으라는 거지, 기계적으로 사진 2장을 꼭 넣어야 한다? 저는 그렇지 않다고 생각해요.
글 말미에 내가 쓴 다른 글 링크를 걸으라는 공식도 마찬가지입니다. 내 블로그에서 시간을 오래 쓰도록 만드는 장치일 뿐이지, 기계적으로 링크를 건다고 해서 좋은 게 아니에요. 오히려 기계적인 링크 달기 작업은 블로그 순위를 떨어뜨리는 쪽에 가깝습니다.

PC에서 블로그 글 카테고리를 나누는 것도 마찬가지입니다. 저도 예전에는 'PC로 블로그 하는 사람 거의 없는데 카테고리가 무슨 소용?'이라고 생각했는데요. 그게 아니라 모바일로 검색해서 제 블로그 글을 클릭해 들어온 사람이 글을 다 읽으면, 가장 밑에 그 글과 '같은 카테고리에 쓰인 글을 나열'해 주더라고요. 그것 때문에 카테고리를 나누는 거였습니다. 그러니 꼭 카테고리는 나눠주세요.

저도 블로그에 글을 적을 때 앞니 케이스는 좀 더 시간을 들여 정성스레 작성합니다. 그러면 그 글을 읽고 다음 날 바로 네이버 예약 신환이 찾아오는 일이 실제로 일어납니다. 그분은 이미 설득이 돼 있고, 비용도 어느 정도 낼 용의가 있습니다. 상담도 금방 끝납니다. 그냥 이미 우리 치과에서 치료받기로 '결정'하고 온 거니까요. 블로그에다 그냥 충치치료 글이나, 그냥 임플란트 글을 쓰면 그런 일이 잘 일어나지 않죠. 그러나 충치치료나 임플란트도 역시 어떤 환자 케이스 상황에서 어떤 키워드를 사용했는지, 우리 치과 콘셉트가 그 글에 얼마나 부합하게 이미지를 쌓아왔는지에 따라 이런 일이 똑같이 일어날 수도 있다고 생각합니다.

블로그로 할 말이 많은데, 기회가 되면 또 말씀드리겠습니다.

브랜딩 실전 3) 네이버 영수증 리뷰

영수증 리뷰 이벤트로 리뷰를 많이 양산하는 걸 사람들이 많이 알게 되면서 신뢰도가 하락하기는 했지만, 그럼에도 불구하고 영수증 리뷰의 힘은 굉장합니다. 저도 개원 초에 턱관절 진료 잘한다고 영수증 리뷰 달린 후로 턱관절 예약이 바로 몇 사람 더 잡히고 계속 신환 유입이 되더라고요.

근데 주의하실 게 있어요. 개원 초반에 지인분들께서 리뷰 달아준다고 "사진 하나 보내봐, 리뷰 써줄게" 해서 사진 보내주시면 절대 안 됩니다. 네이버는 리뷰에 올리는 사람의 단말기 정보와 사진에 찍힌 메타정보 상 단말기 정보를 대조해서 같은 핸드폰에서 찍힌 사진이 아니면 '어뷰징'으로 판단합니다. 특히 그런 일이 여러 번 반복된다면 더욱 안 좋은 영향을 받겠죠. 만약 사진 보내달라는 분이 있으면 에둘러 "찐 리뷰는 글만 짧게 적더라, 그냥 대충 써줘 고마워!"하세요.

제가 네이버 리뷰에서 더 중요하게 생각하는 건, 바로 원장님의 '답글'입니다. 리뷰를 달아주고 말고는 환자들 마음이지만, 답글은 내가 달아주는 거니까요. 물론 다른 치과들은 보통 실장이 달아주기도 합니다만 저는 제가 직접 달고 있습니다. 답글은 리뷰를 달아준 사람에게 답장하는 게 아니고요, 그 리뷰를 읽어볼 다른 잠재 신환들에게 보여줄 말을 쓰는 겁니다. 우리가 뭘 잘하고 무슨 차별점이 있는지, 원장 스타일은 어떤지, 분위기는 어떤지 '기대감'을 줘야 해요. 그게 리뷰 답글의 효용입니다.

간단하게라도 이 글을 읽어볼 다른 분들에게 어필할 수 있는 사항을 꼭 하나씩은 넣어보세요. 너무 관련 없는 내용까지 짬뽕으로 욱여넣지 마시고요.

> 이용 방법 예약 없이 | 대기 시간 10분 이내
>
> 요며칠 갑자기 턱관절이 너무 아프고 거의 안벌어져서 동네 치과 알아보는데 턱관절 치료 장비 있는곳이 별로 없더라구요ㅠ 여기는 물리치료랑 보톡스 한다고해서 왔어요.
> 원장님이 턱이랑 목 승모까지 짚어주시면서 세세히 설명해주셔서 좋았습니당 . 물리치료 3번 더 받으러 오라했는데 패치에 제 이름써서 따로 보관한다해서 오 했어요ㅎㅎ병원선생님들도 다 친절하세요.
> 신기하게 대기실에 향수가 비치되어있더라고요ㅋㅋ
> 치료랑 약처방 받고 훨씬 나아졌어요 원장님 감사합니다!
>
> 🙂 반응 남기기　　3.29.금 · 1번째 방문 · 영수증
>
> **재주좋은치과의원** 3.30.토
> 안녕하세요! 나아지셨다니 다행입니다. 말씀하신대로 재주좋은치과는 턱관절 전기자극치료 패치를 여러사람에게 혼용하지 않고 개인별로 관리하고있습니다🙂 언제나 조금 더 세심하게 신경써서 치료하겠습니다. 리뷰 남겨주셔서 감사합니다🙆‍♂️

위에서 저도 잘못한 게 있는데요. 글 첫 문장에 "안녕하세요" 같은 쓸데없는 미사여구는 없애버리는 게 낫습니다. 첫 문장이 제일 중요한데 그 1/4 칸을 인사로 낭비하다니, 저도 좀 생각 없이 적었네요.

네이버 스마트 플레이스 순위, 조작 vs 정공법

네이버에 지역명 + 치과 검색어로 검색했을 때 나타나는 지도 순위, 즉 스마트 플레이스 검색 결과를 상위노출 시키기 위해서 순위 조작을 의뢰하시는 원장님들이 많습니다. 이를 '어뷰징'이라고 하는데요. 어뷰징을 하면 기본적으로 순위가 당장은 수직상승하곤 합니다.

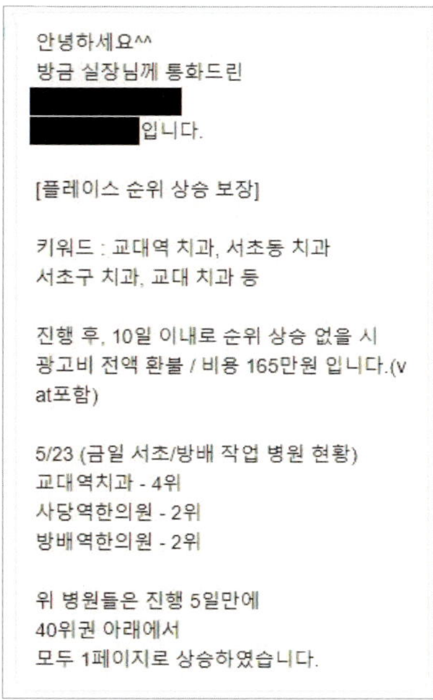

안녕하세요^^
방금 실장님께 통화드린
입니다.

[플레이스 순위 상승 보장]

키워드 : 교대역 치과, 서초동 치과
서초구 치과, 교대 치과 등

진행 후, 10일 이내로 순위 상승 없을 시
광고비 전액 환불 / 비용 165만원 입니다.(vat포함)

5/23 (금일 서초/방배 작업 병원 현황)
교대역치과 - 4위
사당역한의원 - 2위
방배역한의원 - 2위

위 병원들은 진행 5일만에
40위권 아래에서
모두 1페이지로 상승하였습니다.

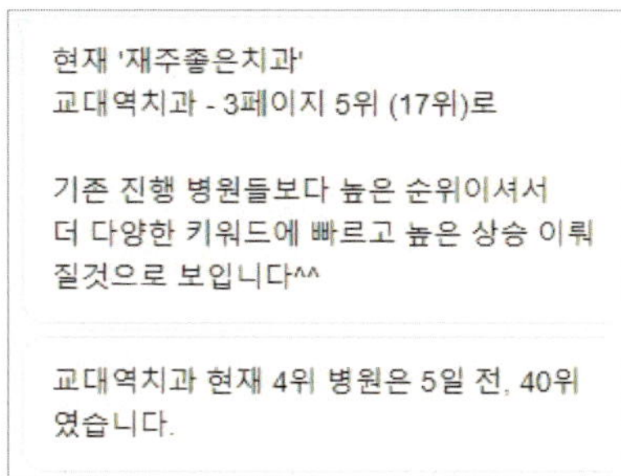

현재 '재주좋은치과'
교대역치과 - 3페이지 5위 (17위)로

기존 진행 병원들보다 높은 순위이셔서
더 다양한 키워드에 빠르고 높은 상승 이뤄질것으로 보입니다^^

교대역치과 현재 4위 병원은 5일 전, 40위였습니다.

저에게도 이런 내용의 스팸이 많이 오는데요. 이런 마케팅 업체에 순위 조작을 맡기면 실제로 효과가 있습니다! 그것이 문제죠. 그러나 어뷰징 사실이 한 번 네이버에 발각되면 순위가 곤두박질치거나 혹은 아예 검색에서 배제되기도 합니다. 그런 위험부담이 있죠. 플레이스 등록된 게 삭제되는 경우도 있습니다. 그렇기 때문에 순위 조작을 하시려거든 검증된 업체를 사용하시거나 조금씩 야금야금하시는 게 좋고, 한 번 사용하시면 계속해서 사용하셔야 합니다. 왜냐면 제 생각에 네이버는 '기간별 활동률'을 보는 것 같은데, 특정 기간(예를 들면 5일~10일간)에만 플레이스 활동이 활발하고 그 이후 활동이 확 줄어드는 경우(특히 신생치과가 그렇겠죠?) 어뷰징 활동이 의심되어 순위를 수직 낙하시키곤 합니다. 특정 업체에서 "플레이스 순위 조작을 하려거든 그래도 개원 6개월 이후에 하라"고 말하는 이유가 바로 여기에 있습니다. 어뷰징 없이는 플레이스 유입이 거의 없는 신생치과가 어뷰징을 시도했다가 어뷰징 작업이 끝난 뒤에 유입이 갑자기 저조해지면, 네이버에 발각될 가능성이 커지기 때문입니다. 그래서 어느 정도 치과 운영이 정상궤도에 오른 뒤에 순위 조작을 하더라도 하는 것이 좋다는 겁니다.

저는 어뷰징 없이 〈교대역 치과〉 검색어에서 항상 7~20위를 왔다 갔다 하는 것 같습니다. 네이버 예약실적이 좋으면 순위가 올라가고, 네이버 예약이나 리뷰가 적으면 확실히 떨어지는 걸 봐서는 '네이버 예약 빈도'와 '(일정 기간)리뷰수' 이 두 가지가 가장 주효한 지표라고 볼 수 있는 것 같고요. 그 외에도 '유입률', '전환율', '블로그', '플레이스 저장량', '체류시간' 등등이 주요 지표로 거론되고 있습니다.

유입률 : <교대역 치과> 등 특정 검색어로 우리 치과를 클릭하는 사람들의 비율
전환률 : 유입된 사람들이 치과에 실제로 예약, 전화, 톡톡, 길 찾기 하는 비율
블로그 : 리뷰 탭에 '블로그 리뷰' 수 및 조회수와 해당 글로부터 유입되는 사람들
저장 : 우리 치과를 지도에서 '저장'(별표 표시) 누른 사람들의 수
체류시간 : 우리 치과의 플레이스 페이지에서 콘텐츠를 읽으며 머무른 시간

제가 그중에서도 '블로그'를 중요하게 생각하는 이유는, 저 다양한 상승 요인 중에서 유일하게 원장이 100% 통제할 수 있는 요인이기 때문입니다. 블로그에 글을 작성할 때, 모바일에서 '위치 추가' 버튼을 눌러 우리 치과를 태그해 주기만 하면 됩니다. 그러면 플레이스 순위에 긍정적인 영향이 있습니다.

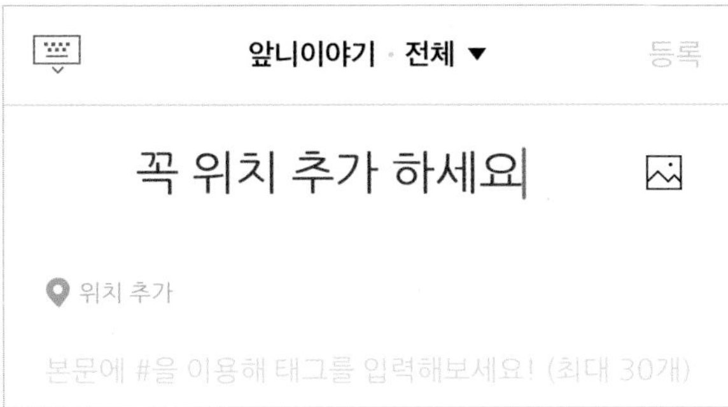

이것만 해도 순위가 올라간다는 건 절대로 아니지만, 분명히 좋은 영향은 있습니다. 제가 5월 현재 <교대역 보톡스>라는 검색어에서는 의원 및 피부과를 제치고 플레이스 4등을 하고 있는데요. 제가 딱히 보톡스를 열심히 광고한 건 아니거든요. 근데도 4등을 하고 있다는 것은 '블로그'가 주효했다고 생각합니다. 3개월 이상 <교대역 보톡스>라는 검색어에서 제 블로그 글이 1등을 차지하고 있었거든요. 책을 쓰고 있는 지금 5월 말에는 4등으로 내려왔지만요. 이를 통해 제가 제 치과를 태그한 글이 많이 읽히면 분명 플레이스 상위 노출에도 도움이 되는 것으로 유추할 수 있었습니다.

우리 치과 플레이스 페이지에서 오래 머무르도록 체류시간을 늘리는 첫 번째 방법은 플레이스에 최대한 많은 정보와 글을 담는 것입니다. 또 리뷰에 직접 댓글을 다는 것도 좋겠죠. 모든 사람에게 일률적인 댓글 말고, 하나하나 모두 다른 이야기를 적으면 분명 체류시간이 늘어날 겁니다. 또 '정보'란에다가 여러 가지 우리 치과가 내세우는 가치관을 작성하는 것도 좋고요. 물론 우리치과의 장점을 써머리처럼 나열하는 것도 좋지만, 스토리텔링이 되도록 이야기를 담는 것도 좋고, 우리 치과의 주력 과목 소개를 친절하게 안내하는 등 여러 가지 콘셉트가 있을 수 있겠습니다. 뭐가 됐든 핵심은 사람들에게 '읽을거리, 볼거리'를 제공해야 한다는 겁니다.

브랜드 경험(BX); 경험 디자인

가히 브랜딩의 끝판왕이라 할만한 환자 경험 디자인은 제가 지금 왈가왈부할 만한 것은 아닌 것 같습니다. 제 치과는 아직 경영적으로 성숙하지 않았고 그래서 매출도 보잘것없으니까요. 그래도 저와 함께 발맞춰 나가는 동료 원장님들과 후배 원장님들을 위해서 조금만 덧붙여 보겠습니다.
디자인 업계에 '경험 디자인'이 주목받기 시작한 지도 벌써 오랜 시간이 지났습니다. 아이폰 등장과 함께 웹 및 어플리케이션에 UX 디자인 개념이 도입되면서 붐이 일었는데요. 경험 디자인이란 것의 시작은 사용자의 '불편함'을 없애주는 일이라고 생각합니다. 웹이나 어플리케이션을 활용하면서 사용자들이 버벅거리고 불편함을 호소하는 요소들을 제거하거나 디자인적으로 '유려하게 사용할 수 있도록' 만들어 주는 것이 초창기 경험 디자인이 주목한 부분이었어요. 그런데 요즘에는 '사용자가 본능적, 심리적으로 기업 매출을 올리는 방향으로 행동하도록 설계'하는 것까지 나아가고 있습니다. 그래서 이쪽 업계 사람들은 인간의 자유의지를 부정하기까지 하죠. 인간의 뇌는 대부분 '감정'에 따라 설계된 대로 '자동'으로 행동하며 나중에 합리적인 이유를 '작화'한다고 말입니다. 이때 '합리적'이라는 말은 굉장히 모호한 기준이며 남들이 들었을 땐 굉장히 엉뚱하게 들릴 수도 있습니다. 뇌가 스스로 그렇게 믿어버리고 지어낸다는 것이죠. 그래서 우리도 환자가 하는 말을 곧이곧대로 믿으면 안 됩니다. 치과 경영에 있어 원장님께서 그 영역까지 손댈 수 있다면 굉장히 레벨이 높은 경영을 하고 있으신 거라고 생각합니다.

그러나 이런 부분에서 업계에 마치 '공식'처럼 통하는 것들을 반드시 지켜야 하는 것은 아니라고도 생각해요. 예를 들면 치과 입구를 마주 보도록 접수 데스크가 있어야 한다는 이야기도 마찬가지입니다. 물론 뇌과학적으로 데스크가 입구를 마주 보는 것이 좋다고는 하지만(한눈에 보이지 않는 모퉁이에 데스크가 어디에 있는지 상상하고 유추해야 하는 '인지적 불확실성' 스트레스를 감소시키기 위해 입구와 데스크가 마주 보아야 한다는 이야기가 있습니다), 그것은 '첫 방문'에 한한 것이며 환자가 이미 한 번 방문한 이상 '예전에 방문한 곳은 무의식적으로 안전하다고 여기는' 인간의 본능이 더 앞서리라 생각합니다. 물론 한 층에 여러 매장이 운영되는 구분상가의 경우 되도록 데스크와 입구를 마주 보도록 해 방문객이 길을 잃지 않도록 하는 것이 도움이 되겠습니다.
물론 치과가 크고 웅장하게 보이는 데에는 입구를 마주 보는 중앙에 좌우대칭의 데스크를 배치하는 것이 도움이 되겠죠. 이런저런 사항들을 종합해서 배치하시면 될 일이지 꼭 데스크 위치에 얽매여 도면을 짜야 한다는 생각은 안 하셨으면 합니다.

환자 경험 디자인에 관한 서적은 많은데, 워낙 재미없는 이야기들이 많고 대학병원 같은 초대형 병원에 어울리는 내용 위주로 작성된 경우가 많은 것 같습니다. 이 부분은 여러 경영 세미나나 치과에 한정된 경영/마케팅 서적들, 그리고 천안 신불당 서울비디치과 대표원장님의 '페이션트 퍼널'(인스타그램 @patientfunnel) 이론을 참조하시면 많은 도움을 받으실 수 있지 않을까 합니다. 저도 함께 공부해 보겠습니다.

7

Case

치과개원
자리와 입지 점찍기

진짜 개원

Case 7

진짜 개원

개원에 대해 막연하게 생각만 할 때나, 자리를 알아보러 다니는 시간 동안 얼마나 많은 상상과 망상을 했을까요? 누구든지 비슷할 겁니다. '나는 이렇게 할 거야, 나는 다르게 할 거야, 이것도 해보고 저것도 해야지!' 저라고 그런 생각 안 해봤겠습니까. 그런데 막상 계약하고 도면 그리고 디자인 정하고, 생각도 안 해봤던 것들을 결정해달라고 여기저기서 압박이 들어오면 정작 예전에 했던 상상들은 온데간데없이 사라지고 걱정만 남게 됩니다.

'나 잘한 거 맞나, 지금이라도 무를 수 있으면 무르고 싶다'

이런 생각이 들 때도 물론 있죠. 인수 매물 알아보러 다닐 때, 처음 갔던 치과 원장님께서 저에게 이런 말씀을 해주신 적이 있습니다.

'왜 개원하려고 하냐, 대표원장은 돈을 버는 직업이 아니고 매일매일 어딘가로 돈을 보내는 직업이다'

제가 이 이야기를 하면 원장님들 대부분이 고개를 끄덕입니다. 힘든 일이죠, 그게 진짜 현실일지도 모릅니다. 살면서 딱 한 번 뵌 선배 원장님의 입을 빌려 적었지만, 저도 정말 맞는 말이라고 생각하거든요.

그런데 솔직히 재미있었습니다. 하고 싶은 진료도 눈치 안 보고 마음껏 할 수 있습니다. 환자 매니지만 된다면 몇 분, 몇 시간이 걸려도 되니까요. 수가도 마음대로 받을 수 있죠, 나를 찾아온 환자들은 이제 정말 제 환자입니다. 어려운 케이스를 해내면 보람도 느낍니다. 네이버 예약으로 특화 진료(앞니치료, 레진 빌드업) 신환 예약이 잡힐 때마다 제 콘셉트가 적어도 틀리진 않았고, 브랜드가 점차 강화될 거라는 기대도 됩니다.

재주좋은치과의 개원초 풍경

예약이 텅텅 빈 시각, 원장실에 앉아 있으면 많은 생각이 듭니다. 공보의 시즌 2 같다가도, 째깍째깍 흐르는 시간이 이제 저에게 '수입'이 아니라 '지출'이라는 사실에 정신이 퍼뜩 듭니다. 공보의나 봉직의는 일이 없어도 월급은 들어오지만, 대표원장은 그렇지 않으니까요. 임대료와 인건비를 내줘야 하니까.

여기서 이대로 버티면 언제쯤 적자를 면할 수 있을지, 어떻게 해야 적자 구간을 빠르게 벗어날 수 있을지 고민합니다. 그러나 고수가 치과가 환자를 끌어모으기 위해 흔한 마케팅 대행업체와 접촉해서 할 수 있는 일은 많지 않습니다. 결국에 제가 일관성을 쌓아나갈 '시간이 필요한 일'이었던 거죠.

다만 우리 치과를 어떻게 알고 찾아온 분들에게만이라도 더 우리 치과의 강점을 잘 알리기 위해서 계속해서 고민했습니다. 뭔진 몰라도 여기는 뭔가 다르구나, 하고 생각하실 수 있을 만한 것들을 조금씩 더해갔어요. 대기실 전광판에 띄울 내용을 직접 고르고, 예진실 체어에 앉아 원장을 기다리는 동안 저희 치과가 어떤 치과인지 충분히 인식하실 수 있도록 홍보물을 적재적소에 배치하거나, 전문가의 권위 또는 기대감을 느낄 수 있도록 하는 브랜딩이 계속해서 추가됐죠. 물론 이 작업은 프리미엄 콘셉트 치과에 걸맞게 전체적인 치과 분위기가 지저분해지지 않도록 적당한 디스플레이 디자인이 필요했습니다.

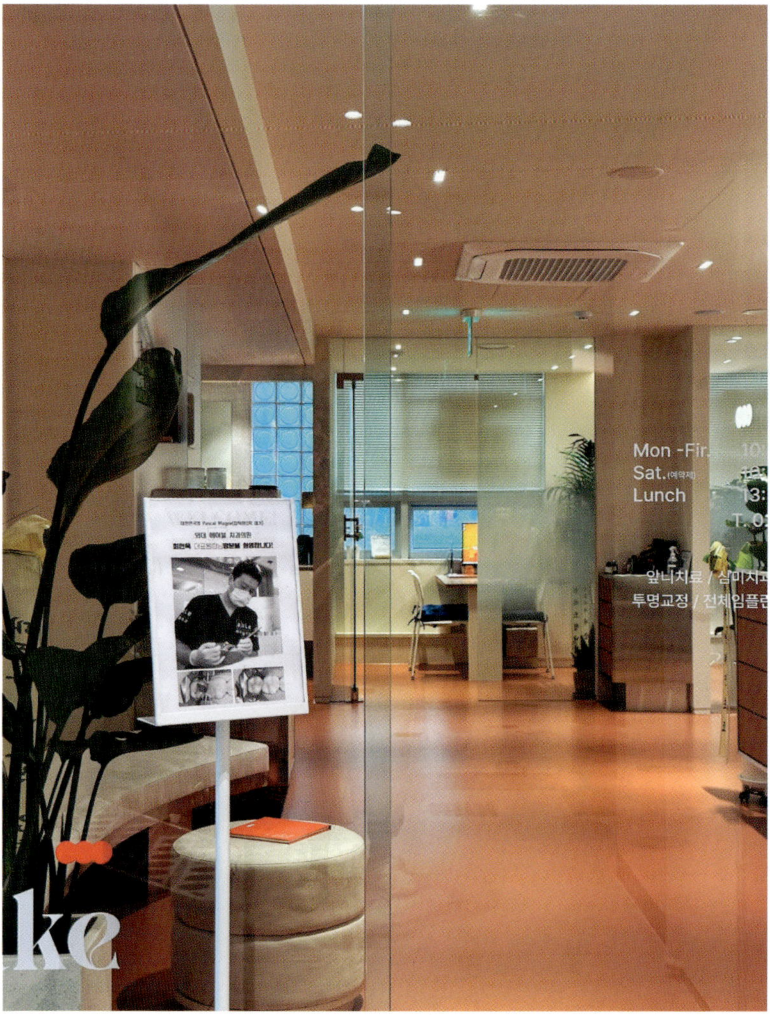

치과 입구에는 제가 블로그에 적어놓은 제 브랜딩 요소를 강화할 수 있도록 저희 치과에 방문해 주시는 원장님들의 환영 인사를 걸어놓기도 합니다. 방문해 주시는 원장님들을 의전 해드리는 의미도 있지만, 환자분들이 '여기는 다른 치과 원장님들과 활발히 교류하는 곳이구나'하고 생각하시게끔 조금의 부수적인 효과도 얻을 수 있지 않을까 생각한 겁니다. 환영 문구도 방문하시는 분들보다 제가 높아지지 않도록 신경을 써서 작성해요. 제가 대단해서 여러 원장님이 찾아오는 거라고 생각하게끔 만들고 싶은 게 아니라, 2023년 10월 10일 제가 블로그에 적어놓은 대로 선배 및 동료 원장님들과 교류하는 치과라는 점을 일관되게 보여주고 싶은 겁니다.

약력을 새로 적으면서 어떤 것을 얼마나 써야 할지 고민을 하다가, 저희 치과에 관심이 생긴 분들에게 제가 치과대학에 다닐 때부터 현재까지 꾸준히 정진하고 있는 분야에 대한 정보를 드리고 싶다는 기준으로 몇 가지 선택하여 적어보았어요.

아름다운 수복물과 보철물로 치료한다는 건 그렇지 않은 경우에 비해 시간과 노력, 그리고 원가비용이 많이 드는 일입니다. 어느 정도 이상의 수준은 노력으로 도달할 수 없는 재능의 경지도 있겠죠. 저뿐만 아니라 진료 팀원들이 함께 노력해 주어야 하는 부분도 있고요.

한계를 느낄 때마다 적당히 만족하는 대신, 좋은 학회와 세미나에서 선배 및 동료 원장님들의 지혜를 빌려 난관을 헤쳐 나가는 중입니다. 지나온 약력이 아니라 현재의 치료 결과로 이야기하는 치과의사가 되도록 매 순간 힘쓰겠습니다.

대기실에 걸어둔 제 약력은 괜히 이것저것 뻥튀기시키지 않고 제가 어필하고 싶은 부분만 강조해서 적어보았습니다. 당연히 모교인 원광대학교 치과대학 졸업 약력도 적었고요. 하이엔드 진료를 하겠다는 사람이 괜히 다른 대학 나온 것처럼 했다가 나중에 들통나면 그것만큼 수치스러운 게 없잖아요. 주변 직장인 분들이 이런 거 하나 못 알아챌 분들도 아니라고 생각했고요. 또 괜히 모교 안 써놓는 것보다 그냥 써 놓는 게 낫다고 생각했습니다. 안 써놓으면 '왜 안 써놨지?' 생각할 수 있지만 써놓은 걸 '왜 써놨지?' 하고 생각 안 하실 것 같기도 하고요. 그냥 제 생각입니다. 대신에 제가 중점을 두고 있는 앞니/심미치료와 관련된 학회 가입 이력을 상세히 적어두었습니다. 의료법에서도 학회 가입한 건 쓸 수 있게 해놨더라고요. 그리고 좀 더 확실히 하기 위해 '가입 연월'도 함께 표기했어요.

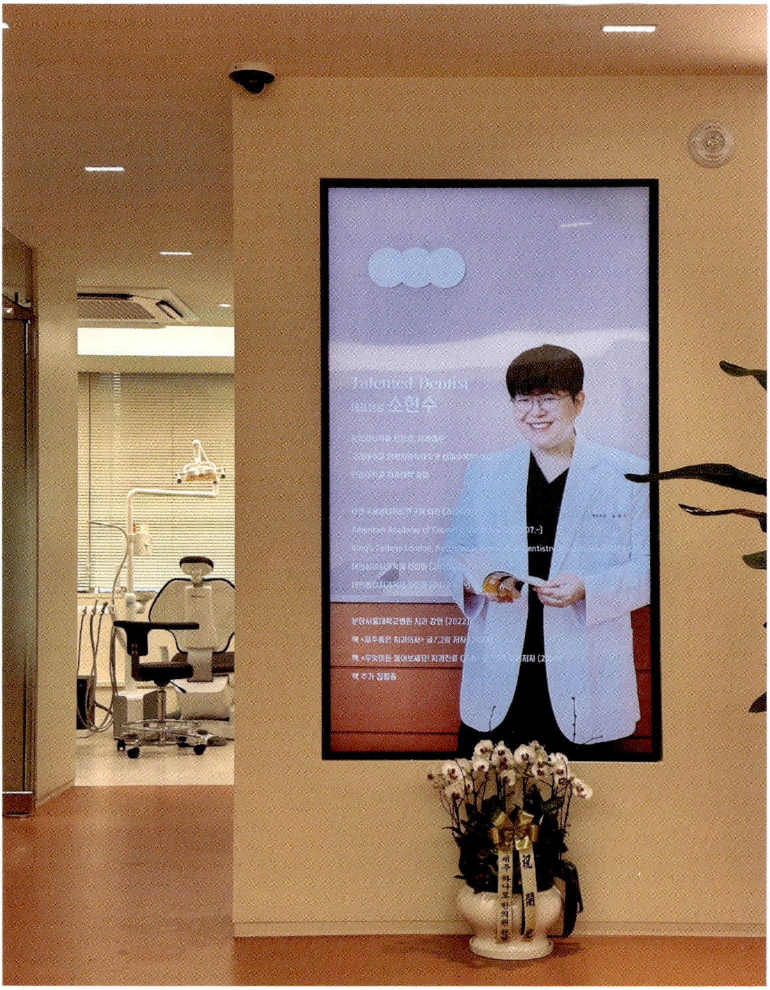

대기실 TV에는 제 약력과 선배, 동료 원장님들이 적어준 추천사를 재생해 놓았습니다. 개원 준비하며 20명이 조금 넘는 주변 분들에게 추천사를 부탁드렸거든요. 모두 흔쾌히 좋은 말씀 많이 적어주셔서 정말로 너무 감사했습니다. 그 추천사들을 한데 모아 책으로도 만들어 대기실에 두 권, 상담실에도 한 권 비치해 놓았어요.

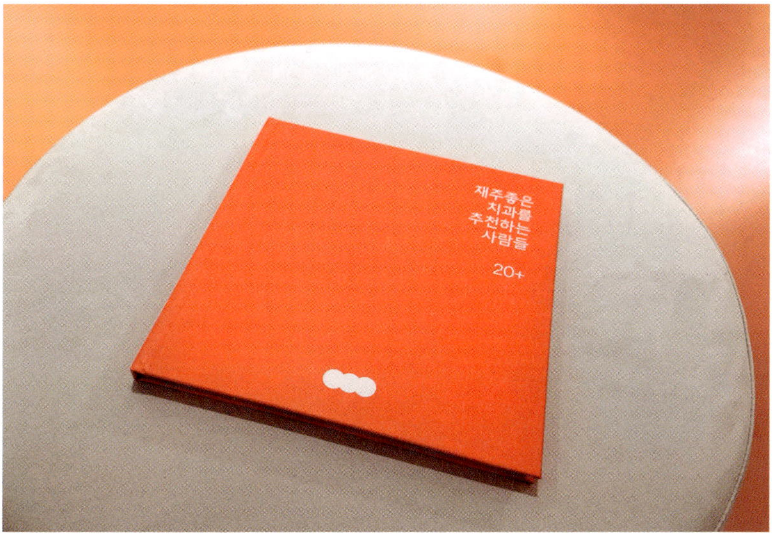

개원 초반에는 당연히 재방문하는 구환 분들보다 처음 우리 치과에 오시는 신환 분들이 많고, 그래서 여러 가지 홍보물을 이것저것 놓는 대신에 집중해서 읽어볼 수밖에 없는 한 가지 홍보에 집중했습니다. 그게 저는 주변 원장님들의 추천사와 평판이었어요. 제가 앞에서 브랜딩에 대해 이야기할 때 LG유플러스 로고를 예시로 들며 '너무 많이 보여주지 말자'고 말했죠, 바로 그 이유에서 그랬습니다. 저는 개원 초반 시기를 '한 가지만 보여줘야 할 때'라고 생각했어요. 제 브랜드를 최대한 강력하게 인식시키기 위해서 말입니다.

많은 분이 할 수 있는 최대한의 마케팅 역량을 개원 초반에 다 쏟아붓고자 하시지만, 저는 그렇게 생각하지 않았습니다. 앞에서 이야기했듯이 여유를 가지고 천천히 자리를 잡기로 마음을 먹었으니까요. 그래야 고수가로 나아갈 수 있다고 생각했습니다.

물론 대신에 앞으로 구환이 늘어나면 늘어날수록, 그래서 제 홍보물을 이미 다 보신 분들이 늘어날수록 또 다른 홍보물을 계속해서 추가해 나가고 있습니다. 그것도 너무 많은 홍보자료를 한꺼번에 쏟아내기보다, 차근차근히 풀어나갈 생각이에요. 대기실 TV에 인터뷰 영상도 유튜브에 올린 뒤 재생시켜 놓을 생각도 있고요, 제가 한 임상 케이스 사진들이나, 환자들의 후기, 인스타그램 화면 등등 활용할 수 있는 방안들을 고민하고 있습니다.

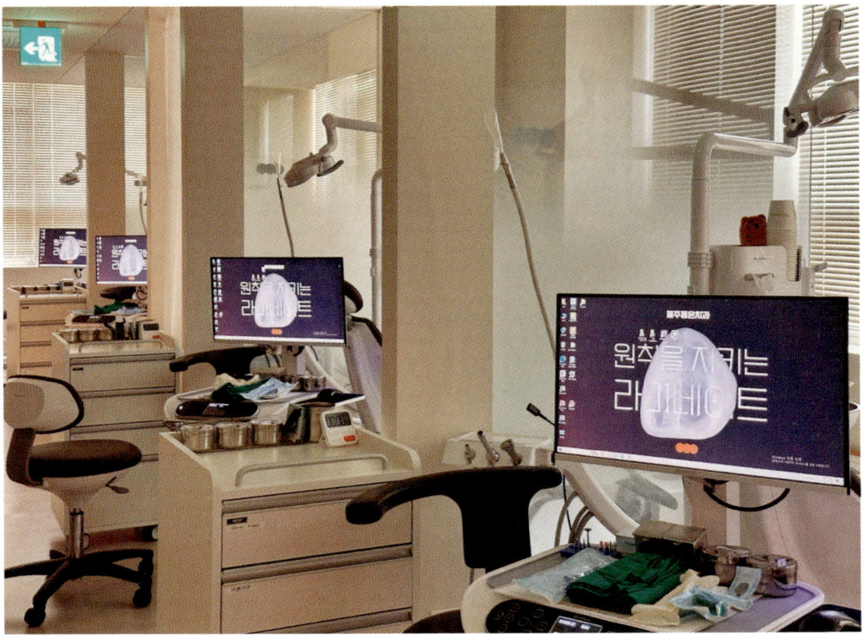

아주 공격적으로 마케팅 도구를 사용하기보다는, 이렇게 스며드는 마케팅을 지향하고 있습니다. 이 사진은 환자분 앉기 전에 체어 컴퓨터 배경화면에 '라미네이트 광고'를 띄워놓고 인지시키기 위한 방식이었어요. 직접적인 매출 증대 효과는 별로 없겠지만, 여기가 라미네이트도 잘할 것 같다는 무언의 인지를 시키는 것만으로도 장기적인 도움이 될 거라고 생각했습니다. 앞에서 말씀드렸듯이, 라미네이트는 젊은 사람들도 많이 하지만 중장년층 여성 고객들도 많거든요. 이런 마케팅은 그분들을 타겟으로 한 것이죠. 은근히 스며들어 일단 우리가 권할 때 진입장벽을 한 단계 허물기 위한 목적입니다.

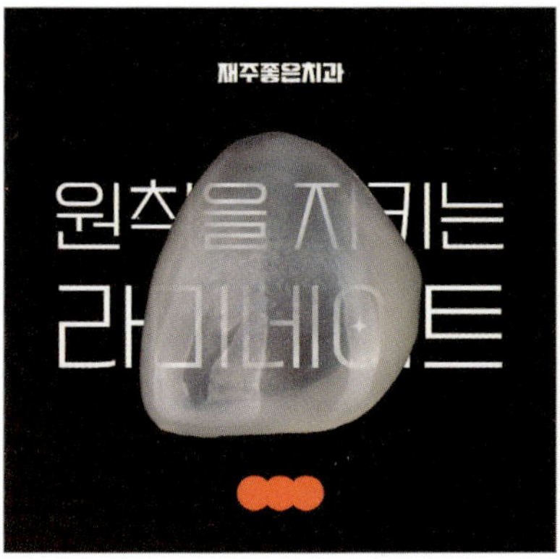

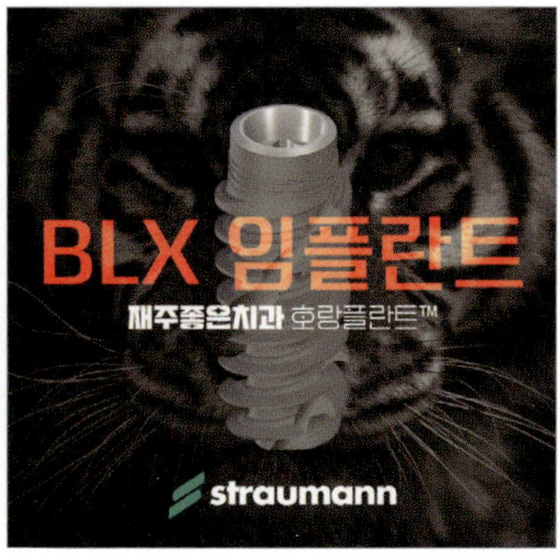

이런 정사각형 이미지를 만들어서 네이버 플레이스 관리도 직접 했고요. 이런 판촉용 디자인을 직접 해서 올리는 게 또 재미가 있어요.

이런 작업을 할 때 저는 직접 포토샵으로 작업을 하고 있는데, 그래야 좀 더 저희 병원 스타일대로 광고물이 만들어지지 않을까 하는 제 걱정 때문입니다. 홈페이지 관리해 주는 업체에서 보통 이런 작업까지 같이 해주기는 하던데, 저는 마음에 안 들더라고요.

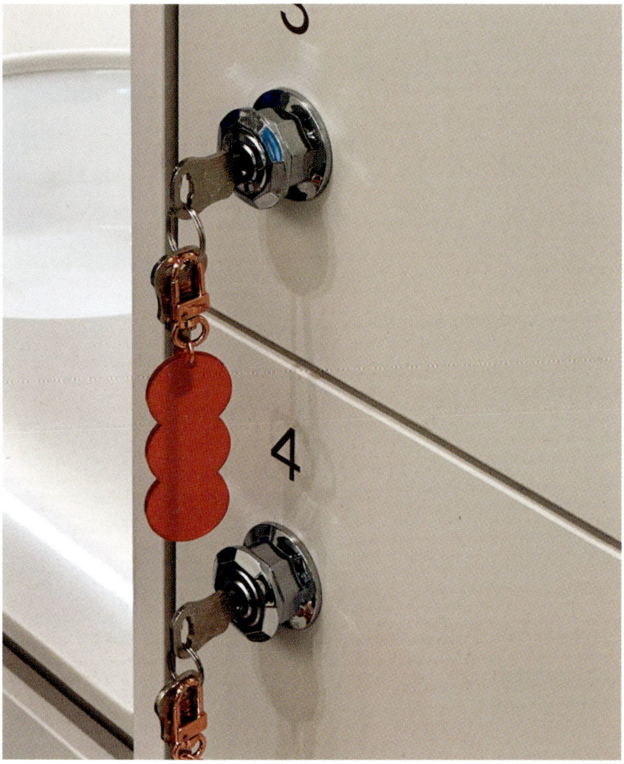

소소하지만 제 치과 주제색인 '재주감귤색'도 반복해서 보여드립니다. 너무 과하지 않게요. 이거는 Adobe Illustrator 프로그램을 활용해서 제가 직접 디자인한 이미지 파일을 아크릴 굿즈 제작 업체인 <올 댓 프린팅>(https://allthatprinting.co.kr/)을 통해서 주문해 제작한 키링입니다. 소량 제작도 가능해서 좋더라고요.

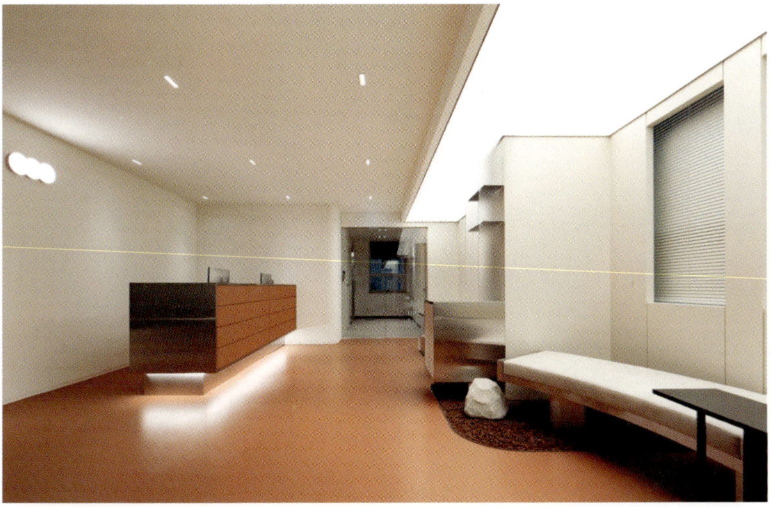

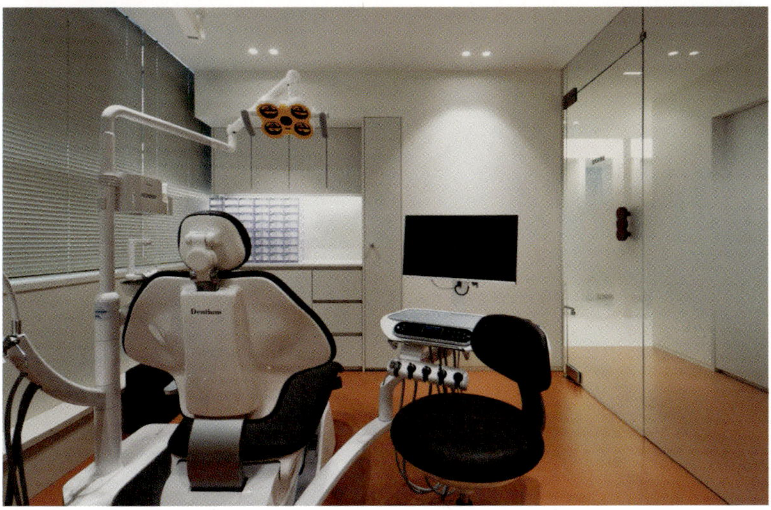

이런 사소한 것들을 제가 직접 챙기는 이유는 앞서 말씀드린 대로 '일관성'을 지키기 위한 목적이 있기 때문입니다. 아무리 좋아 보이는 것이 있어도 그냥 막 갖다 놓으면 좋지 않다고 생각합니다. 아무리 작은 것이라도 일관성을 해치면 안 좋다고 생각하고요. 어떻게 표현해서 보여줄지 한번 원장의 콘셉트 안에서 정제되어야 한다고 생각해요.

지금까지 보여드린 것들을 제 지인들에게 보여주면 모두가 '너답다'라고 합니다. 제 지인들에게 심어진 제 이미지와 제 치과의 이미지가 서로 비슷하게 매칭이 되도록 제가 신경을 썼으니까요. 이 이미지가 좋다, 나쁘다 하는 가치판단을 떠나 실제로 일관되게 했다는 것이 중요하다고 생각합니다. 만약 평소 자신의 이미지와 치과에서의 이미지를 전혀 다르게 가져가고 싶은 분이 계신다면, 치과 안에서만큼은 그 이미지를 '일관되게' 보여주셔야 한다는 말씀을 드리는 겁니다. 카리스마 있는 원장 이미지를 쌓고 싶으시면 무슨 험한 일 앞에서든 우물쭈물해서는 안 됩니다. 그리고 말에 힘이 있어야 합니다. 공감은 적당히, 확실한 해결책 제시와 흔들리지 않는 강단을 보여주셔야겠죠. 제가 만약 카리스마 원장 스타일을 하기로 한다면 그렇게 할 것 같습니다. 치과 인테리어도 따뜻한 톤 대신 석재와 금속을 섞어 시원한 느낌을 줄 것 같네요. 제가 말하는 일관성이란 건 그런 겁니다.

거듭 말씀드리지만 저는 '고수가' 콘셉트를 지향하고 있습니다. 그런데 수가를 높게 받으려면, 그만한 콘텍스트가 방문자에게 이미 각인이 되어있는 것이 도움이 될 거라고 생각했어요. 그중의 하나가 블로그를 활용하는 방법이었던 것이고, 그다음은 치과의 '인테리어'라고 생각했습니다. 시장에서 구찌 가방을 팔면, 사람들이 그게 '진짜 구찌'라고 생각을 할까요? 아니겠죠, 시장은 진짜 구찌를 파는 곳이 아니라는 맥락이 이미 소비자를 지배하고 있기 때문입니다. 시장은 '저렴하고 인심 좋은' 곳이 최고입니다. 저는 시장이란 이미 그런 소비 맥락이 만들어져 웬만해선 바꿀 수 없는 장소라고 보고 있습니다. 그래서 시장 근처에서 치과를 개업한다면 똑같이 그런 맥락에 맞는 콘셉트를 가져가야 한다고 생각합니다. 반대로 저는 첫인상에서 '이 치과는 비쌀 수도 있겠다'하는 인상을 심어주는 것이 좋다고 생각했습니다. 왜냐면, 실제로 비싸니까요. 물론 인테리어 분위기가 모든 소비 맥락을 결정한다고 생각하지는 않습니다만, 분명 도움은 된다고 믿습니다. 고수가 할 거 아니면 굳이 인테리어에 돈 써야 하나? 싶기도 합니다.

여러분이 만약 '이제 막 개원한 네가 뭘 알겠어?' 하고 생각하신다면, 맞습니다. 저도 그렇게 생각합니다. 제가 지금까지 이야기한 내용 중에 틀린 이야기가 있을 수도 있고, 제가 지금 가고 있는 방향이 틀렸을 수도 있다는 걸 인정합니다. 혹은 어떤 부분에선 제가 말하는 것보다 더 적극적으로 행동해야 하는 부분도 있겠죠. 그런데 그걸 실제로 해보고 나서 인정하는 것과 시도해 보지도 않고서 이러쿵저러쿵 어림짐작하는 건 천지 차이라는 것도 잘 압니다. 누가 실패하는 걸 봤다고 해서 그게 원래 안 되는 일이라는 증명이 된 건 아니니까요. 삶의 방식을 선택하는 문제라고 생각합니다. 저는 성공이든 실패든 제가 직접 증명해 보려고 합니다.

한가지 바람이 있다면, 제가 꼭 경영적으로도 준수하게 치과를 운영해 내서 후배들에게 좋은 개원 모델이 되기를 바랄 뿐입니다. 저도 개원을 준비할 때 이 비슷한 모델이 과연 성공할 수 있는 건지 의심이 많이 되었습니다. 그때 압구정 김준엽치과 김준엽 원장님, 외대 에이블치과 최민욱 원장님, 송파의 더바른치과병원 민재홍 원장님, 그리고 ATC 세미나에서 뵌 교대역 정찬권에이블치과 정찬권 원장님, 또 직접 뵌 적은 없지만, 저 혼자서 내적 친밀감이 쌓인 신용산의 인터서울치과 이창훈 원장님 등등의 치과가 제 걱정을 많이 덜어주었거든요. 이분들 말고도 정말 많은 치과 원장님들이 조용하고 강하게, 그리고 우직하게 임상에서 활약하고 계신 것을 조금씩 더 알게 되었습니다. 저도 이 분야에 발을 들이고 나서야 알게 된 것이죠. 그전까진 정말 모두가 다 덤핑치고 서로 물어뜯는 줄로만 알았거든요.

매출

솔직히, 매출이 막 좋지는 못합니다. 사실 개원하면서 첫 3개월간 목표매출을 세웠었는데 매달 실패했습니다. 항상 조금씩 모자라더라고요. 그렇게 보면 잘 세운 목표가 아니었나 싶기도 합니다. 오픈 첫 달 오프라인 마케팅을 3일간 하기는 했는데, 제가 진료수가가 높다 보니 매출로 연결이 안 됐죠. 그 외에 블로그랑 네이버 플레이스 광고 말고 마케팅이라고 할 만한 것은 없었고요. 그런데 블로그가 정말 역할을 톡톡히 해주었습니다. 신환 유입 대부분이 블로그 유입 환자였는데, 그게 그래도 문 연 날 동안 신환이 한 명도 안 왔던 날은 없게 만들어 주었으니까요.

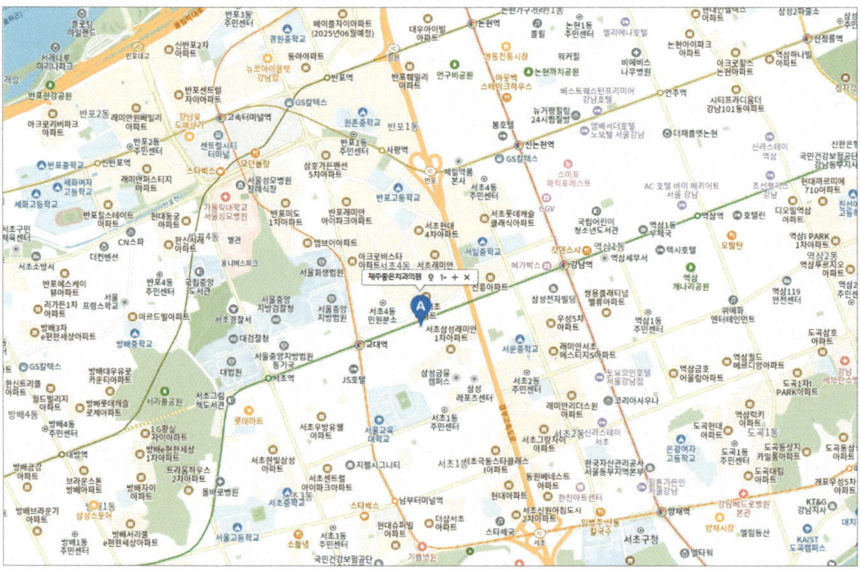

지금도 지도를 보면 갑갑합니다. '내가 어쩌자고 서초에다 개원했나... 인생 첫 개원을' 이런 생각도 듭니다. 근데 또, 제가 하고 싶었던 앞니치료를 이렇게나 많이 할 수 있는 곳이 또 어디 있을까 싶기도 합니다. 아예 앞니 수요가 더 풍부한 강남구로 넘어갔으면 이 정도 수가로, 지금처럼 소규모 개원으로, 공휴일 다 쉬면서, DB 마케팅 없이 살아남을 수 있었을까? 그건 또 아닌 것 같고요.

마케팅이라고 한다면, 사실 '수가 마케팅'밖에 생각나지 않는 게 현실이죠. 그만큼 환자를 유인할 수 있는 이벤트도 없다고 생각합니다. 그러나 제가 하는 마케팅은 수가를 낮추는 것보다는, 우리 치과의 콘셉트와 진료 철학을 알리는 데에 좀 더 집중하고 있습니다. 그래서 느리기는 하겠지만, 알아봐 주시는 분들이 조금씩 쌓여나갈 거라고 생각합니다. 저도 사람인지라 조바심이 나지만, 그렇다고 해서 수가를 내려버리면 저는 더 힘들어질 것 같아요. 수가를 어정쩡하게 내린다고 해서 갑자기 안 오던 환자가 쏟아져 들어오는 건 또 아니니까요.
매출도 매출이지만, 앞니 환자가 한 명 한 명 쌓일 때마다, 제 콘셉트와 브랜딩이 틀리지 않았다는 확신을 얻습니다. 그렇다 보면 매출도 따라올 거라고 생각해요.

저조한 매출 덕에(?) 달라진 것도 있습니다. 제가 밀양이나 목동에서 봉직의 생활을 할 때는, 구강 건강이 말이 아닌 분들이 정말 많았어요. 그래서 치료할 게 많고 이거 끝나면 저거 치료해야 하고 그거 또 끝나면 또 다른 거 치료해야 하는 경우가 많았습니다. 그래서 웬만하면 다 "지켜보자"고 했죠. 그러다 보면 다른 것 치료하는 동안에 통증이 생기거나 망가지는 경우도 많았습니다. 다른 치료에 만족하셔서 치료 결정을 서두르신 분들도 간혹 계셨고요. 그런데 서초에 와보니, 사람들 입안이 너무 깨끗하더라고요.
그때 여러 원장님들과 동기가 도움을 많이 주었습니다. 이런 데(서울 한복판)에서는 누가 봐도 치료해야 하는 썩은 것만 치료하는 게 아니라, 남들이 해놓은 거 뜯고 다시 해야 하는 경우가 많다고 말입니다. 그런데 솔직히 크라운이야 앞니 쉐이드 안 맞는 거, 이미 깨진 거 다시 하는 것은 좋은데, 인레이 잘못돼있는 거 뜯자는 말을 참 잘 못 하겠더라고요. 다행히 큐레이를 사서 보고는 좀 확신 있게 이야기를 할 수 있게는 되었습니다.

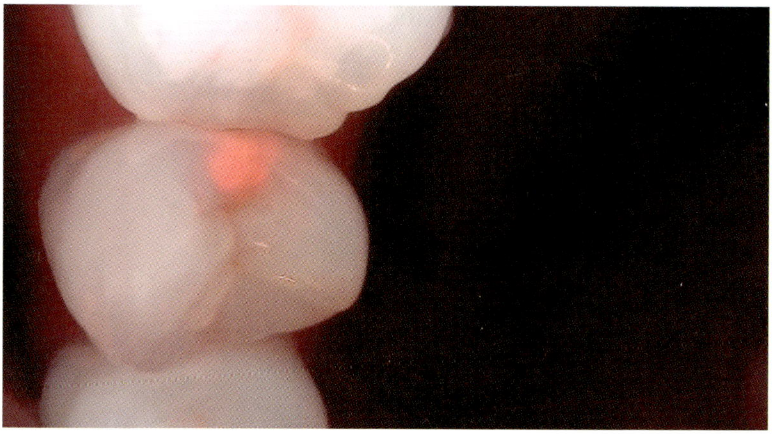

큐레이 인접면 우식 탐지 증례

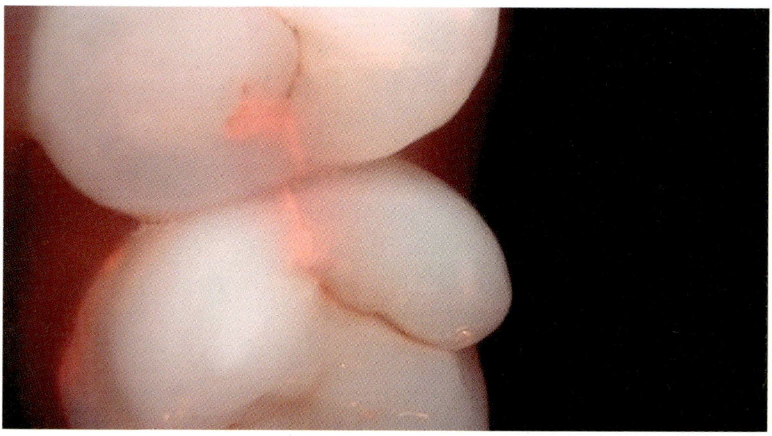

큐레이 자연치 크랙 탐지 증례

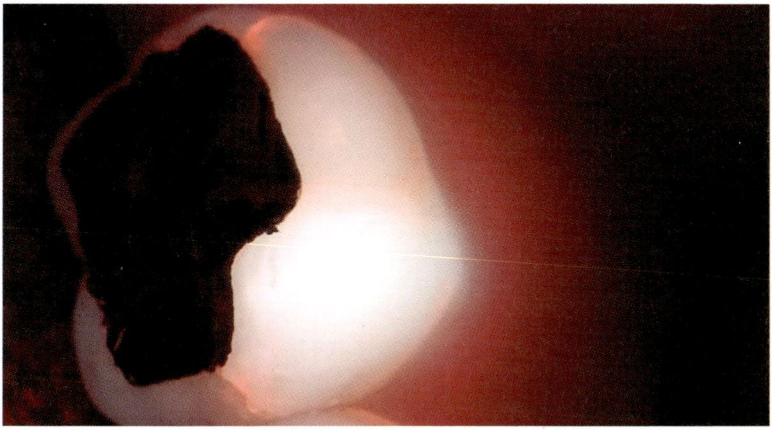

큐레이 골드인레이 크랙 탐지 증례

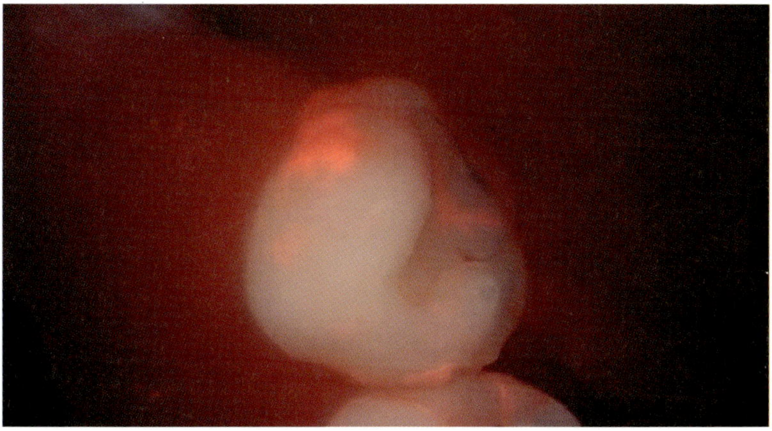

큐레이 기존 인레이 크랙 탐지 증례

사실 제가 제 치과 진료 콘셉트를 정하는 데 '재치료'를 적극적으로 하려고 마음먹은 것은 2023년 7월 근방이었던 것 같아요. 당시엔 밀양에서 봉직의를 하고 있을 때였는데, 재치료라는 게 정말 어렵잖아요. 환자분 설득도 힘들고, 이미 다른 치과에 대한 불신이 있어서 그 불신이 저에게까지 영향을 미치기도 하고요. 그러나 그래서 더욱 하이엔드 퀄리티 진료가 필요한 환자군이기도 하다고 생각했습니다. 재치료에 대한 니즈가 있다면 분명 고수가에 대한 동의율도 높을 것이라고 짐작한 건데요, 어느 정도 맞아떨어진 것 같아요.

그럼에도 불구하고 개원하고 처음에는 저도 '재치료하자'는 말을 잘하지 못했던 것이죠. 봉직의 하면서 안 해본 말이라 자꾸 저도 제 치과에서 "지켜봅시다"라고 하게 되더라고요. 근데 그게 과연 궁극적으로 정말로 옳은 일인가, 그동안 '지켜보자'던 나의 마음속에는 과연 '하기 싫다' 혹은 '다시 해서 잘할 자신이 없다'는 마음이 없었을까? 반성해 보았습니다. 환자를 위한다는 자기 위로를 방패 삼았던 것이죠. 물론 지금도 지켜보자는 말을 안 하는 건 아닙니다. 적어도 30대 이상 성인의 초기우식과 정지우식(R/o)을 치료하지는 않고 있어요. 아직 배를 덜 곯아서 그렇다고 생각하시는 원장님들도 계시겠지만, 그래도 아직은 사진 찍어두고 모양이나 색이 변하거나 더 커지거나 증상이 생기면 치료하자고 하고 있습니다.

대신 접착면 주변으로 세균 침투 흔적 혹은 수복물 자체에 크랙이 있는 세라믹 인레이는 다시 치료하자고 적극적으로 권하고 있습니다. 원래는 하지 않던 치료 권유인데, 잘하고 있다고 생각합니다. 무작정 다시 하자는 게 아니고, 적어도 근거는 있으니까요. 이곳에 어울리는 치료라고 생각합니다.

마무리

여러분이 생각하는 멋진 치과라는 게 어떤 방향인지는 모르겠습니다. 제가 원하는 방향을 원하지 않는 분들도 분명 많을 겁니다. 무조건 크고, 화려하게, 돈도 많이! 마지막 단어는 저도 멋진 삶이라고 생각합니다. 치과를 자영업이 아니라 사업의 영역으로 확장하는 분들도 물론 계시고요. 그쪽을 지향하시면서 더 빠르게 가고자 하시는 분들은 제가 가는 방향과는 안 맞는다고 생각합니다. 목적지는 같을 수 있겠지만요. 뭐든 원장이 직접 챙기는 것보다 아웃소싱으로 레버리지 하는 게 훨씬 나은 경우가 분명 있죠. 그것 역시 선택의 문제라고 생각합니다.

제가 개원하면서 생각한 것들을 숨김없이 몽땅 서술한 이 책이, 제가 정답이라는 내용은 절대로 아닙니다. 저도 시골개원을 선택했다면 제 개원과정과 수가체계, 임상영역과 브랜딩과정 역시 완전히 달라졌을 겁니다. 어쩌면 비주얼 브랜딩 자체를 100% 외주업체에 맡겼을 수도 있고요. 인테리어도 가성비 업체로 평당 200을 절대 넘기지 않았을 겁니다. 개원하자마자 경제방송 모 프로그램에 440만 원 쏴주고 광고 출연 한번 했을 거고요, 무조건 임플란트 위주 치과로 세팅했겠죠. 라미네이트? 검색도 안 해봤을 겁니다. 치과에 러버댐도 없었을 것 같네요. 약력은 OO대학교 세미나 수강 이력부터 해서 줄줄이 떡칠을 해놨을 겁니다. 저 세미나 진짜 많이 들었거든요.

근데 그건 솔직히 '저 답지는 않다'고 생각합니다. 그냥 그거였어요.

지금 개원을 생각하는 여러분도 고민이 많이 될 거라고 생각합니다. 그냥 점빵 차려서 소소하게 먹고사는 치과를 원하시는 분들은 제가 한 이야기가 좀 도움이 되었으리라고 생각합니다. 시골로 가고 싶어 하시는 분들도 Chapter1 내용에서 도움을 좀 받으셨겠지요. 그런데 도심에 개원하고 싶으신 분들은 좀 반응이 나뉠 것 같은 생각이 듭니다. 도심에 대형 치과 차리려는 분들의 '결'과 제 '결'이 다르니까요. 그래도 제 상가 임장기가 조금은 도움이 되셨으리라고 생각합니다. 네이버 키워드 검색 분석하는 것도 그렇고요.

이 책은 시골개원에 대한 정보가 부족해 정부 기관에서 제공하는 통계자료를 공유하고자 쓰기 시작한 것입니다. 같은 목적으로 제 블로그에 올린 '보험매출' 순위표가 꾸준히 인기를 끌기도 했고요. 단순히 보험 매출 순위를 나열하는 것에 그치기보다, 이렇게 다양한 이야기를 할 수 있게 되어 영광으로 생각합니다.

앞으로 어디서 어떻게 만날지는 모르겠지만, 혹시 알아보시면 몰래 아는 체 한 번씩 해주며 지냈으면 좋겠습니다! 제가 내향형 인간이기는 한데, 또 먼저 말 걸어주시면 정말 감사해하거든요. 저는 웬만해서는 다 호감을 갖고 동료라고 생각합니다. 아마 초면인데도 저에게 말 걸어주신 몇몇 분들은 아시겠지만 저는 제가 아는 선에서, 또는 제가 경험한 것 안에서는 90% 정도 숨김없이 다 말씀드리는 편입니다. 나머지 10%는 제가 머리가 안 좋아서 순간적으로 기억이 안 나서 못 말하는 거지, 일부러 숨기지는 않아요. 기억나면 나중에라도 카톡으로 보내드리고요. 그냥 선배 원장님들 앞에서 뭐 아는체하는 게 부끄러워서 조용히 입꾹닫 한적도 많긴 합니다만.

아무튼 참 어렵습니다. 낭만은 없고, 증오의 시대라고 해도 과언이 아니죠. 이 힘든 시기를 각자 잘 헤쳐 나갑시다. 정말 진심으로 이 책이 조금이나마 도움이 되었으면 좋겠습니다.